KB274240

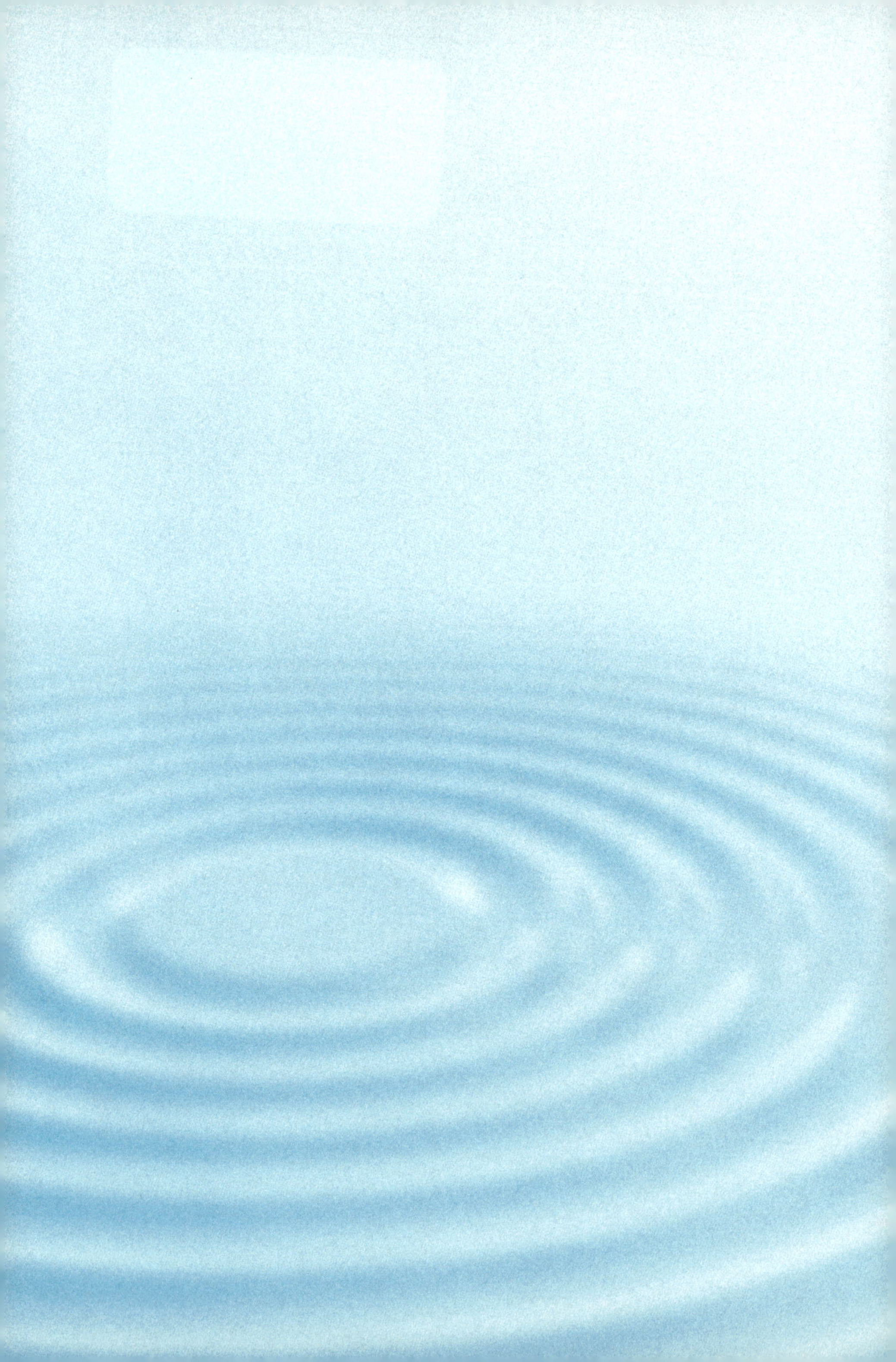

하버드
치유 혁명

하버드 치유 혁명

제프리 레디거 지음 · 김지원 옮김

CURED

내 안의 완치 본능을 깨워
모든 질병으로부터 자유로워지는 법

Angle Books

일러두기

- 외래어는 국립국어원 외래어 표기법을 따르되, 관행에 따라 일부 예외를 두었다.

- 국내 번역 출간된 단행본은 한국어판 제목으로 표기하였으며, 미출간 단행본은 원어를 함께 적었다.

- 단행본은 겹낫표(『』), 정기간행물과 학술 저널은 겹화살괄호(《 》), 논문과 영화, 영상, 방송 프로그램은 홑화살괄호(〈 〉)로 표기했다.

- 저절로 낫는다는 뜻의 'spontaneous remission'은 의학적 맥락에서는 '자연 관해', 그 외의 경우에는 '자연 치유'로 표기했다. '관해'라는 용어의 의학적 함의가 근본적 치유를 강조하는 저자의 의도를 왜곡할 수 있기 때문이다.

레이철 도널즈, 그리고
미처 기록되지 못한 모든 이들의 이야기에 바친다.

암, 그것도 대학병원에서 치료를 포기한 난치암만을 오랜 기간 연구하면서, 과연 생긴 암과 그것을 이겨내는 사람의 힘(면역력을 비롯한 자연 치유력) 중 무엇이 더 중요한지, 그리고 진정한 인술이란 무엇인지를 늘 고민해 왔다. 또한 의학은 장르와 무관하게 하늘이 준 선물이라 생각하며 차별이 아니라 구별의 시선으로 바라보고자 했다. 『하버드 치유 혁명』은 완치된 사람들의 삶의 전제가 어떻게 변화했는가를 정직하게 관찰한 기록이다. 질병의 경과를 넘어 인간의 회복력을 사유하게 만드는, 보기 드문 깊이를 지닌 책이다.

— **김태식**, 암퇴치운동본부 공동대표,
G샘통합암병원 명예고문, 메디람한방병원 명예병원장

『하버드 치유 혁명』은 '기적 같은 회복'이라는 현상을 자극적으로 포장하는 대신, 회복이 가능해지는 토대를 차근차근 드러내며 우리를 더 큰 질문으로 이끌어간다. 저자는 자연 치유 사례들과 과학적 근거를 바탕으로 중요한 메시지들을 설득력 있게 제시한다. 식습관을 고치고, 면역을 회복시키며, 스트레스 반응을 다스리고, 정체성을 회복해야 한다는 것이다. 특히 환자의 삶 속에서 숨겨진 치유의 단서를 찾아내야 한다는 저자의 통찰은 현대 의학의 맹점을 날카롭게 파고든다. 병은 우리에게 '지금의 삶을 멈추고 자신을 돌보라'는 마지막 신호를 보낸다. 절망의 끝에서 희망의 근거를 찾고 싶은 환자들은 물론, 진정한 건강을 꿈꾸는 모든 이에게 이 책을 강력히 권한다. 우리 몸 안에는 우리가 생각하는 것보다 훨씬 더 강력한 치유의 힘이 이미 내재되어 있으니까.

— 박용우, 의학박사, 가정의학과 전문의, 『내 몸 혁명』 저자

현대 의학이 기피하는 단어 중 하나가 '자연 치유'다. 아니, '자연 치유'는 고사하고 '치유'나 '완치'라는 단어도 기피한다. 질환의 치료 목표는 대부분 '완치'가 아니라 '관리'에 있다. 어찌 보면 겸손하게 들리지만 겸손해서 그런 것이 아니다. 현대 의학으로 분석이 어려운 심리적, 감정적, 영적인 영역을 배제하고 신체만 치료하기 때문이다. 그러다 보니 현대 의학의 한계를 넘어 시한부 인생을 벗어난 사람들의 경험은 '기적'으로 치부된다. 과연 단순한 기적일까? 하버드 의대 교수인 저자는 현대 의학의 틀을 벗어나 '자연 치유'라는 기적을 '과학적'으로 분석한다. 기적을 믿을 줄도 아는 것이 진정한 현실주의자다.

— 조한경, 유튜브 〈닥터조의 건강 이야기〉 운영, 『환자 혁명』 저자

이처럼 의미 있고 시의 적절한 책을 쓸 만한 사람은 레디거 박사밖에 없을 것이다. 이 책은 질병 치유에 대한 새로운 패러다임을 제시한다. 수많은 역경을 딛고 스스로 회복을 이룬 사람들의 공통된 특성과 전략을 독창적으로 기록한 이 책은 의학적 위기에 처한 모든 이에게 희망과 통찰을 선사할 것이다.

— 질 볼트 테일러Jill Bolte Taylor, 신경해부학자,
하버드 뇌조직자원센터HBTRC 대변인, 『나는 내가 죽었다고 생각했습니다』 저자

레디거 박사의 연구는 기존 의학의 경계를 과감히 넘어서는 새로운 흐름을 만들어냈다. 이 책은 의사나 연구자, 대중이 생각하는 것보다 훨씬 더 강력한 힘이 환자 스스로에게 있음을 보여준다. 우리에게는 더 큰 자율성과 치유 가능성이 있다.

— 엘렌 랭어Ellen Langer, 하버드대학교 심리학과 교수, 『늙는다는 착각』 저자

『하버드 치유 혁명』은 아무도 관심 갖지 않았던 건강과 질병의 미스터리를 들여다본다. 왜 불치병 환자 중 극소수의 몇 명은 갑작스럽게 회복되는가. 이는 진작에 의학이 탐구해야 할 현상이었으나 오랫동안 외면받아 온 난제다. 레디거 박사는 마침내 자연 관해 사례들로부터 무엇을 배울 수 있는지, 그리고 마음을 통해 인체 고유의 치유 체계를 어떻게 활성화할 수 있는지 알려준다.

— **마크 하이먼**Mark Hyman,
클리블랜드클리닉 기능의학센터 창립자 겸 수석 고문 ,『영 포에버』저자

만성질환의 치유나 자연 관해는 이제 충분히 입증된 현상이다. 모든 사례에서 공통적으로 보이는 기전은 항상성과 자기조절 능력의 회복, 그리고 만성 염증의 감소다. 레디거 박사의 이 책은 자기 치유로 가는 탁월한 안내서다.

— **디팩 초프라**Deepak Chopra, 『디팩 초프라의 완전한 삶』저자

『하버드 치유 혁명』은 병에 걸린 사람은 물론 건강한 사람까지 아우르는 모두를 위한 책이다. 저자가 전하는 새로운 치유의 길은 불치병 말기 환자부터 최대한 건강하게 살고자 노력하는 모든 이의 삶을 바꿀 만한 잠재력을 가졌다. 레디거 박사는 이 책을 통해 의학을 '건강'과 '희망'의 과학으로 한 걸음 더 진전시켰다.

— **대니얼 프리들랜드**Daniel Friedland, **통합의학아카데미 전 회장,**
『**내면으로부터 치유하기**Leading Well from Within』저자

『하버드 치유 혁명』은 최첨단 과학과 놀라운 실제 사례로 가득하다. 저자는 트라우마가 인체에 미치는 장기적 영향을 과학적으로 밝히며, 회복력과 의미 있는 삶의 변화가 어떻게 심각한 질병을 극복하게 만드는지를 보여준다. 시의적절하고 깊이 있게 쓰인 이 책은 누구나 반드시

읽어야 할 필독서다.

— 베셀 반 데어 콜크Bessel van der Kolk, 『몸은 기억한다』 저자

수년간 '기적적인 회복'을 깊이 탐구하며 얻은 통찰과, 그 여정을 통해 성찰한 지혜로 빛나는 이 책은 독자의 마음과 영혼을 울리고, 자신의 건강과 마음가짐을 스스로 돌보도록 이끌어줄 것이다. 노년에 이르러서도 병치레 없이 자연스럽게 늙어가기를 바란다면 꼭 읽어보기 바란다.

— 마사 스타크Martha Stark, 하버드 의과대학 교수

예리한 통찰과 명확한 과학적 설명, 그리고 생생한 임상 사례가 어우러진 이 책은 기존 의학이 희망이 없다고 단정 짓던 질병에서도 치유의 가능성을 발견하게 한다.

— 가보 마테Gabor Maté, 정신의학자, 『몸이 아니라고 말할 때』 저자

왜 누구는 병에서 '기적적'으로 회복하는데 또 누구는 그러지 못할까? 레디거 박사는 오랫동안 풀리지 않는 이 질문에 대한 해답을 아름답고 품격 있는 문체로 풀어낸다. 그의 통찰과 지혜는 실용적이면서도 깊이 있으며, 무엇보다 그의 겸손과 인간애가 이 책을 진정한 걸작으로 만든다.

— 존 로빈스John Robbins, 푸드 레볼루션 네트워크 대표,
『존 로빈스의 음식 혁명』 저자

지금까지 읽은 책을 통틀어 손꼽히는 걸작이다. 저자는 불치병 판정을 받았음에도 불구하고 회복한 다수의 사례를 제시하고, 그들이 어떻게 치유되었는지를 차근차근 밝힌다. 읽다 보면 인간의 몸이 지닌 놀라운 회복력과 재생 능력에 감탄할 것이다. 감동적이고 깊은 영감을 주는 이 책은, 한 번 손에 들면 좀처럼 내려놓을 수 없는 미덕까지 갖추었다.

— 데이비드 R. 해밀턴David R. Hamilton, 『마음이 몸을 치유한다』 저자

『하버드 치유 혁명』은 말기 진단을 받은 뒤 회복한 사람들의 실제 사례를 통해 서구 의학이 간과해 온 치유의 비밀을 드러낸다. 저자는 생활 습관과 심리 상태, 사회적 관계가 건강과 회복에 실질적인 영향을 미친다는 사실을 과학적으로 증명한다. 질병과 치유를 바라보는 관점을 근본적으로 확장해 주는 책이다.

—《워싱턴 포스트The Washington Post》

숙련된 의사이자 따뜻한 필력을 지닌 작가라는 조합은 그 자체로 강력하다. 정신과 의사 제프리 레디거는 치명적인 질환에서 기적적으로 되살아난 다수의 자연 치유 사례를 분석한다. 그는 생존자 각자의 회복이 지극히 개별적이며 완벽한 설명이 불가능하지만, 모든 사례가 자아와 면역체계 사이의 강력한 연결이 있음을 입증한다.

—《네이처Nature》

말기 진단 이후 기적적인 회복을 경험한 사례들을 열린 태도로 조명하면서도 과학적 균형을 잃지 않는다. 저자는 신학 학위를 지닌 정신과 의사답게 허황된 주장에 기대지 않고 이야기를 흥미롭고 따뜻하게 풀어낸다.

—《가디언The Guardian》

의학이 쉽게 설명하지 못하던 '질병의 아웃라이어'들을 정면으로 바라보는 책이다. 정신과 의사이자 의학교수인 저자는 난치병 진단 이후 회복한 사례들을 과학의 언어로 차분히 분석한다.

—《더 타임스The Times》

자연 치유와 관해에 대한 흥미로운 생명과학 탐구서. 구체적이고 실질적인 치유 지침서로 탄탄하고 풍부한 의학적 분석과 생생한 사례를 통해 질병과 회복의 관계를 새롭게 조명한다. 실증적이고 설득력 있는 글은 회의적인 독자조차 끌어당길 것이다.

— 《커커스 리뷰Kirkus Reviews》

말기 환자들의 사례를 통해 자연 치유 연구의 지평을 넓히는 한편, 병리학과 의학의 역사를 흥미롭게 풀어낸다. 현대 의료 체계와 치료 모델을 비판적으로 성찰하고, 자연 치유 및 자연 관해 연구가 왜 필요한지 설득력 있는 논지로 명확히 보여준다. 덕분에 절망적인 상황에서도 생존에 한 걸음 더 다가설 수 있다.

— 《라이브러리 저널Library Journal》

암 진단을 받은 10만 명의 환자 중 단 한 사람만이 자연 관해를 경험한다는 속설이 있다. 사실 이 통계는 진실이 아니라 만들어낸 숫자에 가깝지만 말이다. 왜 이런 '기적'이 일어나는지를 이해하기 위해 하버드의 저명한 의학박사이자 정신과 의사이며 신학자이기도 한 레디거 박사는 17년 동안 자연 치유 연구에 매달렸다. 생존자들과의 인터뷰, 그리고 경이로운 면역체계를 향한 깊은 탐구는 독자를 깜짝 놀라게 할 것이다.

— 《사가 매거진Saga Magazine》

차례

•1부•
완치 본능: 몸 안의 기적을 깨우는 법

1장 통계적 기적이 시작되는 곳 • 44

현대 의학이 외면한 '기적'이라는 데이터 | 잃어버린 고리 | 오래된 지혜

2장 암세포를 사냥하는 타고난 킬러 • 72

몸속 비밀 병기 작동시키기 | 마음은 어떻게 면역계를 움직이는가 | 내 몸무게의 3%는 내가 아니다 | 병균은 '원인'일까, 아니면 단지 '결과'일까? | 마법의 총알에서 슈퍼박테리아까지 | 자연 치유의 토대 | 모든 것은 '토양'에 달렸다

3장 질병은 식탁에서부터 • 116

한 통의 이메일에서 시작된 기적 | 암 사망률이 낮은 나라에서는 무엇을 먹는가? | 몸이 기억하는 생존 본능이 질병을 부르는 이유 | 약이 되는 음식, 독이 되는 음식 | 과연 무엇을 먹을 것인가?

4장 내 몸을 갉아먹는 연결 고리를 끊어라 • 164

질병이 확산되는 경로 | 예외적 생존자들 | 면역체계가 적으로 돌아설 때 | 면역 시스템을 재부팅하라

· 2부 ·

마음의 혁명: 병을 이기는 정체성의 힘

사형선고를 비껴간 사람들, 완치의 블랙박스를 열다

"함정에 빠지는 길은 두 가지다.
거짓을 믿거나, 혹은 진실을 외면하거나."
— 쇠렌 키르케고르Søren Kierkegaard

2008년, 클레어 해서의 앞길은 평탄해 보였다. 세상을 살아가는 데 익숙해진 63세의 클레어는 인생의 크고 작은 굴곡을 무리 없이 넘기며 평온히 보냈다. 그녀가 그려둔 인생의 지도는 한 치의 오차도 없이 펼쳐지는 중이었다. 남편과 함께 은퇴하기까지 몇 년 남지 않았고, 자녀들은 성장해 각자의 삶을 잘 살아갔으며, 손주들 또한 건강하게 자라고 있었다.

부부는 오리건주 포틀랜드에 살았다. 포근한 비가 내리고, 녹음이 우거진 공원과 붉은 벽돌 건물이 늘어선 도시였다. 클레어는 의료 행정직 직원으로 근무했는데, 형광등 아래 사무실 책상에 앉아 서류 더미에 파묻혀 하루를 보내곤 했다. 두 사람은 포틀랜드를 무척 좋아했지만, 은퇴 후에는 하와이로 이주하는 것이 오랜 꿈이었다. 그 꿈을 위해 오랫동안 준비하고 저축해 왔다. 하지만 오랜 꿈이 마침내 현실로 다가오던 순간, 평온했던 삶은 곧 중심을 잃고 흔들리기 시작했다.

시작은 불길하면서도 모호한 증상들이었다. 갈수록 잦아지는 구역질과 복부를 사정없이 훑고 지나가는 예리한 통증에 클레어는 결국 병원을 찾았다. 의사는 우려 섞인 목소리로 CT 촬영을 권했다. 클레어는 CT 기계의 차가운 검사대 위에 누워 팔을 머리 위로 올린 채, 평소처럼 숨을 고르며 강력한 자기장이 아무것도 찾아내지 못하기만을 간절히 바랐다. 하지만 스캔 결과는 바람과 달랐다. 췌장에서 지름 2센티미터가량의 종양이 발견된 것이다. 조직검사는 그녀의 마지막 희망마저 무참히 짓밟았다. 종양은 악성, 즉 암이었다. 클레어는 췌장선암pancreatic ductal adenocarcinoma을 진단받았다. 췌장암 중에서도 진행이 매우 가혹하고 치료가 불가능하기로 악명 높은 암이다.

현대 사회에서 암은 공포의 대상이다. 수많은 질병 중에서도 유독 파괴와 죽음을 연상시키는, 현대판 공포의 대명사나 다름없다. 하지만 사실 모든 암은 완치 가능성이나 관해寬解, remission(질병의 증상이 사라지거나 현저히 감소한 상태-옮긴이)에 이를 확률이 제각각이다. 어떤 암은 치명적이지 않아서 암 '때문에' 죽는 게 아니라 암을 '품은 채' 살아가기도 한다. 그런 암은 몸 안에서 수년간 숨죽여 지내다가, 다른 원인으로 생을 마감할 때까지 아무런 문제도 일으키지 않는다. 또 다른 암은 서서히, 그러나 꾸준히 자란다. 수년간 커졌다 작아지기를 반복하는 암도 더러 있다. 그대로 두면 치명적이지만 수술이나 항암 치료, 방사선 치료로 차도를 보이는 암도 많다. 스스로 사라지는 암도 있고, 반대로 치료에 전혀 반응하지 않아 증상을 늦추는 완화 치료에 매달려야 하는 암도 있다. 그리고 이들 사이 어딘가에 속하며 중증도가 다양한 암이 셀 수 없이 많다.

클레어가 진단받은 췌관선암은 췌장암 중에서도 치명적이라 일컫는 암이다. 진행 속도가 매우 빠르며 사망에 이르는 과정도 혹독하다. 미국에서 매년 약 4만 5천 명, 유럽에서는 그 두 배가량이 이 암으로 진단받는데, 대부분 1년 안에 사망한다. 남녀 모두의 암 사망 원인 중 4위를 차지하고 있으며 곧 3위로 올라설 전망이다(실제로 2016년 췌장암이 미국 암 사망 원인 3위로 올라섰으며, 2030년경에는 대장암을 제치고 2위가 되리라는 예측이 있다-옮긴이).

췌관선암 진단은 사실상 사형선고다. 이제 문제는 죽음 그 자체가 아니라, 그 시기가 언제냐 하는 것뿐이다. 암은 조용하면서도 은밀하게 진행된다. 초기에는 증상이 없다가 첫 증상이 나타날 무렵이면 이미 손쓰기 힘든 지경에 다다른다. 대표적인 초기 신호는 식욕 부진, 체중 감소, 허리 통증, 피부와 눈이 희미하게 누레지는 가벼운 황달이다. 이 시점에는 암이 이미 몸 다른 부위로 전이된 경우가 많다. 치료로 생명을 연장할 수는 있지만 살릴 수는 없다. 췌장암 환자의 96%가 5년 안에 사망하며, 대부분은 그보다 훨씬 빨리 숨진다. 치료를 받더라도 평균 생존 기간은 진단 후 3~6개월이다. 그 기준으로 보면 클레어는 운이 좋은 편이었다. 의사가 여생을 1년으로 예상했기 때문이다.

클레어가 그려왔던 미래, 정원과 하와이, 남편과 보내는 조용한 노후는 하룻밤 사이 사라졌다. 암이라는 허리케인이 모조리 휩쓸어 가고, 남은 건 폐허뿐이었다.

클레어는 진단 후 외과 의사를 만나기까지 2주를 기다려야 했다. 가족과 친구들은 그 소식을 듣고 경악했다. 췌장암을 진단받고도 2주나 기다려야 한다니! 최대한 빨리 암덩어리를 도려내야 하는 것 아닌가? 암세포가 몸속에서 점점 악화되고 전이될지도 모르는 상황인데 어떻게 몇 주를 그냥 버틴단 말인가?

하지만 정작 클레어는 그 공백기가 반가웠다. 그녀에게는 무너진 마음을 추스를 시간이 필요했다. 말기 암 진단을 받은 순간, 모든 것이 기이한 꿈처럼 느껴졌다. 도무지 현실 같지 않았다.

게다가 의사들이 그녀를 대하는 태도는 절망감을 더했다. 의사들에게 그녀는 그저 체크리스트의 빈칸 하나, 혹은 다음 단계로 넘겨야 할 표본에 불과했다. 거대한 의료 시스템 속에서 클레어는 공장의 조립 라인 위에 놓인 물건처럼, 정해진 공정에 따라 쉴 새 없이 다음 구역으로 옮겨지는 것 같았다. 모든 과정이 정해진 절차대로, 무미건조하고 비인격적으로 흘러갔다.

2주 뒤로 진료 예약을 잡고 집으로 돌아온 클레어는 췌관선암에 대해 파고들었다. 의사들이 미처 빠뜨렸을지 모를 희미한 희망의 실마리라도 찾고 싶은 마음에 책과 기사, 웹사이트를 닥치는 대로 탐독했다. 하지만 확인하는 족족 의사들의 말이 사실임을 깨달을 뿐이었다. 이 암에서 살아남은 사람은 없었다. 클레어는 인터넷 커뮤니티를 샅샅이 뒤지며 관해나 생존 사례가 있는지 찾아 헤맸다. 그러나 단 한 건도 찾지 못했다.

그나마 살아남을 수 있는 유일한 방법은 '휘플whipple 수술'이라 불리는 외과적 시술뿐이었다. 췌장의 일부와 담낭, 소장의 일부(십이지장과 공장), 그리고 때에 따라 위장과 비장의 일부까지 절제하는 대규모 수술이었다. 부작용과 합병증도 상당했다. 췌장은 혈당 조절과 음식물 분해를 포함해 중요한 기능을 여럿 수행하는 기관인데, 그 일부분을 잘라내야 하는 것이다. 췌장의 소화 효소는 특히 강력해서, 휘플 수술 후 자주 발생하는 췌장액 누출은 심각한 통증을 유발할 수 있다. 수술 이후에는 췌장액 누출로 인한 고통은 물론, 복수, 위경련, 극심한 가스 통증이 동반될 수 있다. 장기적으로는 당뇨병, 빈혈, 소화 장애로 인한 쇠약과 피로, 비타민 및 미네랄 결핍이 생길 위험도 있었다.

잠을 이룰 수 없던 클레어는 2주 후 외과의와의 면담 때 질문할 내용을 밤새 적어 내려갔다.

휘플 수술밖에 선택지가 없나요? 수술을 받으면 당뇨병이나 위 마비가 생기나요? 다시 정상적으로 식사할 수 있을까요? 통증은 얼마나 지속되나요? 회복까지 얼마나 걸리나요? 다른 사람들 얘기처럼 피로감이 끝끝내 없어지지 않나요? 이 수술을 지금까지 몇 번이나 집도했고 결과는 어땠나요? 이 병원에서 이 수술이 이루어지는 빈도와 결과는 어떤가요?

면담 자리에서 외과의는 솔직하게 말했다. "결과가 좋지는 않습니다." 클레어는 직설적으로 말해달라고 부탁했고, 그는 차근차근 대답하기 시작했다. 췌관선암은 지름 2센티미터로, 절제가 가능한 상태였다. 다시 말해, 휘플 수술로 물리적 제거가 가능했다. 치료를 기대할 만한 유일한 기회였다. 그러나 이 수술은 위험부담이 컸다. 시간도 오래 걸리고, 잘된다는 보장이 없으며, 결과도 불확실했다. 의사는 외과 해부학 도감을 펼쳐 휘플 수술 이후의 봉합 방식이 정리된 페이지를 보여주었다. 장기를 절제한 뒤 다시 이어 붙이는 다양한 기법이 백과사전처럼 나열돼 있었다.

"이 수술을 마무리하는 방식이 이렇게나 많은 거 보이시죠? 이게 무슨 의미일 거 같으세요?"

의사가 클레어와 눈을 마주치며 말했다.

"제대로 된 방법이 없다는 뜻입니다."

의사는 수술에 최대 8시간이 걸릴 수 있다고 설명했다. 만약

클레어에게 심장마비나 뇌졸중이 온다면, 그건 수술대 위에서
일 확률이 높다고 경고했다. 통계 수치는 제각각이었다. 어떤 자
료는 수술 중 사망 확률이 2%라고 했고, 어떤 자료는 15%라고
했다. 외과의는 수술을 받더라도 5년 이상 생존할 확률은 5%에
불과하다고 말했다. 이때 종양내과의가 끼어들어 5년 생존율이
20%에 가깝다고 반박했다. 그러나 외과의는 곧 죽어도 5%라고
고집했고, 두 사람은 잠시 갑론을박했다.

"이것 보세요." 외과의가 마침내 짧은 논쟁의 종지부를 찍었
다. "이 수술을 강력히 권하는 의사도 분명 있을 겁니다. 하지만
전 그럴 이유가 없어요. 이 수술은 질리도록 많이 했고 돈이 필
요하지도 않습니다. 전 이미 요트도 산걸요."

클레어는 그가 진심으로 자신을 살리고 싶어 한다는 걸 알았
다. 외과의는 정교한 과학의 결정체인 수술로 몸을 고치는 사람
이니까. 하지만 동시에 그는 클레어가 요청한 대로 미화되지 않
은 가감 없는 진실을 들려주고 있었다.

집에 돌아온 클레어는 유튜브에서 휘플 수술을 받은 환자들
의 경험담을 찾아보았다. 극심한 통증에 몸부림치는 모습과 끔
찍한 부작용 이야기가 이어졌다. 클레어는 생존율에 관한 통계
를 확인하고 눈물을 흘리며 기도한 다음, 스스로에게 냉정하게
질문을 던졌다.

'이렇게 아프다는데 견딜 수 있을까? 남은 평생 그 고통을 안
고 살아갈 수 있을까? 얼마나 많은 제약을 감수해야 할까? 다시

는 산에 오르지 못해도 괜찮을까?'

마침내 클레어는 수술을 받지 않기로 결심했다. 잡힐 듯 잡히지 않는 희박한 완치 가능성을 좇으며 남은 시간을 병원 대기실에서 허비하고 싶지 않았다.

"자연의 섭리에 맡기기로 했어요. 남은 시간만큼은 최대한 즐겁고 활기차게 살기로요."

2013년, 진단을 받은 지 5년이 지난 어느 날, 클레어는 췌관선암과는 무관한 질환으로 입원해 복부 CT 촬영을 받게 되었다. 진단 이후 처음으로 받는 영상 검사였다. 클레어는 그동안 자신이 죽을 거라 생각하며 그저 매일의 삶에 집중했고, 시간은 어느덧 훌쩍 지났다. 췌장을 확인하려던 건 아니었지만, 영상에 췌장이 함께 잡혔다. 그런데 아무것도 없었다. 한때 종양이 있던 자리였건만 이제는 종양이 보이지 않았다.

당황한 의료진은 자체 회의를 열고 분명 어딘가 실수가 있었을 거라 확신하며 과거의 조직검사 슬라이드까지 다시 요청했다. 하지만 진단은 정확했다. 도저히 있을 수 없는 일이지만, 치료도 수술도 하지 않은 클레어의 췌관선암은 흔적도 없이 사라져 버렸다.

어떻게 이럴 수가 있을까? 아무도 답을 알지 못했다. 클레어 본인조차 몰랐다. 의료진이 확실히 말할 수 있는 건 클레어가 수술도, 항암 치료도, 방사선 치료도 받지 않았다는 것뿐이었다.

내가 클레어와 처음 이야기를 나누었을 때, 그녀는 진단 이후 삶의 중대한 변화를 실천했노라고 말했다. 그러나 의료진 중 그 이야기에 귀 기울인 사람은 아무도 없었다. 그들은 "그런 경험은 의학적으로 아무 가치가 없습니다"라고 잘라 말했다. 그저 백만 분의 일의 확률로 벌어진 기막힌 우연일 뿐, 클레어가 특별히 어떤 행동을 해서 좋아진 게 아니라는 식이었다.

많은 이들이 클레어와 같은 사례를 기적이라 부를 것이다. 의학계에서는 이를 '자연 관해spontaneous remission'라 일컫는다. 어떤 용어를 쓰든, 이런 회복 사례는 현대 의학이 아직 열지 못한 정체불명의 '블랙박스'로 남아 있다.

'자연'이라는 말은 원인 없이 일어남을 의미한다. 하지만 실제로는 그 원인을 제대로 찾아보려 하지 않았을 뿐이다. 의학사를 통틀어 극적인 불치병 회복 사례를 본격적으로 연구한 경우는 거의 없다. 상식적으로 생각하면 놀라운 치유 사례야말로 가장 먼저 연구해야 할 대상 아닌가? 어쩌면 이들은 우리가 반드시 알아야 할 치유의 길을 우연히 발견한 것일지도 모른다. 하지만 자연 관해에 대한 연구는 인류가 거의 손대지 않은 미지의 영역으로 남았다. 우리는 클레어 같은 사람을 '요행'이나 '아웃라이어outlier(예외적 존재)'로 분류하고, 설명 불가능하다는 말을 당연하게 받아들인다. 그러나 나는 놀라운 회복 사례를 우연이나 통계 바깥의 일로 치부하지 않는다. 다른 분야의 비범한 성취가 단순한 예외로 설명되지 않는 것처럼, 의학 역시 마찬가지일 거라 믿는다. 세리나 윌리엄스Serena Williams와 마이클 조던Michael Jordan은 분명 예외적 존재지만, 동시에 인간의 잠재력이 어디까지 닿을 수 있는지를 보여주는 빛나는 사례이기도 하다. 이들의 기술과 방법을 과학적으로 연구함으로써 인류는 신체적 능력을 비약적으로 향상시킬 수 있다.

1968년 멕시코시티 올림픽에서 미국의 멀리뛰기 선수 밥 비면Robert Beamon이 트랙을 질주한 뒤 모래판을 향해 몸을 날렸다. 당시 영상을 보면 그는 마치 새처럼 가슴을 펴고 날아오르는 듯하다가, 두 발을 앞으로 뻗고 모랫바닥을 움켜쥐듯 착지한다. 그는 기존의 세계기록을 무려 60센티미터 이상 뛰어넘으며 관중을 충격에 빠뜨렸고, 사실상 경기를 끝내버렸다. 목격자들은 이 점프가 "믿기지 않는 수준"이라고 입을 모았다. 심지어 기록 측정 장비의 범위를 초과하기까지 한 이 도약은 곧 '세기의 점프'로 불리게 되었다.

운동선수와 과학자들은 즉각 그의 도약을 분석했다. 어떻게 기록을 세웠는지, 그리고 어떻게 해야 그의 기록을 깰 수 있는지 알아내려고 노력했다. 물론 그럼에도 불구하고 이 기록을 깨기까지 23년이나 걸렸지만 말이다. 의료 현장도 비슷하게 출발하지만 다른 결말에 다다른다. 죽음을 선고받은 환자가 갑자기 회복되면 다들 깜짝 놀라고 당황한다. 여기까지는 비슷하다. 그러나 거기서 더 나아가지 못한다는 게 결정적 차이다. 놀라운 사례를 분석하고 모방하는 운동계와 달리, 의학계는 이를 기존 시스템을 위협하는 데이터로 여기고 아무런 검토 없이 묵살한다. 신비, 기적, 우연, 예외. 자연 관해 현상을 파헤치고 분석하기보다는 이런 꼬리표 붙이기에 더 익숙하다.

인류 역사에 걸쳐 우리는 질병이 어디서 비롯되는지를 두고 수많은 가설을 품어왔다. 비교적 최근인 지난 몇백 년 전까지만 해도 대부분의 문화권에서 질병은 영적인 세계에서 온다고 여겼다. 신의 뜻이거나 벌, 혹은 악령의 저주라고 믿은 것이다. 예컨대 고대 이집트인들은 질병으로부터 몸을 보호하기 위해 부적을 지니고 다녔으며, 상처 부위에는 천연 항생제인 꿀을 발랐다. 중병에 걸리면 의사는 구토를 유도하기도 했는데, 이는 인체가 수많은 통로로 이루어져 있으며 병이 생겼다는 것은 곧 어딘가가 막힌 것이므로 이를 뚫어야 한다는 이론에 근거한 처치였다.

고대 그리스에 태어났다면 인간의 몸은 네 가지 기본 요소로 이루어져 있고, 이 균형이 깨지면 병이 생긴다고 믿었을 것이다. 이 경우 '아스클레피오스Asclēpios(그리스 신화에 등장하는 의술의 신 –옮긴이)'를 모신 치유 사원인 '아스클레피온Asclēpion'을 찾아갔을 가능성이 크다. 그곳에서 카타르시스(정화), 꿈을 통한 치유, 의학적 치료를 함께 받으며 몸과 마음을 돌보는 시간을 가졌을 것이다.

고대 문명의 의학이 마법과 종교, 미신에 크게 의존했던 것은 사실이지만, 그 와중에도 의미 있는 진전이 있었다. 해부학에 대한 깊은 지식을 쌓았고, 관찰과 시행착오를 거쳐 질병과 건강에 관한 이론을 정립했다. 또 약초를 이용해 부상과 질병을 치료하는 재현 가능한 방법들을 찾아냈는데, 이는 현대 약물의 전신이 되었다. 하지만 질병의 근원은 여전히 미지수였다. 병은 어디서 오는가? 왜 누구에게는 생기고 누구에게는 안 생기는가? 사혈瀉血 치료나 점성술 같은 민간요법을 활용하면서도, 사람들은 질병이 오염된 물과 하수에서 비롯된다는 사실을 점차 깨닫기 시작했다. 몸과 거주지, 물을 청결히 유지하는 게 중요하다는 인식이 퍼졌지만, 그 이유는 제대로 알지 못했다.

기원전 36년, 로마의 학자 마르쿠스 테렌티우스 바로Marcus Terentius Varro는 『농업론On Agriculture』이라는 실용적인 농업 지침서를 펴냈다. 이 책의 가축 관리 항목에는 늪지 근처에서 동물을 기르지 말라는 경고가 나온다. 이유는 다음과 같다.

"눈에 보이지 않는 아주 작은 생물들이 늪지에서 번식하는데, 공기를 타고 입이나 코를 통해 몸속으로 들어오면 쉽게 사라지지 않는 병을 일으킨다."

매우 흥미로운 가설이었지만, 당시로서는 이를 입증할 방법이 없었다.

1546년, 이탈리아 의사 지롤라모 프라카스토로Girolamo Fracastoro는 『전염과 전염병에 대하여On Contagion and Contagious Disease』

라는 저서를 발표했다. 그는 이 책에서 질병을 일으키는 아주 작고 빠르게 증식하는 생명체, 즉 미생물이 접촉을 통해 사람 간에 전파되거나 공기를 타고 옮아간다는 이론을 제시했다. 당시에는 호응을 얻었지만, 이 이론을 뒷받침할 실질적인 증거가 부족했기에 결국 묻히고 말았다. 그로부터 수백 년 후인 1860년대, 프랑스 화학자 루이 파스퇴르Louis Pasteur는 미생물로 인한 감염을 차단하는 '저온 살균법pasteurization'을 고안했고, 이를 통해 세균 이론을 확실하게 증명했다. 이 발견은 의학의 엄청난 도약이었으나, 동시에 인류를 옭아매는 족쇄가 되기도 했다. 이후 '병원균을 없애라'라는 명제가 의학계를 사로잡은 것이다. 지금 우리는 병원균을 없애는 데만 집착한 나머지, 중요한 걸 놓치고 있는지도 모른다.

의사들은 병의 징후와 증상에 집중하기 위해 환자의 이야기, 즉 그 사람의 삶은 무시하라고 교육받는다. 이런 태도는 질병에만 초점을 맞추는 병리학적 사고를 부추긴다. 개개인의 건강함, 고유함, 완전함을 헤아리지 못하고, 그것을 되찾는 일에 관심을 두지 않게 되는 것이다. 그러다 보면 환자를 살리려다가 오히려 치명적인 실수를 거듭 범해버린다. 환자의 삶 속에 치유를 향한 단서와 통찰이 가득한데 말이다.

현대 의학은 증상에 집중한 나머지, 병의 근본 원인을 놓쳐버렸다. 증상을 감추는 데 급급한 약을 처방하면서 면역력과 생명력을 기르는 근본적인 치유의 길은 외면한다. 또한 질병을 반드시 '마음' 아니면 '몸'의 문제로 나누려 한다. 그러나 대부분의 질병은 그 둘의 접점에서 시작되고 자라며, 이를 이해해야 건강을 회복할 수 있다.

의학계는 심지어 놀라운 회복 사례를 보아도 못 본 척하기에 이르렀다. '하나의 원인, 하나의 치료법'이라는 기존의 패러다임에 들어맞지 않기 때문이다. 하지만 내 경험상, 의료직에 종사하는 사람이라면 이런 경이로운 사례를 한 번쯤 목격했을 확률이 높다. 문제는 이걸 제대로 받아들이지 못한다는 점이다. 익숙한 틀에 맞지 않는다는 이유로 그저 별스러운 예외로 취급하고 잊어버리기 일쑤다. 늦은 밤 병동에서 커피 한 잔을 들고 사색할 때, 혹은 홀로 조용히 생각에 잠긴 순간에나 어렴풋이 떠올릴 뿐이다. 그만큼 예외적인 사례는 설명할 수도, 설명하기도 두렵다. 학계에서 조롱받을까 봐 논문으로 발표하지도 못한다. 그래서 같은 병으로 고통받는 환자를 보아도 이런 기적적인 이야기를 전하지 않는다. '헛된 희망'을 주고 싶지 않다는 이유에서다.

내가 경이로운 회복 사례를 처음 접한 것은 17년 전, 막 레지던트를 마치고 정신과 의사로서 경력을 시작하던 시기였다. 당시 나는 매클레인 병원과 하버드 의과대학에서 이중 임용을 받은 상태였고, 작은 개인 병원도 막 개업한 참이었다. 큰 기대와 함께 의사이자 교수로서 스스로 입증하고 성과를 내야 한다는 압박감도 컸다.

그때 니키를 만났다. 니키는 매스 제너럴 병원에서 일하는 암 병동 간호사였는데, 어느 날 성인이 된 아들과 함께 상담을 받으러 왔다. 그녀는 이미 췌장암을 진단받은 상황이었고, 아들에게 그 소식을 어떻게 전할지 나와 상의하고 싶어했다.

얼마 지나지 않아 니키는 근무하던 병원에 무기한 병가를 냈다. 건강이 악화되어 더는 일할 수 없었기 때문이다. 극심한 피로, 식사 곤란, 체중 감소에 시달리던 그녀는 브라질로 여행을 떠날 계획이라고 했다. 브라질 시골에 있는 아바디아니아라는 작은 마을에 가서 현지 치유사를 만나겠다는 것이었다. 서양 의학이 제공하는 모든 치료법을 이미 시도해 봤음에도 나아지지 않으니 더는 잃을 것도 없다고 했다.

그녀가 떠난 지 약 2주 뒤, 진료실 전화가 울렸다. 브라질에 있는 니키에게서 온 전화였다.

"선생님, 여기 꼭 와보셔야 해요. 저 지금 낫고 있어요. 선생님이 믿지 못할 기적을 목도하고 있고요!"

니키는 그곳에서 만난 사람들과 자신이 목격한 치유 사례를 줄줄이 말해주었다. 걷지 못하던 사람이 걷기 시작하고, 앞을 못 보던 이가 시력을 되찾는다는 이야기들이었다. 한 여성은 유방암 환자였는데, 치유사가 손을 얹자 가슴에서 '검은 구름'이 빠져나가는 느낌이 들었고, 이후 종양이 줄어들었다고 했다. 니키는 몇 달 동안 브라질에서 내게 전화와 편지를 보내왔다. 하지만 나는 가지 않았다. 병원 업무가 바빴고 강의도 있었으며 결정적으로 니키의 이야기에 매우 회의적이었다. 그녀가 말한 '기적'은 모두 설명 가능한 '일반적 현상'이라 생각했다. 일시적인 호전, 오진, 그대로 두었어도 어차피 나았을 사람들의 이야기일 뿐이라고.

이후 니키가 브라질에서 돌아왔다. 다시 만난 그녀는 확실히 생기가 돌았고 건강 상태가 눈에 띄게 호전돼 있었다. 니키는 인생을 있는 그대로 즐겼고, 좋아하던 스테이크와 샐러드를 맛있게 먹었다. 브라질에서의 시간이 그녀를 지탱해 준 셈이다. 니키는 사랑을 주고받을 만한 힘이 솟아났다고 했다. 늘 괴롭히던 통제 강박도 사라지고, 에너지와 기쁨이 넘친다고 했다. 떠나기 전과 비교하면 삶의 질이 비약적으로 향상되었다. 하지만 안타깝게도 그녀의 이야기는 클레어처럼 끝나지 않는다. 사실 대부분의 이야기가 그렇다. 그렇게 확연한 호전에도 니키는 결국 재발했고, 1년도 지나지 않아 암으로 세상을 떠났다. 그러나 세상을 떠나기 전, 니키는 다시 한번 나에게 브라질에서 일어난 일을 조사해 보라고 권했다.

나는 과학 저널에서 자연 관해가 실제로는 매우 드물며, 발생률이 10만 명 중 1명꼴이라는 주장을 여러 번 접했다. 이 수치는 마치 굳건한 진실처럼 반복 인용되곤 했다. 일단 나는 그 수치의 출처를 추적해 보기로 했다. 결과는 황당했다. 아무런 근거 없이 만들어진 수치가 후속 논문들에서 사실인 양 반복해서 인용되고 있던 것이다.

나는 자연 관해에 대한 현재와 과거의 사례를 더 깊이 조사하기 시작했다. 그리고 충격적인 사실을 발견했다. 지난 100년 동안 자연 관해 사례는 건수와 빈도가 점차 증가하고 있었다. 대개는 큰 학회나 책, 언론 보도 후에 증가세가 뚜렷했다. 1990년대 초, 노에틱 과학 연구소Institute of Noetic Sciences는 의학 문헌에 등장한 모든 자연 관해 사례를 수집하기 시작했다. 1993년에 이들이 출간한 『자연 관해: 주석이 달린 참고 문헌집Spontaneous Remission: An Annotated Bibliography』[1]에서는 800개 학술지에서 3,500건의 관련 논문을 확인했다고 밝혔다. 하지만 실제로 보고된 사례들은 빙산의 일각에 불과했다.

내가 자연 관해에 대해 처음으로 강연할 때였다. 나는 우선 의사들에게 이런 질문을 던졌다.

"의학적으로 설명할 수 없는 회복 사례를 직접 목격한 적이 있는 분 계신가요?"

곳곳에서 손을 들었다. 이번에는 다른 질문을 했다.

"그 사례를 기록하거나 논문으로 발표하신 분은요?"

이번에는 모두가 손을 내렸다.

자연 관해는 드물지 않다. 그것을 직시하지 못하게 만드는 두려움과 비난의 문화가 눈을 가릴 뿐이다. 학계의 조롱이 두려워

문헌에조차 실리지 못한 사례가 얼마나 많을까? 매클레인 병원의 신임 의무 이사로 부임했을 때 이를 통감했다. 매클레인 병원은 매우 오래되고 권위 있는 정신의료기관이다. 그곳의 임원이 된 나는 자연 관해에 대해 관찰한 바를 논문으로 발표하거나 의학계에서 지지를 얻으려는 시도 자체를 망설였다. 하지만 매일 진료실과 정신과 임상 상담실, 응급 진료 현장에서 환자들을 만날 때마다 그들의 이야기가 자연 관해 사례와 겹친다는 생각이 들었다. 담당 환자들은 대개 서구 사회의 흔하면서도 치명적인 질환을 앓고 있었다. 암, 당뇨병, 심장병, 자가면역질환, 폐질환이 그것이다. 많은 이들이 이런 병이 생활습관과 밀접하게 연결돼 있다는 사실을 점차 알아차렸다. 나는 자연 관해 사례에서 목격한 치료 전략 중 절반만이라도 환자들이 시도한다면 나아질 거라는 생각이 들었다. 단지 개인 건강뿐만 아니라 사회 전체의 건강 수준에도 뚜렷한 변화가 있을 터였다. 하지만 내 직업적 정체성은 상아탑이라는 울타리 안에 머무르라 압박했고, 거기서 벗어나기란 쉽지 않았다.

나는 인디애나 시골의 작은 가족 농장에서 자랐다. 옥수수밭과 콩밭이 끝없이 펼쳐진 평야 한가운데, 광활한 중서부 하늘 아래 살았다. 우리 집안은 아미시 공동체(미국의 침례교 종파로, 현대문명과 단절한 채 자신들만의 전통을 유지하는 종교적·문화적 생활 공동체-옮긴이) 출신이었다. 부모님은 내가 두 살 때 아미시 공동체를 떠났지만, 삶의 방식은 여전히 공동체 원칙을 따랐다. 우리는 가축을 기르고 고기와 밀가루를 포함해 대부분의 식량을 자급자족했다. 어머니는 손수 옷을 지었다. 텔레비전, 라디오, 현대적 편의시설이나 활동 대부분은 '악'으로 간주되었고, 멀리해야 할 것들이었다. 내게 가정은 고립되고 고단한 곳이었다. 가능한 한 빨리 벗어나고 싶었고 고등학교를 졸업하자마자 대학 진학을 위해 시카고의 휘턴으로 떠났다. 이후 프린스턴대학교 신학대학, 인디애나대학교 의과대학, 하버드대학교 의과대학 레지던트를 거쳤다. 대학 때 세상이 처음으로 열리던 순간을 지금도 기억한다. 평생 닫혀 있던 문이 활짝 열리며 가능성의 길이 눈앞에 펼쳐졌다. 신학교에 들어간 이유는 질문이 많았기 때문이다. 나는 답을 알고 싶었다. 어린 시절 내내 주입된 근본주의 신념과 새롭게 얻은 지식 및 경험의 접점을 찾고 싶었다. 신학교에서는 답을 얻지 못했다. 대신 더 많은 질문을 얻었다. 그리고 질문 역시 해답만큼이나 중요하다는 사실을 멘토를 통해 배웠다. 그는 이렇게 말했다.

"중요한 건 정답을 맞히는 게 아니야. 질문의 격을 높이는 거지. 좋은 질문이 있어야 좋은 답이 나오거든."

우리가 던지는 질문은 미래를 향한 등불이다. 좋은 질문을 던진다는 건 좋은 방향으로 나아가고 있는 방증일지도 모른다.

그런데 이후에 들어간 의과대학의 철학은 판이하게 달랐다. 아직도 어제 일처럼 생생하다. 대규모 강의 수업이 끝나고 맨 앞에 나간 내가 교수에게 추가 질문을 했을 때였다.

"그냥 외우게. 질문하지 말고."

이후 의대 생활 내내 이 답변을 반복해서 듣게 되었다. '질문하지 마라, 질문하지 마라, 질문하지 마라.' 물론 의대생은 엄청난 양의 지식을 익혀야 한다. 어엿한 의사로 거듭나는 데 많은 시간과 노력이 필요한 건 사실이다. 하지만 내게 그 말은 어렸을 때를 떠올리게 했다. 어린 싹을 짓눌렀던 철학, 즉 교리를 절대 의심해서는 안 된다는 불편한 원칙 말이다.

암기를 강요하고 질문할 자유조차 허용하지 않는 환경은, 의사들을 체제에 순응하는 존재로 사회화한다. 그렇게 환자를 외면하는 현실에 눈감으며 시스템의 공범이 된다. 물론 의학은 연구와 기술 면에서 놀라운 발전을 이루었다. 그러나 실제 진료 현장에서는 환자들을 계속해서 실망시키며 회복의 중요한 기회를 놓치고 있다. 20년 넘게 의료 시스템 안에서 일한 나 역시 그렇게 기회를 잃는 장면을 숱하게 목격했다. 한 사람의 인생을 뒤바꿀 순간을 놓쳐버린 것이다. 이제는 상아탑을 흔들어야 할 때다. 나는 마침내 반드시 던져야 할 질문을 입에 올릴 용기를 갖게 되었다. 지금의 과학이 허락하는 한계까지 가볼 것이고, 그 너머까지도 발을 디뎌보겠다.

자연 관해에 대한 임상 실험은 존재하지 않는다. 의학계의 황금률로 여겨지는 이중맹검 연구도 없다. 현재로서는 자연 관해의 조건을 통제할 방법이 없고, 말기 환자에게 실험하는 것도 비윤리적이기 때문이다. 자연 관해를 연구할 때 우리는 인류학자이자 탐정, 그리고 과학수사대가 되어야 한다. 개인의 이야기와 의무 기록, 지금 존재하는 과학 자료를 샅샅이 살펴가며 흩어진 퍼즐 조각을 맞춰야 한다. 이 책은 퍼즐을 완성하려는 하나의 시도다.

2003년부터 나는 불치병에서 살아남은 사람들을 인터뷰하고 그들의 의무 기록을 검토해 왔다. 그 과정에서 공통된 원칙과 반복되는 행동 양식이 있음을 관찰하게 되었다. 이제는 질병이 예기치 않게 사라졌다는 이야기를 들어도 놀라지 않는다.

나는 브라질로 건너가 수천 명이 치유의 가능성을 믿고 모여드는 치유 센터를 방문했다. 그곳의 환자들은 기존의 의학 패러다임으로는 설명하기 어려울 만큼 잦은 빈도로 회복되었다. 미국 중부의 한 신앙 치유사 곁에서 지켜보기도 했고, 내가 직접 진료한 환자들이 뜻밖의 회복을 경험하는 모습도 보았다. 나 역시 수많은 의심과 씨름했다. 그리고 지금도 의심의 눈초리를 완전히 거두지는 않았다.

이 책은 환자들에게 약을 끊거나 의학적 치료를 거부하라고 부추기지 않는다. 현대 의학의 혁신적인 약물과 기술은 필수적이고, 많은 경우 생명을 구한다. 이 책에 담긴 이야기에서도 드러나겠지만, 자연 관해는 최고의 전문성을 가진 헌신적인 의사들의 노력에 힘입어 일어나는 경우가 많다. 경이로운 회복 사례가 알려주는 건, 정해진 표준 치료법이 모든 이에게 충분하지 않을 수 있다는 점, 그리고 그것이 치유의 모든 해답을 담고 있지는 않다는 사실이다.

내가 여러 해에 걸쳐 조사하며 배우고, 실제 환자 진료에 적용해 온 교훈이 바로 이것이다. 우리는 증상을 누그러뜨리는 장기적인 약물 치료를 넘어서, 질병의 근원지로 더 깊이 들어가야 한다. 단기적인 증상 완화는 중요하고 꼭 필요한 일이다. 하지만 장기적으로는 병의 근본 원인을 치료해야 한다. 그리고 병의 원인은 종종 눈에 보이지 않는 곳에 숨어 있다. 자연 치유는 바로 그 숨은 근원지까지 파고들어 관찰한다. 우리는 이 사례들을 철저히 연구하고, 가능한 한 모든 교훈을 끌어내야 할 책임이 있다. 그리고 그 지식을 만성질환과 난치병 치료에 적용해야 한다. 현대 의학의 기술과 놀라운 회복 사례의 지혜를 모두 활용할 때다.

이 책은 지난 17년에 걸친 자연 관해 현상에 관한 개인적인 탐사의 기록이다. 1부에서는 내가 출발했던 지점, 즉 건강의 가장 기초적인 토대부터 살펴보고자 한다. 자연 관해 사례들의 공통점은 질병의 예측된 경과가 급격하게, 그리고 근본적으로 바뀌었다는 것이다. 따라서 논리적인 출발점은 감염과 질병에 맞서는 인체의 가장 중요하면서도 첫 번째 방어선인 면역체계, 그리고 여기에 영향을 미치는 요소인 식단, 생활 습관, 스트레스였다. 나는 난치병을 극복한 생존자들이 이 영역에서 극적인 변화를 만들어내는 것을 반복해서 목격했다. 이런 요소는 일상적인 진료에서는 종종 간과되지만, 나는 구체적으로 어떤 일이 일어났으며 그 이유는 무엇인지 더 깊이 파고들어야 함을 직감했다. 이 탐색은 치유의 강력한 전환점을 향해 인도했을 뿐 아니라, 몸과 마음의 연결성, 그리고 인간의 마음이 가진 불가사의한 신비로움을 일깨웠다.

몸과 마음의 연결이 근본적인 치유와 맞닿아 있다는 점은 놀랍지 않다. 현대 의학조차 스트레스 수준이나 사고방식이 신체 건강에 영향을 준다는 사실을 인정했으니 말이다. 진정 놀라운 것은 그 넓이와 깊이다. 몸과 마음의 잠재력은 의학이 가늠한 수준을 훌쩍 뛰어넘는다.

2부에서는 마음과 신념, 그리고 평소 깊이 들여다보지 않았던 가장 근원적인 '자기 인식'이 갑작스러운 치유와 어떻게 얽혀 있는지를 함께 추적할 것이다. 나는 어느 순간 스스로에게 이런 질문을 던지고 있었다. '나'를 규정하는 정체성이 치유의 향방을 결정할 수 있는가? 질문에 대한 답은 놀랍고도 매우 복잡하다.

이 책 전반에 걸쳐 난치병에서 살아남은 사람들을 심층적으로 소개할 예정이다. 자신의 의무 기록과 삶을 엿보도록 기꺼이 허락해 준 사람들이다. 나는 그들의 이야기 속에 담긴 다채로운 고유함을 최대한 살리려 노력했다. 자연 치유의 비밀은 이들의 공통점뿐 아니라 차이점 속에서도 드러난다고 믿기 때문이다.

심리학자 칼 로저스Carl Rogers 말을 빌리자면, "가장 개인적인 것이 가장 보편적"이다.

각자의 사례가 우리에게 알려주는 바는 분명하다. 치유가 가능해지는 생물학적 환경을 몸과 마음 모두에 조성해야 한다는 것이다. 몸은 본능적으로 회복을 원한다. 하지만 그 조건을 만들어내는 데는 생각보다 훨씬 더 많은 요소가 관여한다. 이 책의 목표는 그 과정을 독자와 함께 나누는 것이다. 내가 한 사람 한 사람의 사례를 어떻게 조사해 왔는지, 몸과 마음을 아우르는 최첨단 과학이 어떻게 발전해 왔는지, 그리고 각자의 이야기가 어떻게 치유의 길을 밝히는지 함께 따라가 주기 바란다. 이 여정은 결국 나를 새로운 의학 모델로 인도했다. 그것은 내가 '건강의 네 가지 기둥'이라 부르는 것들로, 바로 면역체계의 치유, 영양의 치유, 스트레스 반응의 치유, 그리고 정체성의 치유다.

이 분야는 아직도 발전 중이며, 나 역시 모든 질문에 대한 답을 가지고 있지는 않다. 하지만 몇 가지 기초적인 질문에는 대답할 수 있고, 무엇보다 중요한 질문을 헤아릴 수 없이 많이 품고 있다. 그것이 나를 여기까지 이끌었다. 이른바 의학적 '기적'을 더 깊이 이해할 수 있도록 말이다. 우리는 흔히 설명할 수 없는 일을 '기적'이라는 말로 퉁쳐버린다. 하지만 기적에도 분명 원인이 있다. 아직 그 메커니즘을 밝히지 못했을 뿐이다. 기적을 해부하면 그 가치가 훼손될까 두려워하는 경향이 있지만, 내 생각은 다르다. 정교한 시계의 부품을 들여다보는 것처럼, 이런 놀라운 일의 내막을 들여다보고 작동 원리를 밝혀내는 것은 그 자체로 경이로운 일이다.

오래전 나는 반드시 말해야 할 무언가가 생기기 전까지는 글을 쓰지 않겠다고 결심했다. 19세기 철학자 쇠렌 키르케고르는 삶의 소음과 혼란 속에서 한 개인으로 살아간다는 것이 무엇을 의미하는지를 통찰력 있게 써 내려갔다. 그는 다른 작가들처럼 광장에 나가서 목소리를 얹거나, 고래고래 진리를 외치며 설치는 사람이 아니었다. 오히려 독자가 스스로 진실을 발견할 수 있도록 계속해서 글을 덜어냈다.

이 책도 그러한 역할을 하길 바란다. 내가 목소리를 내는 이유는, 이 이야기들이 반드시 지금 논의되어야 한다고 믿기 때문이다. 경이로운 치유 사례는, 생명력 있고 건강하며 때로는 기적적인 삶이 어떻게 가능한지를 보여준다. 사실 우리 모두 이를 알고 있다. 그동안 까맣게 잊었을 뿐이다. 우리 안팎의 소음과 수많은 참견을 걷어내고 더 본질적이고 날것의 진실을 대면하면 다시금 깨달을 수 있다. 이제 마음속에 깊이 침잠해 있으나 결코 꺼지지 않는 진리의 불꽃을 다시 되살릴 때다.

이 분야는 아직 초기 단계지만, 앞으로 수십 년에 걸쳐 더 많은 진실을 밝혀낼 것이다. 하지만 지금까지 축적된 연구와 그 잠재력만으로도 건강을 잃은 수백만 명에게는 큰 도움이 되리라 믿는다. 이를 더 널리 나누지 않는 것이 오히려 잘못이다. 나는 이 책이 만성질환이나 난치병으로 힘겨운 시간을 보내는 사람들, 그리고 그들을 사랑하는 이들, 혹은 단순히 더 건강하고 활기찬 삶을 살고자 하는 이들에게 치유의 길을 밝혀주는 등불이 되길 바란다.

현대 의학은 대개 현재 상태가 어떤지, 앞으로 표준 치료를 통해 어떤 일들을 감당하게 될지를 알려주는 데 그친다. 얼마나 무한한 가능성이 있는지, 어디까지 도달할 수 있는지는 잘 말해주지 않는다. 진단명이 당뇨병이든, 심장병이든, 우울증이든, 암이든, 자가면역질환이든 간에, 진정한 회복을 위한 희망과 치료법은 듣기 어렵다. 이제 '비범함'을 수술대 위에 올려놓을 차례다. 이를 해부하고 분석해 배움의 대상으로 삼아야 한다. 그래야만 우리 안에 잠재한 가능성을 빛낼 수 있다.

지금 클레어는 하와이에 산다. 췌장암에 걸리기 전 계획했던 그대로다.

"암 진단을 받았을 땐 지금까지 살아남을 줄 몰랐죠. 그런데 보세요, 딱 제때 하와이에 도착했잖아요?"

남편과 지내는 오아후섬에 딸과 사위도 함께 사는데, 두 사람 모두 뮤지션이다. 클레어는 저녁이면 라나이, 즉 지붕 덮인 베란다 같은 하와이 특유의 공간에 앉아 시간을 보낸다. 그곳에서 호놀룰루의 불빛을 바라보고 날씨에 따라 변모하는 하늘을 즐긴다. 얼마 전에는 허리케인이 지나갔다. 큰 피해가 우려됐지만, 생각보다 규모가 훨씬 작았단다. 나는 암이 그녀의 삶을 휩쓸려 했던 때가 떠올랐다. 췌장암은 허리케인처럼 모든 걸 망가뜨릴 듯 다가왔다.

"바람에 조금 흔들리긴 했지만 괜찮아요."

클레어는 최근의 허리케인에 대해 이렇게 말했다.

"운이 좋았죠. 여기는 비껴갔거든요."

맞는 말이다. 그녀는 허리케인을 비껴간 사람이다. 그렇다면 인생을 덮치는 허리케인을 우리는 어떻게 비껴갈 수 있을까? 답은 결코 간단하지 않다. 이 책은 쉽게 해답을 주지 않는다. 자연 치유의 비밀을 밝히는 여정을 통해 그 안에 깊이 잠든 비밀을 넌지시 알려줄 뿐이다. 나 역시 이 여정에서 쉽게 답을 만난 적이 없다. 바위를 하나 들추면, 그 아래에는 언제나 또 다른 질문이 즐비했다. 나는 몇 번이고 되뇌었다. '겉보기에 그럴싸한 답처럼 보인다고 성급히 받아들여서는 안 돼.' 진짜 목표는 질문의 격을 높이는 것이었다. 그리고 첫 번째 질문은 이것이었다. 브라질에서 도대체 무슨 일이 벌어진 걸까?

CURED

완치 본능: 몸 안의 기적을 깨우는 법

1

통계적 기적이 시작되는 곳

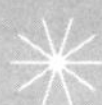

"자연을 탐구하는 데 있어 가장 큰 오류는
어떤 현상은 불가능하다고 미리 단정 짓는 것이다."

— 윌리엄 제임스William James

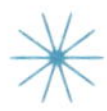

내가 처음으로 단독 집도한 수술은 하지 절단술이었다. 새벽 두 시경, 이미 몇 시간째 병동을 돌던 때 수술실에서 호출이 왔고, 간략한 환자 정보가 전달됐다. 고령의 당뇨병 환자가 왼쪽 다리에 극심한 통증을 호소하며 응급실에 왔다는 것이다. 간호사가 확인한 결과, 환자의 종아리와 발에는 괴저성 상처가 여러 군데 퍼져 있었다. 오랜 당뇨병을 앓으면서 제대로 관리하지 않으면 말초 혈액순환에 심각한 문제가 일어난다. 팔다리로 가는 혈류가 급격히 감소한 나머지 조직이 괴사하고 감염이 쉽게 번지는 것이다. 환자가 도착했을 때는 이미 조직 손상이 광범위했고 감염 또한 심각한 수준이었다. 더 이상 다리를 되돌릴 방법은 없었다.

나는 손을 소독하기 시작했다. 규정대로 손가락 사이사이와 팔꿈치까지 닦아내고 손을 들어 올려 자연 건조한 다음 수술실 쪽 복도로 뒷걸음질해 들어갔다. 수술실 간호사가 가운을 입혀주고 마스크를 걸어준 뒤, 머리에 수술모를 씌우려 했지만 키가 맞지 않았다. 나는 키가 꽤 큰 편이다. 간호사가 까치발을 들자마자 나는 자세를 낮췄고, 우리는 동시에 웃음을 터뜨렸다. 그제야 내가 꽤 긴장했다는 걸 실감했다. 의대를 막 졸업한 인턴이 수술실에서 처음으로 막중한 책임을 지게 된 순간이었다.

다행히 첫 절개 후에 긴장은 사라졌다. 메스를 피부에 대어 깊고 가느다란 선을 긋자마자 명상과 비슷한 고요함이 밀려왔다. 그 후로는 완전히 수술에 몰입했다. 시간이 얼마나 흘렀는지 모른다. 절개를 반복하고, 피를 멎게 하고, 수술 부위를 정리하며 손을 계속 움직였다. 그날의 냄새는 지금도 잊히지 않는다. 불에 그을린 살냄새, 정강이뼈를 절단할 때의 절꼴기 소리. 어린 시절 농장에서 쓰던 전기톱이 떠올랐지만, 그보다 훨씬 섬세하면서 더 끔찍한 소리였다. 그 순간은 비현실적으로 다가왔다. 수술 가운을 입고 마스크를 쓴 사람이 내가 맞는지조차 가물가물했다. 내가 여기에 있다는 사실이 믿기지 않았다.

청소년 시절, 나는 극도로 말이 없는 아이였다. 내성적인 성격은 어쩌면 종교적 근본주의 가정에서 자란 영향도 있었으리라. 어쨌든 나는 어디에도 속하지 못하는 기분으로 지냈고, 고등학교 시절에는 '가장 수줍은 학생'으로 선정되는 불명예를 안았다. 집에서 손수 지은 옷을 입고 스쿨버스에서 내릴 때마다 시간여행을 하는 듯한 이질감을 느꼈다. TV도 라디오도 허용되지 않았던 우리 집에서는 세상이 좁고 답답하게만 느껴졌다. 어른들은 대부분 농사를 지었고, 간혹 막일을 하기도 했다. 어머니는 포트웨인에 있는 루터 병원에서 파트타임 간호사로 일하셨는데, 내가 열일곱 살이 되었을 때 병원에서 보조원으로 일해보지 않겠냐고 권하셨다. 당시 나는 또래보다 키가 크고 힘도

셨다. 건초 더미나 물통, 곡식 가마니를 옮기는 데 익숙했던 터라, 환자를 휠체어나 들것으로 옮기는 일도 거뜬히 해낼 수 있었다.

그렇게 병원에서 일하면서 나는 인간이 업무상 경험할 수 있는 모든 일들을 겪었다. 막 낳은 신생아를 품에 안은 산모를 휠체어에 태워 병원 출입구까지 데려다주었고, 환자를 대변기 위에 앉혀 배설을 도운 뒤 그 배설물을 치우기도 했다. 세탁물을 걷고, 힘겨운 시술 후 바닥에 홍건히 고인 피를 닦기도 했다. 암에 걸린 아이가 머리카락을 잃는 모습을 보았고, 몇 달 뒤 머리에 솜털이 다시 자란 아이가 풍선 다발을 쥐고 병원을 나서는 모습도 보았다. 간호사가 환자의 몸을 씻기고 상처를 소독하는 동안 환자를 품에 안고 자세를 바꿔가며 함께 움직였다. 시트를 얼굴까지 덮은 사망자를 영안실까지 옮기기도 했다.

나는 의사보다 간호사와 더욱 가까워졌다. 늘 곁에서 함께 병상을 지키는 건 간호사였기 때문이다. 그들은 내게 피를 뽑는 법, 심전도 전극을 붙이는 법, 기계 다루는 법을 하나하나 가르쳐주었다.

"너는 환자를 늘 진심으로 대하는구나. 의사가 되면 좋겠어."

처음에는 간호사들의 권유가 조금 충격적이었다. 그러나 그 말은 마음속 깊이 박혀 조금씩 자라났다. 그럼에도 내가 설마 의사가 되리라고는 상상도 못 했다.

그러던 내가 지금 여기, 수술실에 있다. 한때 수술이 끝난 환자를 실어 나르던 바로 그 공간에서 직접 절단 수술을 집도하며 말이다. 예전에는 수술을 마친 의사가 마스크와 수술모를 바닥에 휙 던지고 나가는 모습을 뒤에서 지켜봤는데, 이제는 내가 그 입장이 되었다.

절단 수술을 할 때는 추후 의족을 착용할 수 있도록 뼈의 끄트머리 부분에 충분한 근육을 남겨야 한다. 그래야 통증 없이 의족에 잘 맞는 단단한 절단부를 만들 수 있다. 나는 긴 곡선 바늘로 상처를 봉합하고 형태를 잡으며, 언젠가 내가 손본 부분이 든든한 지지대 역할을 해낼 수 있기를 바랐다. 하지만 솔직히 말해 환자가 휠체어에서 일어나 의족을 착용하게 될 거라는 기대는 하지 않았다. 수술은 잘 끝났지만 걱정은 여전히 남았다. 환자는 나이가 워낙 많았고 건강도 좋지 않았다. 평생 써온 인슐린조차 이제는 듣지 않았다. 노쇠한 몸은 하나씩 기능을 멈추는 중이었다. 문득 이런 생각이 들었다. 오래전에 이 환자가 더 나은 길을 선택하도록 도울 방법은 없었을까?

나는 환자를 도울 수 있을 거라 믿었기에 의학의 길로 들어섰다. 환자들이 더 건강하게, 더 나은 삶을 살 수 있도록 돕고 싶었다. 그러나 실제로 의사로서 하는 일은 대부분 때가 늦었거나 역부족인 것뿐이었다. 노력이나 헌신이 부족한 건 아니다. 의사들은 밤낮없이 환자 사이를 오가며 진료를 본다. 문제는 의사들이 항상 질병을 단편적으로만 본다는 것이다. 대부분은 큰 그림을 간과한 채 질병의 원인이 아닌 증상만 치료한다. 나는 매일 병으로 고통받는 사람들을 실시간으로 목격했다. 그들에게 필요한 건 증상 완화가 아닌 실질적이면서도 근본적인 해결책이었다.

수년이 흐른 뒤에도 나는 종종 첫 수술 환자를 떠올렸다. 내가 처음으로 집도했던 환자. 수술실에 오기 아주 오래전부터 당뇨병을 앓았던 사람. 질병은 그를 걷잡을 수 없이 무너뜨렸고 결국 그는 병상에서 일어나지 못한 채 생을 마감했다. 그때 나는 아직 본격적으로 연구되지 않은 자연 관해 사례에 우리가 간절히 필요로 하는 단서들이 숨어 있을지도 모른다는 생각이 들었다. 그것만 알아낸다면 더는 때를 놓쳐 허망하게 보내는 환자가 없으리라. 나는 더 늦기 전에 사람들을 돕고 싶었다. 그래서 2003년, 드디어 브라질행 비행기 표를 끊었다.

| 현대 의학이 외면한 '기적'이라는 데이터 |

브라질의 수도 브라질리아에 도착하니 목욕물처럼 부드럽고 따뜻한 공기가 반겨주었다. 남반구의 늦여름, 3월이었다. 햇빛이 뼛속까지 스며들면서 지금까지 머물던 보스턴의 추위가 서서히 가셨다. '흠, 생각보다 괜찮은 여행일지도 모르겠는데?' 조금 긍정적인 마음이 들긴 했지만 의심은 여전히 남아 있었다.

브라질의 몇몇 치유 센터에서 보고된 '기적적인' 회복 사례를 확인하기로 했을 때만 해도, 내가 어떤 일을 시작하게 될지 전혀 몰랐다. 일주일 정도 머물면서 조사하고 과연 믿을 만한 주장인지 확인하겠다는 단순한 계획이었다. 조금 부끄러운 이야기지만, 사실 그때는 이미 마음속으로 결론을 내린 상태였다. 겉만 번지르르한 '기적 치유'의 껍질을 벗기면 사기와 허위가 드러날 거라고 확신했다. 짧은 여행을 통해 거짓임을 확인한 다음, 양심의 가책 없이 본업으로 돌아가서 다시는 자연 치유나 완전 관해 같은 같은 주제에 신경 쓰지 않기로 다짐했다.

사실 몇 년 전부터 브라질을 포함한 곳곳에서 난치병의 갑작스러운 회복 사례들이 속속 도착했다. 니키의 이야기를 시작으로, 전국 각지에서 전화가 걸려 왔다. 자신의 회복 사례를 나누고 싶다는 사람들이었다. 알고 보니 니키가 주도한 해프닝이었다. 내가 니키의 브라질 초청을 정중하게 거절하자, 니키는 브라질에서 만난 사람들에게 나에게 연락할 것을 당부했다고 한다. 그러다 입소문을 거쳐 어느새 자연 관해를 연구하는 사람이 있다는 소문이 퍼진 것이다. 어떤 회복 사례는 도저히 믿기 어려울 만큼 극적이었다. 사람들은 매우 진솔했으며 기꺼이 모든 것을 털어놓았다. 자신의 이야기를 글로 써서 이메일을 보내고, 엑스레이나 MRI 스캔, 의료진의 메모가 적힌 의무 기록까지 첨부했다.

물론 모든 사례가 믿을 만하지는 않았다. 어떤 사례는 초기 진단 자체가 의심스러웠고, 또 다른 사례는 일시적 호전처럼 보이기도 했다. 이런 경우는 병이 잠시 잦아든 휴지기일 뿐, 사망에 이르는 과정은 달라지지 않는다. 또 회복을 너무도 간절히 바란 나머지 스스로 나았다고 믿는 사람도 있었다. 병이 여전히 진행 중임에도 말이다. 그들을 생각하면 마음이 무겁다. 그만큼 회복을 간절히 바랐다는 게 전해지기 때문이다. 하지만 희망한 대로 낫지는 않았다.

사람들이 전화하거나 이메일로 이야기를 보내오면 공들여 경청했지만 거기까지였다. 행정 업무, 환자 진료, 강의 등 수많은 책임이 내 어깨에 짐처럼 얹혀 있었다. 이런 상황에 제대로 정의하기도 힘든 현상을 좇아 브라질까지 가는 건 시간 낭비로 여겨졌다. 마치 현대판 '청춘의 샘'을 찾아 나서는 허황된 여정 같았다. 심기일전하고 간다 하더라도 아무것도 파악하지 못한 채 신기루처럼 사라지는 기적을 마냥 보게 되지 않을까.

"당신이야말로 적임자예요. 의학을 공부한 데다 신학적 관점도 지녔으니까요."

니키는 열린 마음으로 자연 관해를 조사할 사람은 나밖에 없다며 계속해서 설득했다. 보고된 사례들은 분명 인상 깊었다. 종양이 눈 녹듯 사라지고, 마비된 사람이 일어서며, 이미 죽었어야 할 사람이 수년이 지난 지금도 살아 있다. 누군들 놀랍지 않겠는가. 하지만 그건 어디까지나 '이야기'일 뿐이었다. 아직까지는 아무런 증거가 없었다. 나는 괜한 데 뛰어드는 바람에 지금껏 쌓아온 커리어와 명성을 잃게 될까 봐 두려웠다. 기껏 연구했는데 정작 아무런 실체 없는 뜬소문이라 밝혀지면 내 인생의 궤도가 틀어질 것 같았다.

하지만 도저히 무시할 수 없는 사례가 점점 쌓였다. 그중 상당수는 진단과 회복을 뒷받침하는 명확한 증거까지 갖추었다. 이렇게 혁신적이고 매혹적인 미개척 분야를 계속 외면하기도 어려웠다. 의무 기록을 들여다보면서도 이해가 되지 않았다. 어떻게 이럴 수 있지? 만약 정말로 대단한 일이 벌어지고 있는데 현대 의학이 외면하는 거라면?

자연 관해의 빈도에 관한 기존 자료가 얼마나 잘못되었는지 깨달은 순간, 나는 홀린 듯 연구에 박차를 가했다. 야간 회진을 마치고 돌아오면 컴퓨터 앞에 앉아 학술지를 뒤지고, 의학 데이터베이스에 '자연 관해'라는 키워드를 입력하며 실마리를 좇았다. 그리고 쏟아지는 사례에 깜짝 놀랐다.

난치병의 자연 관해 사례는 쉽게 보이지 않을 뿐, 정말 도처에 있었다. 대개는 '이례적인 경우'로 간주되어 질병 경과나 치료 옵션 논의에서 언급되지 않았을 뿐이다. 데이터를 수집하고 평균화하는 과정에서, 이런 놀라운 회복 사례는 하나의 '오차값'으로 간주되어 전체 평균 속에 묻혀버린다. 현대 의학은 '평균'을 기반으로 작동한다. 보통 어떤 일이 일어나는지, 평균적인 사람이 어떻게 반응하는지에 기반해 치료 방침이 결정된다. 평균을 벗어난 자연 관해 사례는 따로 찾아야만 보였다. 나는 오로지 자연 관해 사례만을 찾아보기 시작했고, 그런 사례는 마치 이제야 알아봤냐는 듯 내가 확인하는 곳마다 계속해서 튀어나왔다. 자연 관해는 늘 우리 곁에 존재했다. 단지 '평균'이라는 프레임에 가려졌을 뿐이다.

시골의 폐쇄적인 삶을 벗어나 고등 교육을 받기로 결심했을 때, 나는 진실이 어디로 이끌든 끝까지 따라가겠다고 마음먹었다. 과학이란 때로 불편한 곳으로 향해야 한다. 정치적으로나 학문적으로 편하지 않더라도 그래야만 할 때가 있다. 이제 아무도 묻지 않던 질문을 던질 시점이다. 도대체 왜 이런 자연 관해가 발생하는 것일까? 설령 허상이나 착오로 판명된다 하더라도, 내게는 질문을 따라야 할 책임이 있었다. 프린스턴대학교에 다니던 시절, 나의 멘토는 늘 이렇게 말했다. "질문의 수준이 곧 답의 수준을 결정하지." 애초에 질문조차 던지지 않는다면 도대체 어떻게 제대로 된 답을 얻을 수 있겠는가?

공항에서 처음 방문할 영적 치유 센터까지는 택시로 한 시간 반이 걸렸다. 브라질리아 외곽을 빠져나오자 완만한 녹색 구릉 지대가 펼쳐졌다. 풍경에 집중하려 했지만, 머릿속은 여전히 의문과 회의로 가득했다. 이 모든 일이 실수로 끝나지는 않을까? 여기까지 와서 실패하면 어떡하지? 나는 마음을 열고 받아들이자고 다짐했다. 이제 질문을 던질 각오가 되었다. 그 질문이 나를 새로운 곳으로 이끌기를 바랄 뿐이다.

치유 센터는 브라질 시골의 작은 마을에 숨어 있었다. 그곳에서 나오는 확연히 다른 브라질 사람들의 깊은 영성을 확인할 수 있었다. 그들은 치유사가 다른 차원의 영혼이나 에너지와 소통할 수 있다고 믿었다. 또한 보이지 않는 세계가 눈으로 보고 만질 수 있는 세계보다 더 실질적이고 중요하다고 여겼다. 물질 세계는 진정한 세계의 희미한 그림자에 불과하다는 것이다. 이 믿음 속에서 사랑이나 인간의 영혼처럼 형언할 수 없는 특성은 치유를 부르는 강력한 힘으로 간주된다. 질병은 영혼에서 시작되므로 영혼이 치유되면 육체 또한 '뒤따라' 변화한다는 것이 그들의 논리다.

아픈 사람들이 전국 각지에서 이곳을 찾았고, 때로는 여행 경비를 마련하려고 소유물을 팔기도 했다. 내가 방문한 곳의 중심 치유 센터는 아바디아니아에 있는 '도밍고 이나시우 로욜라의 집Casa de dom Inácio Loyola'이었다. 이곳은 다른 센터들과는 조금 달랐다. 전 세계에서 방문객이 몰려왔고, 완치 보고도 부쩍 많았다. 그중에는 너무나 흥미로워 조금 더 추적해 보고 싶은 사례도 있었다. 그리고 여기가 바로 니키가 조사해 보라고 당부한 장소이기도 했다.

센터는 푸른 구릉지로 둘러싸인 빌라로, 야외로 탁 트인 건축이 인상적이었다. 건물에는 명상과 기도를 위한 공간이 있었고, 정원에는 구불구불한 길이 나 있었으며, 장미 그늘에 벤치가 놓여 있었다. 일상의 모든 걱정과 스트레스로부터 한참 떨어진 환경은 정신과 육체가 일종의 초기화 상태에 이르도록 도와준다. 또한 특정 질병에 맞설 만한 몸과 마음의 힘을 회복하게도 해준다. 나도 그랬다. 보스턴에서 끌고 온 불안과 스트레스가 따스한 햇살과 부드러운 바람 속에 흩어지며 점점 마음이 가벼워졌다. 물론 휴가를 떠난다고 해서 불치병이 저절로 낫는 것은 아니다. 내게 도착한 수많은 보고가 모두 사실이라면, 여기에는 휴양지 이상의 무언가가 있어야 한다.

많은 이들이 회복의 이유로 꼽은 치유사 주앙 테이셰이라 드 파리아João Teixeira de Faria, 즉 '신의 요한John of God'을 처음 마주했을 때, 그는 명상하는 사람들로 가득한 공간 한쪽의 커다란 의자에 앉아 있었다. 머리칼은 두피가 드문드문 보일 정도로 숱이 적었고, 안경을 썼으며, 위아래로 흰옷 차림이었다. 사람들은 그의 앞에 긴 줄을 섰는데, 몇 초 만에 진단과 처방을 받고 다시 자기 자리로 돌아갔다.

그를 기적의 치유사로 여기는 사람도 있지만 사기꾼으로 보는 시각도 있었다(실제로 이후에 훨씬 더 심각한 혐의들이 불거지기도 했다). 게다가 나는 주앙에 대해 회의적인 시각을 가질 만한 이유가 충분했다. 그는 '영적 수술spiritual surgeries'을 집도한다고 주장했고, 치유 세션과 점심 식사는 모두 무료였으나 독자적으로 만든 약초 혼합물 등의 판매를 통해 수익을 내고 있었다. 특정 인물이나 장소 덕분에 '기적적인' 치유가 일어났다는 주장을 접할 때마다 머릿속에 경고등이 켜진다. 수백 년 전 프랑스 루르드 지역에서는 성수가 병을 치유한다는 소문이 파다했다. 그러나 추후 파견된 조사단은 성수와 치유 사이의 통계적으로 유의미한 인과관계가 없다고 밝혔다. 내가 조사단이었다면 물이 아니라 회복을 경험한 사람들에게 초점을 맞췄으리라.

내 관심은 한 명의 치유사가 아니라 이곳을 찾은 사람들의 공동체를 향했다. 이곳은 완치 보고가 이례적으로 높은 독특한 집단이다.

나는 마음속으로 분명하게 선을 그었다. 눈앞의 과장과 속임수에 현혹되지 않고 의학적 증거가 명백히 밝혀진 사례만을 다루리라. [1]

첫 대담자는 후안이라는 남성이었다. 팔팔한 80대 노인인 후안은 해마다 가족과 함께 이곳에 방문한다고 했다. 브라질 시골에서 콩 농사를 지었다는 그의 손은 수십 년간의 야외 노동을 증명하듯 고목처럼 거칠었다. 수십 년 전 그는 생검을 통해 교모세포종이라는 치명적이고 빠르게 진행되는 뇌종양을 진단받았다. 교모세포종은 생존율이 높지 않은 암이다. 진단받고 5년 후까지 생존해 있는 환자는 2~5%에 불과하며, 그나마도 곧 0에 가까워진다. 이 암에는 치료법이 없다. 할 수 있는 거라곤 환자를 편안하게 하고 생명을 조금이나마 연장시키는 완화 치료뿐이다. 그런데 내 앞에 앉아 있는 후안은 진단받은 지 수십 년이 지난 지금까지 살아 있다. 게다가 나이에 비해 놀라울 정도로 건강했으며 조용하고 온화한 평온함마저 풍겼다.

나는 도저히 설명할 수 없는 치유가 대체 무엇 덕분이냐고 물었다. 그는 어깨를 으쓱하고 누가 알겠냐는 듯 손바닥을 펼쳐 보였다. 암 진단을 받자마자 치유 센터를 찾은 그는, 이후로 매년 이곳 에너지 룸에 앉아 명상해 왔다. 자동차 엔진 오일을 교체하는 것처럼, 일종의 연례행사가 되었다고 한다.

"진단받고 나서 삶에서 바뀐 게 있었나요?"

내 질문에 그는 잠시 생각하더니 고개를 저었다. 잘 모르겠지만 특별히 달라진 건 없다고 했다. 그때 곁에서 조용히 듣고 있던 그의 아내가 갑자기 울음을 터뜨렸다. 모두가 놀란 눈으로 바라보자 후안의 아내는 힘겹게 그간의 일을 털어놓기 시작했다.

"모든 게 달라졌어요."

암을 진단받기 전, 후안은 아내는 물론 자녀들과도 거의 시간을 보내지 않았다. 늘 일터에 있거나 술을 마시러 다녔고, 심지어는 어디에 있는지 모를 때가 허다했다. 당연히 가족 사이에는 긴장과 갈등이 높아만 갔다. 아내는 후안이 항구를 떠나 점점 더 멀어지는 배처럼 느껴졌다고 고백했다. 그러나 교모세포종 진단 후 죽음이 눈앞에 닥치자 후안은 완전히 달라졌다. 가족이 최우선 순위로 올라왔고, 거의 하룻밤 사이에 전혀 다른 사람이 되었다.

"남편이 가족 곁으로 돌아왔어요. 지금 우리 가족은 전보다 더 끈끈합니다."

인터뷰를 거듭할수록 비슷한 말을 반복해서 듣게 되었다. 모든 것이 달라졌다는 것이다. 이곳을 찾은 사람들은 단순히 기적을 기대하며 온 것이 아니었다. 그들은 스스로를 바꿨다. 삶의 근간이 바뀌자 세상을 살아가는 방식, 심지어 자신이 누구인지에 대한 인식까지 변화했다. 직장을 그만두고, 가정으로 돌아가거나 불행한 결혼 생활을 끝냈으며, 접어둔 꿈을 되살려 온 힘을 다해 좇았다. 삶의 우선순위와 시간 분배가 완전히 달라졌다. 이들은 치유 센터에서 어떠한 지침을 얻고자 했으며, 치유가 가능하다고 믿는 더 깊은 차원의 신앙으로 들어가고자 했다. 그리고 실제로 치유가 일어나기도 했다. 나는 치명적이고 수술이 불가능하다고 진단된 종양의 MRI를 살펴보고, 이후 종양이 줄어들거나 아예 사라진 후속 MRI도 검토했다. 눈앞에서 벌어지는 이 일들을 어떻게 받아들여야 할지 고민했다. 겉으로 보이는 것보다 훨씬 복잡했다.

여행을 떠나기 전, 나는 치유 센터에 관한 모든 자료를 샅샅이 찾아보았다. 센터 측의 승인을 받은 몇몇 자료에는 치유율이 90~95%에 달한다고 나와 있었다. 95%. 만약 이 수치가 사실이라면 놀라움을 넘어선 충격이다. 자료는 브라질에서 실시한 연구를 근거로 했지만, 언어 장벽 등 여러 한계로 인해 나는 해당 논문을 볼 수 없었다. 나중에야 간신히 몇 건의 연구 자료를 찾아냈으나 당시에는 여전히 포르투갈어 원문 그대로여서 거의 알려지지 않은 상태였다.

나는 일주일 동안 집중적으로 자료를 조사하며 환자들을 인터뷰하고 기록을 검토하며 관련 내용을 뒷받침할 만한 연구를 찾기 위해 의료 데이터베이스를 뒤졌다. 그 결과, 치유 센터에서 주장하는 95%의 치유율은 실제와 거리가 멀다는 결론에 다다랐다. 물론 방문 이후 상태가 호전되었다고 느끼는 사람이 많았고, 실제로 회복된 것처럼 보이는 경우도 있었다. 하지만 '기적'이라는 외피를 벗겨낸 진실은 사뭇 달랐다.

예상대로 몇몇은 증상이 극적으로 호전되었다가 재발했다. 어떤 이들은 기존 치료를 병행하면서 회복했는데, 호전의 결정적 계기이자 직접적 원인이 치유 센터인지 병원 치료인지는 알 수 없었다. 증상이 어느 정도 완화되어 삶의 질이 분명히 향상된 사람도 있었다. 반가운 이야기였지만, 이를 자연 치유라 단정 지을 수는 없었다. 그리고 마지막으로 가장 가슴 아픈 부류가 있다. 치유되었다고 굳게 믿고 있지만, 의학적 증거는 정반대인 사람들이다. 믿음은 마치 엔진 없이 활공하는 비행기처럼 그들을 어느 정도까지는 이끌었다. 그러나 병이 존재하는 한, 비행기는 결국 추락하는 결말을 맞는다.

이런 사례를 연구에 포함시킬 수 없다고 잘라 말하기는 무척 어려웠다. 이들은 단순한 숫자나 데이터가 아닌 복잡하고 모순된 삶을 살아가는 진짜 사람들이었고, 내 앞에 앉아 자신이 나았다고 굳게 믿으며 숨겨둔 이야기를 털어놓았다. 파도처럼 들이닥치던 병이 물러가던 순간의 생생한 이야기는, 숫자로 나열된 종양 수치나 MRI 필름 속 흑백 사진과는 전혀 다른 차원의 무언가다. 흑백 필름은 무감정한 데이터지만 그들의 말에는 생생한 느낌과 감정이 담겨 있다.

처음에는 무엇이 진짜이고 무엇이 신기루인지 판단하기 어려웠다. 그럴싸한 단서를 따라가다가 아무것도 얻지 못하기도 했고, 너무 비현실적이라 제외했던 사례를 몇 달 뒤 다시 들여다보기도 했다. 의학적 증거를 확인하고 나서야 의미를 재발견한 것이다. 인터뷰 내용을 빼곡히 메모하고, 자전적 이야기를 의료 기록과 대조하자 점차 몇몇 사례들이 수면으로 떠올랐다. 이들은 분명하게 진단받은 기록이 있었고, 몇 주 또는 몇 달, 때로는 몇 년 후 완전 관해를 입증하는 후속 기록이 남아 있었다. 대부분 의사와 의료진이 당황하며 기록해 둔 자료들이었다. 지독한 혼란 끝에 마치 진흙 속 다이아몬드처럼 자연 치유 사례가 하나둘 모습을 드러내기 시작했다.

조직검사를 통해 공격적인 유형의 뇌종양이라 진단받은 매슈는 바로 브라질을 찾았다. 처음에는 몇 주만 머무르려 했으나 몇 달이 흘렀고, 새로운 사랑에 빠지기까지 했다. 이후 뇌종양이 사라졌으며 암이 있던 부분에는 작은 흉터만 남았다. 의학적으로는 불가능한 일이다. 말기 루푸스로 다발성 장기부전 직전이었던 잰은, 여행을 버틸 수 없을 거라고 확신했던 의사와 함께 브라질 아바디아니아에 도착했다. 그리고 지금 내 앞에 건강하고 빛나는 얼굴로 앉아 만면에 미소를 띠고 있다. 린은 유방암에서 치유되었다고 말했고, 샘은 척추에 있던 종양이 사라졌다고 했다.

이런 회복 사례들이 계속 등장했다. 누가 봐도 불가능한 회복이었다. 95%라는 주장과는 거리가 멀었지만, 현대 의학으로 설명할 수 있는 범위를 훌쩍 뛰어넘는 일이 일어난 건 사실이었다. 그것만으로도 확신을 갖기에 충분했다. 브라질에서는 전례없는 회복이 일어나고 있었다. 그리고 의학과 신학을 모두 공부한 나는, 이를 단지 설명할 수 없는 '기적'으로 치부할 수 없었다. 기적이란 우리가 아직 깨닫지 못한 자연의 이치일 뿐이다. 우리는 끊임없이 설명할 수 없던 것들을 설명해 내고, 기적이라여겼던 현상을 논리적으로 정리하여 일상화했다. 의사로서 나는 어떤 약이 어떻게, 왜 효과를 내는지 완벽히 알지 못함에도선뜻 처방한다. 스마트폰, 라디오, TV 등 오늘날 당연하게 여기는 기술 대부분은 과거에 기적으로 여겨졌을 물건이다. 수백 톤에 달하는 고체 덩어리가 굉음을 내며 하늘을 나는 걸 1600년대사람들이 봤다면 기절했으리라. 그러나 우리는 베르누이의 정리(유체역학의 근간을 이루는 개념으로, 비행기가 날아가는 현상을 규명함-옮긴이)를 이해하게 되었고, 이제는 안전하고 규칙적으로 운항하는 제트기를 만들 만한 기술력을 갖추었다. 역사의 흐름을 고려한다면 오늘의 기적은 내일의 일상이 된다고 해도 틀리지 않을 것이다.

　브라질에서의 일주일은 눈 깜짝할 사이에 지나갔다. 서류와 메모지를 챙겨 넣은 가방을 어깨에 둘러메고 택시를 타러 가며 마지막으로 주위를 둘러보았다. 닭 한 마리가 옥수수를 쪼아 먹으러 길을 느긋하게 가로질렀고, 당나귀가 주름진 노인의 수레를 힘겹게 끌고 있었다. 낯설기만 한 이곳을 떠날 시간이다. 일주일 전, 나는 내가 잘 알던 세상에서 미지의 세계로 여행을 떠난다고 생각했다. 그러나 이제 와서 보니 안다고 생각했던 세상조차 불확실했다. 나는 더 많은 질문과 터무니없이 적은 답을 안고 발길을 돌렸다. 이곳은 전혀 다른 문화가 뿌리 내린 공간이었다. 건강과 치유, 그리고 마음과 몸의 관계에 대해 우리와는 전혀 다른 전제를 두고 있었다. 미지의 경계에 선 나는 신비로움에 이끌리는 동시에 그 너머에서 발견할 것들이 두려웠다.

　귀국하는 비행기 안에서 메모지를 살피며 보고 듣고 경험한 것들을 정리해 보려 애썼다. 실제로 무슨 일이 벌어지고 있다는 것은 틀림없었다. 하지만 중요한 퍼즐 조각이 듬성듬성 빠진 채라 대체 무슨 일인지 온전히 이해할 수 없었다.

　확실한 건 '기적의 치유사' 덕분은 아니라는 것이다. 오히려 그 반대였다. 이미 주앙이 여성들에게 개인적인 상담을 제안했으며, 그 과정에서 성적 접촉이나 심지어 성폭력이 발생했다는 소문이 파다했다(신앙 치유사 주앙은 치료 명목으로 수백 명의 여성을 성추

행 및 성폭행한 혐의로 2019년 수감됨-옮긴이). 당시에는 그 루머의 진실을 확인할 수 없었지만, 나는 그럴 가능성이 있다는 것만으로도 충분히 심각한 일이라 여겼다. 그래서 취약한 위치에 놓일 만한 사람에게는 치유 센터를 추천하지 않기로 했다. 방송이나 언론에서 치유 센터에 대한 인터뷰 요청이 들어와도 모두 거절했다. 그곳으로 향하는 발걸음을 독려하고 싶지 않았다. 누군가 다치거나 혼란에 빠질 위험이 조금이라도 있는 길로 이끌 수는 없었다.

하지만 그곳에서 확인한 놀라운 사례들을 외면하지 않기로 마음먹었다. 분명 치유가 일어났음을 증명하는 사례들이 있었다. 나는 그들의 변화와 전환에 더 집중하기로 했다. 기적 같은 회복이나 설명할 수 없는 치유가 특정 치유사나 의사의 능력 덕분이라고는 생각하지 않는다. 그보다는 그런 인물이 개개인 안에 잠재된 가능성을 일깨우는 계기가 된다는 점에서 의미 있다고 봤다. 도리어 주앙에게 제기된 혐의들이 보여주듯, 치유사가 반대로 해로운 영향을 미칠 수 있다. 그렇기에 치유의 진정한 원인을 밝히는 일이 더욱 시급했다. 그래야 누군가에게 의지하지 않고 스스로 치유의 길로 들어설 수 있지 않겠는가.

훌륭한 치유사나 의사가 미치는 긍정적 영향을 폄하하는 것은 아니다. 그들의 깊고 따뜻한 지원은 치유의 든든한 축이다. 하지만 진짜 치유는 외부 요인으로 일어나지 않는다. 기적의 약이나 수술, 성스러운 치유사의 손길 같은 단순 명쾌한 해결책을 믿고 싶겠지만, 진정한 회복은 결국 개개인의 내면에서 시작된다.

| 잃어버린 고리 |

몇 달이 지나 발표 준비를 하던 때였다. 오래된 노트와 참고 도서를 뒤적이다가 우연히 의대 시절 어렴풋이 들었던 이야기의 실체를 발견했다. 예전에도 몇 번 듣거나 읽은 적이 있었지만, 언제나 간략하게 언급되는 수준이었다. 병리학 교과서에 한 단락, 교수님이 강의 중에 옆길로 샜을 때 정도였다. 이 에피소드는 역사 속의 각주처럼 다뤄졌고, 제대로 주목받은 적이 없었다. 그런데 이번에는, 머릿속에 자연 관해와 자연 치유에 대한 질문을 품고 있어서인지 유독 눈에 들어왔다. 나는 발표 준비를 잠시 미루고 자리에 앉아 천천히 읽기 시작했다.

1890년 가을, 뉴욕 메모리얼 병원의 젊은 외과 의사 윌리엄 콜리William Coley가 진료실에서 환자를 만났다. 베시 더실이라는 젊은 여성은 몇 주째 낫지 않는 손의 상처 때문에 병원을 찾았다고 했다. 진찰 중 그녀는 여름휴가 때 있었던 일을 털어놓았다. 낡은 여객 열차에서 좌석 사이에 손이 끼는 사고를 당한 뒤 부기와 통증이 생겼다는 것이다. 처음에는 별로 걱정하지 않았지만 시간이 지나도 차도가 없었고 오히려 증상이 악화되었다. 콜리는 감염을 의심하고 조직검사를 했으나 발견된 것은 감염이 아니라 육종sarcoma이라 불리는 드물고 공격적인 유형의 뼈 종양이었다.

당시 유일한 치료법은 절단이었다. 콜리는 독특한 냄새가 나는 마취제 클로로포름을 약하게 흡입하게 해 베시를 마취한 다음, 팔꿈치 아래를 절단했다. 그러나 한발 늦은 조치였다. 암은 이미 전신에 퍼져 있었다. 수술 이후에도 베시는 호전되지 않았고, 몇 주 뒤 오른쪽 가슴에 아몬드 크기의 단단한 혹이 새롭게 발견됐다. 다음 날 혹은 두 배로 커졌고, 왼쪽 가슴에도 두 개가 더 생겼다. 육종은 전신으로 빠르게 번졌고, 골프공만 하던 종양은 자몽 크기로 커졌다. 복부에서는 "어린아이 머리 크기"[2]에 달하는 종양이 만져졌다. 진단 후 불과 몇 달 만인 1891년 1월, 베시는 열여덟 살의 나이로 세상을 떠났다.

베시의 비극은 희소 암이라는 점을 제외하면 의학사에 굳이 언급될 만큼 특별한 사례는 아니다. 그러나 젊은 나이에 고통스럽게 삶을 마감한 환자를 잊지 못한 윌리엄 콜리의 연구가 그녀의 희생을 특별하게 만들었다. 콜리는 어떻게 했어야 베시를 살릴 수 있었을지 파고들었고, 병원 기록을 샅샅이 뒤져 베시와 매우 유사한 환자를 찾아냈다. 베시와 그 환자의 차이는 단 하나였다. 그는 무사히 살아남았다는 것이다.

살아남은 환자는 독일인 남성 슈타인이었다. 그는 절단 수술 후 며칠 뒤 생명을 위협할 정도의 고열에 시달렸다. 아마도 단독丹毒, erysipelas(상처에 연쇄상구균이 들어가 생기는 급성 전염병-옮긴이)이라는 피부 감염이 원인이었을 거라 추측된다. 다행히 그의 면역 체계는 단독을 이겨냈고 열은 서서히 내려갔다. 그리고 놀랍게도 몸에 퍼져 있던 육종도 함께 줄어들었다. 단독 감염에서 회복할 즈음, 암세포는 완전히 사라졌다. 의사들은 어안이 벙벙한 채 그를 퇴원시켰다. 기적 같은 일이었다.

콜리는 단독에 걸린 다양한 사례를 대조한 뒤 수술 후 발열과 감염을 겪은 환자 중 암이 치유된 경우가 더 있다는 사실을 발견했다. 루이 파스퇴르 같은 의학의 선구자 역시 단독에 대해 유사한 보고를 남겼음을 알게 된 콜리는, 수술 후 감염이 환자의 암 회복에 도움이 된 게 아닐까 하는 의구심을 품게 되었다. 감염이 면역 반응을 촉진하면서 암세포까지 치료했을 가능성이 있었다. 그는 정말 면역계가 한번 발동이 걸리면 감염을 일으킨 세균뿐 아니라 암까지도 공격할 수 있는지 궁금해졌다.

콜리는 자신의 가설을 확인하기 위해 실험에 들어갔다. 실험 대상은 모든 치료가 실패해 죽을 날만 기다리던 남성 환자였다. 목에 달걀 크기의 종양이 있어 말하거나 삼키는 것도 잘 못했으며 살날이 몇 주 남지 않은 상태였다. 콜리는 그에게 살아 있는 연쇄상구균을 직접 주사했다. 주사를 맞은 환자는 당연히 고열에 시달렸고, 상태는 급격히 악화되었다. 하지만 감염에서 회복하면서 놀랍게도 종양이 녹아내리듯 사라졌다. 모두가 죽을 거라 예상했던 환자는 암이 없는 상태로 건강하게 퇴원했다.

충격적인 결과였다. 감염에 맞서는 인체의 자연스러운 시스템이 암세포까지 분해하고 녹여버린 것이다. 마치 암이 애초에 존재하지 않았던 것처럼 말이다.

베시의 이야기를 다시 읽으며 윌리엄 콜리의 발견이 얼마나 선구적이었는지 새삼 깨달았다. 오늘날 '면역요법의 아버지'라 불리는 콜리는 면역체계의 잠재력을 밝혀냈으며, 이후 살아 있는 세균 대신 사멸한 세균을 혼합한 용액으로 암 치료제를 만들었다. 이 혼합물은 감염 위험이 적어 더 안전하게 사용할 수 있었다. 그러나 '나쁜' 세균을 몸속에 넣는다는 발상 자체가 대중에게는 쉽게 받아들여지지 않았다.

콜리는 시대를 앞선 혁신가였다. 그는 우리 몸의 면역 반응을 자극해 변이된 암세포를 제거하도록 만들고자 했다. 하지만 당대 의학의 흐름은 정반대 방향을 향했다. 약물의 효능이 본격적으로 발견되며 의학은 점점 면역 반응을 억제하는 쪽으로 기울었다. 새로운 면역억제제와 해열제, 즉 면역 반응과 발열을 억제하고 암세포를 직접 죽이는 약물이 등장했고, 이후 방사선 치료도 추가되었다. 새로운 치료법은 많은 생명을 구했지만, 건강한 세포까지 함께 파괴하는 부작용도 있었다. 그럼에도 우리는 질병을 치료하기 위해 면역을 '억제'하는 방식을 널리 받아들였고, 콜리의 연구는 역사 속으로 사라졌다. 방향은 옳았지만 혁신적 이론을 펼치기엔 시대가 너무 일렀던 탓이다.

물론 면역 억제 치료는 오늘날 의학에서도 매우 중요한 발전이고, 실제로 많은 생명을 구했다. 하지만 여전히 안타까운 마음이 남는다. 만약 콜리의 교훈, 즉 타고난 면역체계가 치유의 비밀 무기임을 진작에 알았다면 지금쯤 현대 의학은 어떤 수준에 도달했을까.

병원에서 회진을 돌고 강의를 준비하는 내내 머릿속에 '자연 치유'가 박혀 있었다. 그것이 어디서 비롯되었는지, 어떻게 하면 다시 일어나 기적을 선사할지 계속 생각했다. 콜리의 이야기처럼 의대 시절 대수롭지 않게 넘긴 오래된 교훈 중에 답이 있지는 않은지 되짚었다. 현재 진료 중인 환자 중 눈에 띄게 잘 회복하는 사람들과 나눈 대화가 자꾸 생각났다. 브라질에서 만난 완치자들의 목소리가 마음속에 메아리쳤다.

브라질에 간 건 기적적 치유란 없음을 증명하기 위해서였다. 내 눈으로 확인한 뒤 역시 그럴 줄 알았다며 싹 덮고 잊으려 했다. 하지만 거기서 새로운 열정을 발견했다. 분명 엄청난 일이 벌어지고 있었다. 정확히 어떻게, 왜 그런지는 알 수 없지만 아마도 면역체계와 관련이 있을 거라는 느낌이 강하게 들었다.

감기나 바이러스에 맞설 때 면역체계가 가장 강력한 무기라는 것을 모르는 사람은 없다. 감기에 걸리면 재채기하고 코를 풀며 "요즘 너무 지쳐서 그래"라고 말하곤 한다. 우리는 수면 부족이나 업무, 집안일, 스트레스로 면역력이 약해져 바이러스가 침투했다고 자연스럽게 생각한다. 하지만 암, 심장병, 당뇨병 같은 만성적이고 치유가 어려운 질병은 다르게 여긴다. 면역체계를 무시하고 곧바로 외부로 시선을 돌리는 것이다. 증상을 완화하기 위한 치료에 집중할 뿐, 인체 시스템을 돌아보거나 병의 근원을 찾으려 들지 않는다. 만성 염증으로 오작동하는 면역체계 때문에 병에 걸렸을 수도 있는데 말이다. 면역체계가 제 기능을 하지 못하는 걸 넘어서서 이제는 스스로 질병을 만들어내고 있는지도 모른다.

현대 의학은 많은 면에서 눈부시게 발전했지만, 환한 빛만큼 어두운 그림자도 존재한다. 질병과 그럭저럭 공존하게 만드는 약이 그것이다. 꾸준한 약물 투여는 겨우 숨만 붙여둘 뿐이다. 우리는 질병만 연구하고 건강은 거들떠보지 않는다. 그리고 상식적으로 이해가 안 될 만큼, 실제로 치유된 사람들에게 전혀 주의를 기울이지 않는다.

콜리의 실험은 열이 인간의 면역체계를 재정비해 암세포를 '인식'하고 공격하게 만들 수 있음을 보여주었다. 마치 컴퓨터를 재부팅해 하드디스크를 초기화하는 것과 같다. 의대 시절의 공부와 정신과 임상 경험을 통해, 나는 우리가 몸에 들이는 모든 음식, 독소, 생각, 감정 등이 원초적 면역 기능에 영향을 준다는 사실을 깨달았다. 세포가 제 기능을 하도록 돕는 미량 영양소가

든 음식을 먹으면 면역 기능이 바뀐다. 살아가는 환경도 영향을 미친다. 최근 스탠퍼드대학교 연구[3]에 따르면, 엄마의 자궁에서부터 어린 시절의 가정환경, 그리고 현재 거주지와 직장을 통틀어 모든 환경이 면역 기능을 결정짓는 가장 큰 요인이며, 유전보다 영향력이 높다고 한다. 실제로 만성질환의 90%는 유전이 아니라 환경 속 질병 유발 요인에서 비롯된다.[4] 스트레스 관리도 면역력에 영향을 미친다. 만성 스트레스가 면역을 억제한다는 사실은 오래전부터 알려져 있었다. 현재 정신신경면역학과 선제적 건강 관리positive health 분야에서는 뇌와 면역체계 사이의 긴밀한 연결을 추적 중이다. 이 연구는 긍정적인 감정과 행복이 실제로 면역 기능을 증진해 건강을 개선한다는 사실을 과학적으로 입증하고 있다.

사람들은 때때로 불치병에서 자연 치유되거나, 혹은 치료의 예후를 훌쩍 뛰어넘는 놀라운 회복을 보인다. 내가 확인한 브라질을 비롯해 여러 지역에서 종종 일어나는 일이다. 면역체계가 어떤 식으로든 병세를 뒤집는 놀라운 전환은 질병의 종류를 막론하고 도처에서 일어난다. 내가 집중해야 할 것은 바로 '어떻게'였다. 주앙 테이세이라 드 파리아가 정말 '기적의 치유사'인지, 치유 센터에서 주장하는 사례가 진짜인지는 궁극적으로 중요한 문제가 아니다. 만약 자연 치유가 단 한 건이라도 실제로 일어났다면, 과학은 기꺼이 이를 탐구해야 한다. 그러려면 진실을 가리는 온갖 방해 요소를 걷어낼 필요가 있다. 거짓 이야기들, 주류 의학의 무시, 그리고 주류 의학계에 자리 잡은 나 자신의 평판 관리에 더는 사로잡히지 않기로 했다.

자연 치유에 대한 조사를 시작하면서, 나는 더 나은 질문을 찾기 위한 첫걸음을 내디뎠다. 첫 번째 질문은 이것이었다. 왜 면역 기능은 오늘날 의학에서 더 중요하게 다뤄지지 않는가? 누군가 만성질환이나 난치병을 안고 의사를 찾아왔을 때, 왜 우리는 가장 먼저 그의 면역 기능부터 살펴보지 않는가?

2

암세포를 사냥하는
타고난 킬러

"과학에서 중요한 것은 새로운 지식을 발견하는 것이 아니라
그것을 바라보는 새로운 관점을 찾는 일이다."

— 윌리엄 헨리 브래그Sir William Henry Bragg

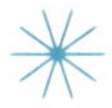

오늘날의 의학은 까마득한 절벽 아래 줄지어 선 구급차와 같다. 절벽에서는 끊임없이 사람들이 떨어지고, 추락한 이들은 중상을 입은 채 구급차에 실려 병원으로 이송된다. 병원에서는 최신 기술과 약물을 총동원해 어떻게든 환자를 살려낸다. 실제 성과를 보면 썩 잘 해내는 편이다. 하지만 사람들을 진정 돕고 싶다면 애초에 떨어지지 않도록 절벽에 난간 같은 안전장치를 설치하는 게 낫지 않을까? 즉, 불치병에 걸리기 전에 면역체계를 강화해 활력 있고 건강하게 살도록 돕는 것이다. 그러면 처음부터 절벽에서 떨어질 일이 없을 것이다.[1]

이 책에서 소개할 인물들은 건강에 있어서만큼은 한계를 돌파한 '궁극의 초월자'라 부를 만하다. 모두가 고개를 젓는 상황에서 기적적으로 회복한 승리자들이기 때문이다. 이들의 삶에서 솎아낸 원칙은 특정 질환에 국한되지 않으므로 누구나 적용할 수 있다. 이는 절벽 위에서 안전하게 지켜주는 난간이자, 떨어진 자들을 다시금 올려줄 사다리다. 더 공을 들여 집중적으로 적용하면 절벽 아래로 떨어진 사람도 자연 치유와 같은 '기적적인' 사례의 주인공이 되어 정상에 오를 수 있다.

물론 정상에 올라가기가 말처럼 쉽지는 않다. 난간이 없거나 부실했던 탓에 추락한 사람들은 더더욱 버겁다. 성공적인 출발점을 찾으려면 급속히 성장 중인 면역요법immunotherapy 분야를 들여다볼 필요가 있다.

이 분야 의사와 연구자 들은 우리 몸의 질병 방어 체계, 즉 자연 면역 기능에 대한 기존의 이해를 넘어 새로운 영역을 탐색하고 있다. 면역요법이란 본질적으로 환자 자신의 면역세포를 조작하여 암 같은 질병과 싸우도록 하는 것이다. 획기적인 암 전문 병원, 메모리얼 슬론 케터링Memorial Sloan Kettering에서 면역요법을 선도하는 종양내과 의사 제드 월척Jedd Wolchok은 이렇게 말했다.

"자연 관해는 신의 개입이거나, 면역체계의 활성화다."[2]

그렇다면 면역체계란 무엇일까? 우리는 대부분 면역체계가 제대로 작동하지 않을 때만 그것을 인식한다. 생존에 필수적인 이 시스템은 추상적이고 눈에 보이지 않는 보호막처럼 느껴진다. 하지만 면역체계는 실제로 존재하는 구체적이고 유기적인 생물학적 체계다. 신경계와 함께 인체에서 가장 복잡한 시스템이며, 온몸을 둘러싼 정교하고 다채로운 방어망이다. 면역체계는 피부, 타액, 코 안쪽 점막 같은 1차 방어선에서 시작된다. 이들은 병원체가 몸 안으로 들어오기 전에 막고, 가두고, 중화한다. 다음 타자는 뼛속 깊숙이 숨은 골수다. 골수는 백혈구, 즉 침입자와 암세포를 찾아내 제거하는 지능적이고 전문화된 군인을 만들어낸다. 이들은 빠르고 정밀하며 가차 없기로 유명하다.

이 글을 읽고 있는 순간에도 당신의 면역체계는 끊임없이 작동 중이다. 낮이나 밤이나 면역체계는 외부 침입자를 막고 내부에서 발생하는 문제를 해결하느라 부지런히 움직인다. 최고의 보안 시스템처럼 조용히 배경으로 물러나 문제를 진단하고 오류를 수정하며 바이러스를 차단한다. 호흡할 때마다 들이마시는 공기를 감시하고 선별할 정도다. 밤에도 면역체계는 잠들지 않는다. 특정 단백질 생성을 늘려 해로운 병원체나 비정상 세포를 식별하고 제거하는 능력을 강화한다. 신체적, 정서적 영양분이 제대로 공급되면 면역체계는 개인에게 맞는 최적의 방어 전략을 스스로 만들어낸다. 그러나 영양분이 부족하면 세포와 신호 전달 체계가 느려지고 오류와 오작동이 생긴다. 결국 우리 몸이 스스로를 지키는 능력은 제대로 된 지원에 달린 것이다.

끊임없는 방어 체계를 유지하기 위해 골수에서는 새로운 백혈구를 계속 생성해 낸다. 생성된 백혈구는 가슴뼈 뒤쪽에 있는 자두 크기의 흉선thymus으로 이동해 성장을 거친다. 백혈구가 완전히 자라 전투 투입이 가능해지면 흉선에서 혈류를 타고 온몸으로 퍼진다. 백혈구가 돌아다니는 속도는 혈액보다 빠르다. 이는 매우 놀라운 일인데, 적혈구 하나가 몸을 한 바퀴 도는 데 약 1분밖에 걸리지 않기 때문이다. 다양한 백혈구는 각기 고유한 임무를 맡고 있으며, 수백 개의 미세한 다리를 뻗어 혈관벽을 움켜잡고 지네처럼 기어다닌다. 이들은 상처, 감염, 혹은 면역 방어선이 뚫린 곳이나, 변이되어 위험해진 세포처럼 내부의 위급 상황이 발생한 장소로 신속히 이동한다.[3] 우리가 흔히 '불편한' 증상이라고 여기고 약으로 진정시키는 신체 반응은, 사실 면역체계가 병원균과 맞서 싸운 흔적이다. 예를 들어 상처 주변에 생기는 발적(붉어짐)과 부기를 보자. 발적은 면역세포가 되도록 빨리 해당 부위에 도달하도록 혈관이 확장되면서 생기는 현상이다. 이는 마치 구급차를 위해 길이 열리는 것과 같다. 이윽고 도착한 면역세포들은 자기들끼리 정리팀, 복구팀, 조직 재생팀 등으로 역할을 나누어 활동한다. 이 과정이 진행되면서 환부가 부어오른다. 이러한 국소 염증은 매우 정상적이고 건강한 반응이며 치유를 위해 꼭 필요한 과정이다.

가장 많이 오해받는 면역 반응은 아마도 발열일 것이다. 사람들은 조금이라도 열이 나면 곧장 내리려 든다. 최근까지도 열이 나면 해열제를 복용하는 것이 의학계의 표준 치료였다. 그러나 시간이 흐르면서 열이 면역체계를 돕는다는 이론이 대두되었다. 물론 위험한 수준까지 열이 나지 않을 때의 이야기다.

2011년, 뉴욕주 버펄로의 로스웰 파크 암 연구소Roswell Park Cancer Institute 면역학 연구팀은 열이 어떤 역할을 하는지 조사하기로 했다. 그들은 열이 나는 동물의 행동에 주목했는데, 열이 나는 동물들은 오히려 따뜻한 장소로 이동해 한껏 오른 열을 유지하려 노력했다. 왜 그럴까?

연구팀은 실험용 쥐를 두 그룹으로 나누어 한쪽에는 열을 유도하고 다른 한쪽은 그대로 두었다. 그 결과, 열이 난 그룹에서는 병원체를 공격하는 T세포가 훨씬 더 많이 생성되었고, 면역세포의 반응 속도와 정확도가 높아졌다. 기본적으로 T세포는 이미 잘 작동하고 있었지만, 고온에서 잠재된 능력이 활성화되며 더욱 강력한 모드로 전환되는 듯했다. 열이 이들의 '숨겨진 초능력'을 끌어내는 열쇠 역할을 한 것이다.

조금 불편하기는 해도, 열은 면역체계가 가진 놀라운 무기다. 감기나 독감에 걸리면 자연스럽게 열이 오르는데, 이때 바이러스와 싸우는 세포가 추가로 생성된다. 이는 100년도 더 전에 콜리가 밝혀낸 사실과 연결된다. 콜리는 고열이 암의 소멸과 관련이 있다는 건 알았지만 왜 그런지는 완전히 이해하지 못했다. 감염과 싸우기 위해 면역체계가 체온을 올리면 암과 싸우는 능력까지 향상되는 뜻밖의 부수 효과가 나타난다. 따라서 해열제 복용은 회복을 향한 면역체계의 노력을 억누르는 짓일 수 있다.

물론 인간의 면역체계가 아무리 정교하고 영리해도 항상 완벽하게 작동하는 것은 아니다. 때때로 오류가 생긴다. 면역체계는 필요한 영양을 충분히 받지 못하면 혼란을 일으켜 과잉 반응하거나 잘못된 대상을 공격하기도 한다. 예를 들어 알레르기는 면역체계가 그다지 위험하지 않은 것에 과도하게 반응하는 대표적인 사례다. 어떤 사람은 꽃가루가 날리기만 해도 두통이 생기고 콧물이 흐른다. 또 어떤 사람은 미세하게 들어간 땅콩 가루 때문에 생명을 위협하는 아나필락시스 쇼크anaphylactic shock를 겪는다. 반응의 정도는 다르지만 원리는 동일하다. 면역체계 내부의 오류, 즉 한번 새겨지면 쉽게 사라지지 않는 잘못된 프로그램 코드 때문이다. 미국에서만 약 5천만 명이 알레르기로 고통받고 있다. 대부분의 환자는 증상 완화에 그칠 뿐, 근본 원인을 해결하지 못한다. 왜 이런 오류가 발생하며 어떻게 되돌릴 수 있는지 현대 의학은 여전히 명쾌하게 밝히지 못하고 있다.

자가면역질환 환자의 면역 시스템은 한층 더 심각하게 오작동한다. 이들의 몸은 스스로를 보호하기는커녕 공격한다. 자기 세포나 조직, 장기를 '외부 침입자'로 오인하고 무차별 폭격을 단행하는 것이다. 예를 들어 제1형 당뇨병은 면역체계가 췌장세포를 파괴해서 생기는 자가면역질환이다. 제1형 당뇨병처럼 DNA에 새겨진 형태로 어릴 때부터 나타나는 자가면역질환도 있지만, 다른 여러 자가면역질환은 성인이 된 이후에 갑자기 발생하며, 유전적 요인이 뚜렷하지 않은 경우도 많다. 그러나 일단 증상이 나타나면 대부분 '난치'로 분류되고 완치보다는 증상 조절에 초점이 맞춰진다. 놀랍게도 이 책의 첫 번째 장에서 소개할 몇몇 인물은 난치로 간주되었던 자가면역질환에서 회복된 사람들이다. 제2형 당뇨병, 루푸스, 그리고 척추와 골반뼈가 굳어버리는 강직척추염까지 종류도 다양하다. 이들은 스스로 면역체계를 리셋하는 방법을 발견했다. 스스로를 공격하도록 잘못 프로그래밍된 면역체계를 정상으로 되돌리고 제대로 일하도록 재설정한 것이다.

이들은 어떻게 면역체계를 초기화할 수 있었을까? 그리고 애초에 자가면역질환은 왜 생기는 걸까? 일부는 환경과 식단을 주요 요인으로 꼽는다. 몇십 년 전만 해도 자가면역질환은 주목받지 못하는 병이었다. 그러나 농산업의 화학물질 사용이 폭증하면서 자가면역질환도 급증했다. 실제로 오늘날 자가면역질환은 청년기 여성과 중년 여성의 주요 사망 원인 중 하나다.[4] 자가면역질환은 환경 독소, 감염, 또는 지속적인 만성 스트레스로 촉발된다. 심지어 임신도 원인일 수 있다. 덴마크에서 진행한 연구에 따르면, 출산을 경험한 여성은 그렇지 않은 여성보다 다양한 자가면역질환에 걸릴 확률이 월등히 높았다. 이를 뒷받침하는 생물학적 근거가 있다. 임신 중에는 태아의 세포가 모체 혈류를 통해 몸 곳곳으로 퍼지는데, 수십 년이 지난 뒤에도 아이의 세포가 어머니의 뇌 조직이나 골수에서 발견되는 경우가 있다. 연구자들은 몸이 이런 이물질을 찾아내 공격하는 과정에서 자가 조직까지 함께 공격하게 된다고 추정했다.

제1형 당뇨병, 류머티즘 관절염, 루푸스 등 여러 자가면역질환에 대해 밝혀진 바는 매우 적다. 사람마다 원인이 다르며 매우 개별적이다. 하지만 사례를 관통하는 핵심은 존재한다. 무언가가 면역체계를 '궤도에서 이탈하게' 했다는 점이다. 유전적 소인, 몸에 흡수된 독소, 혹은 간절히 원했던 임신 등 원인이 각기 다를지라도 치료 목표는 동일하다. 더 이상의 손상을 막고 탈선한 면역계를 정상적인 선로로 복귀시키는 것이다.

면역체계가 단 한 번도 탈선하지 않고 잘 정비된 기계처럼 완벽하게 작동한다면 얼마나 좋을까. 하지만 때마다 자동차 부동액을 갈고 점검을 받듯, 면역체계도 '정비'가 필요하다. 솔직히 말해서 나 역시 내 몸보다 내 차를 더 소중히 한 적이 있다. 정기적으로 정비소에 갔고, 권장 서비스도 모조리 챙겨 받았다. 차는 언제든 바꿀 수 있지만 내 몸은 바꿀 수 없는데도 말이다.

그렇다면 어떻게 해야 면역체계를 최상의 상태로 유지할 수 있을까? 혹은 이미 약해졌다면 어떻게 회복시켜야 할까? 자가면역질환을 유발하는 방아쇠를 어떻게 피할 수 있을까? 이미 자가면역질환에 걸렸다면 어떻게 면역체계의 리셋 버튼을 누를 수 있을까?

면역체계에 내장된 비밀 병기 중 하나는 인류라는 생명체의 태동부터 존재해 온 '자연살해세포natural killer cell', 즉 NK세포다. 백혈구의 일종인 이 세포는 다른 백혈구처럼 골수에서 생성된다. 백혈구 중에는 문제 있는 세포를 표시해 확인하게 만드는 보조 세포도 있고, 한 번 경험한 바이러스나 세균을 기억해 두었다가 재침입했을 때 바로 대처하게 하는 기억 세포도 있다. NK세포는 그중에서도 매우 독특한 역할을 한다. 제임스 본드처럼 주요 범죄자를 뒤쫓는 첩자이자 사냥꾼이자 비밀 요원으로 활동하는 것이다. NK세포는 암세포나 바이러스에 감염된 세포를 추적하고 찾아내 파괴한 다음 궁극적으로 몸 밖으로 배출한다.

NK세포는 발열을 통해 '슈퍼 파워'를 얻는다. 아마도 이것이 콜리의 실험에서 종양을 없애는 데 결정적인 역할을 했을 것이다. 물론 일부러 감염을 일으켜 고열에 따른 면역세포 활성화를 유도할 필요는 없다. 그러나 콜리의 실험으로 분명해진 사실이 있다. 면역체계는 외부 자극을 통해 활성화를 유도할 수 있다는 점이다.

윌리엄 콜리가 시한부 선고를 받은 베시 더실 곁에 앉아 고민을 거듭한 지 75년이 지난 어느 날, 또 다른 젊은 외과의가 메스를 들고 담낭 제거 수술을 준비 중이었다. 환자는 건강과는 거리가 먼 인물로 평생 알코올중독자였으며 매주 버번을 수 리터씩 들이붓는 노인이었다. 첫 진료 때 노인은 수년 전 위암 말기 진단을 받고 간까지 전이되었지만 암이 어느 순간 그냥 '사라졌다'고 털어놓았다.[5]

당시 외과의 스티븐 로젠버그Steven Rosenberg는 그 말을 믿지 않았다. 환자가 말하는 위암 유형은 완치가 불가능했기 때문이다. 아마도 환자가 착각했으리라 생각한 그는 이전의 병리 보고서를 확인하고 깜짝 놀랐다. 환자의 말이 사실이었던 것이다! 노인의 암 치료를 맡았던 의료진은 남은 시간을 조금이라도 편안하게 보내시라는 의도로 수술을 진행했다. 그런데 개복해 보니 암은 이미 간 곳곳에 퍼져 자라고 있었다. 명백한 말기 상태였고 시한부 선고는 시간문제였다.

그랬던 환자가 12년 후 새로운 수술대에 누워 담낭을 제거하려 한다니 도저히 믿기 어려웠다. 실제로 복부를 열었을 때 어떤 상황일지 전혀 가늠되지 않아 두렵기도 했다. 그렇게 담낭 제거 수술이 시작되었다. 그는 가장 아래쪽 갈비뼈의 각도를 따라 옆으로 절개선을 그었다. 담낭은 소화를 돕고 담즙을 분비하는 서양배 모양의 기관으로, 수술 중에 보려면 그 위를 이불처럼 덮고 있는 간을 들춰내야 한다. 로젠버그는 호기심을 이기지 못하고 담낭을 잘라내기 전에 간을 촉진했다. 암 진단이 맞다면 12년이 지난 시점에는 간 전체가 종양으로 가득해야 했다. 12년 전 외과의는 분명 간 전체에 자갈처럼 흩어져 있는 딱딱하고 조밀한 종괴를 기록으로 남겼다. 그런데 그가 만진 간은 놀랍도록 매끄러웠다. 심지어 알코올중독자치고도 상태가 괜찮은 편이었다. 환자가 대체 무슨 술을 마시는지 궁금할 지경이었다!

로젠버그는 담낭 절제술을 마무리하고 수술 부위를 봉합했다. 수술을 마친 노인은 어디서나 볼 수 있는 평범한 사람이었다. 그러나 겉보기와 달리 비범한 사람이기도 했다.

수술 후 며칠 동안 젊은 외과의의 머릿속에는 수많은 질문이 맴돌았다. 이건 정말 놀라운 발견이었다. 매우 치명적이고 공격적인 암을 진단받고 몇 달 안에 죽을 거라고 예견되었던 환자의 몸에서 암이 마치 감기처럼 사라지다니. 그런데 이 사실을 아무도 몰랐다. 상태가 나빠지기는커녕 오히려 좋아졌기에 환자는 병원을 다시 찾지 않았다. 병원 측에서도 그가 병원을 옮겼거나 어딘가에서 죽었겠거니 여겼을 터다. 그러나 현실 속의 그는 병을 이겨내고 자기 인생을 계속 살아갔다. 무려 건강하고 행복하게! 어떻게 암이 사라졌는지도 모른 채로 말이다. 이 놀라운 회복이 세상에 알려진 계기는 담석 수술을 받아야 했기 때문이었다.

로젠버그에게 이 경험은 "궁극적으로 엄청난 규모의 수수께끼"[6]였다. 마치 뒷마당에서 우물을 파다 우연히 석유를 발견한 기분이었다고 했다. 그렇다면 원유를 정제해 다른 이들에게 도움이 되는 유용한 물질을 추출해 낼 수도 있지 않을까?

그는 이 현상이 생물학적 메커니즘, 즉 환자 고유의 생리적 특성에서 비롯된 것이라 여겼다. 그래서 노인의 혈액을 다른 위암 환자에게 주입하는 실험을 단행했다. 그러나 암을 이기는 고유의 특성은 혈액으로 전달되지 않았고, 결국 위암 환자는 사망하고 말았다. 그제야 로젠버그는 노인의 혈액이나 신체에 마법 같은 비밀이 숨어 있던 게 아님을 깨달았다. 그보다는 노인의 면역체계 어딘가에서 스위치가 켜졌고, 그 결과 암세포를 스스로 제거하게 된 듯했다. 만약 이 가설이 사실이라면 오히려 긍정적인 신호였다. 해당 스위치만 켜면 누구든 질병을 몰아낼 수 있을 테니 말이다. 남은 건 면역 반응을 작동시키는 스위치를 찾는 일이었다.

콜리가 베시를 만나 사명감에 불타올랐던 것처럼, 로젠버그는 위암이 사라진 노인과 조우해 인간의 면역체계를 더 깊이 탐구하고, 그 안에 내재된 능력을 활용해 치명적인 질병과 맞서도록 하는 평생의 연구를 시작했다. 현재 그는 미국 국립암연구소National Cancer Institute 내 종양 면역학과장으로 재직 중이며, 면역체계를 억제하는 대신 이를 활용해 암을 치료하는 '면역항암제cancer immunotherapy' 분야를 개척했다. 지난 40년 동안 그는 고고학자가 뼈를 발굴하듯 면역체계의 비밀을 하나하나 밝히며 실체에 점점 다가서고 있다.

로젠버그는 1968년, 의학계에 첫발을 내디뎠을 무렵 만난 노인이 어떻게 자연 관해되었는지 결국 밝혀내지 못했다. 노인의 위암 소멸은 여전히 미스터리로 남아 있다. 수많은 자연 관해 사례와 마찬가지로, 아무도 주목하지 않을 때 일어난 일이었다. 자연 치유를 추적하는 일은 탐정 수사와 같다. 불완전한 단서를 바탕으로 퍼즐 맞추듯 조합하며 답을 찾아야 한다.

오늘날에는 이런 사례를 '기적'이라 칭한다. 하지만 언젠가 수많은 기적이 저 높은 진실을 향한 가파른 한 계단 한 계단이었다고 회상하는 날이 올 것이다. 이미 면역체계의 스위치를 켜는 다양한 방법이 속속 밝혀지고 있다. 마치 메인보드에 접속해 잘못된 코드를 고치는 것과 비슷하다.

물론 면역요법으로 모든 종류의 암과 난치병을 치료할 수 있는 건 아니다. 그러나 로젠버그를 포함한 면역학자들의 성과는 획기적이다. 그들은 특정 면역세포를 체외로 꺼내 '훈련'시킨 뒤, 다시 체내로 주입해 암세포를 찾아 제거하도록 하는 방법을 고안했다. 최근에는 성장 중인 종양이 면역체계의 감시망을 피하려고 일부러 꺼버린 면역세포를 재활성화하는 '면역관문억제제checkpoint inhibitors'라는 새로운 치료법을 연구하고 있다.

이러한 발전은 특정 암을 앓는 사람들에게 생명을 구하는 혁신적인 기술이 되었다. 그러나 여전히 제한된 상황에서만 사용되는 특수한 치료법일 뿐, 모든 사람과 모든 질병에 적용되지는 않는다. 부분적인 성취이지만 그럼에도 난치병을 이겨낼 힘이 우리 몸속에 잠재되어 있다는 사실은 매우 고무적이다. 면역학은 면역체계의 특정 세포를 정밀하게 조작해 암과 싸우게 만드는 고도의 기술이다. 집에서 직접 면역요법을 실천할 수는 없지만, 자신의 면역체계와 소통할 수는 있다. 어쩌면 우리도 자연치유를 경험한 다른 사람들처럼, 면역체계의 작동 방식을 실제로 변화시켜 건강을 되찾을 수 있을지 모른다.

│ 마음은 어떻게 면역계를 움직이는가 │

왜 NK세포는 어떨 때는 암세포를 찾아 제거하고 또 어떨 때는 암세포를 그냥 지나칠까? 왜 병원체와 바이러스 침입자를 사냥하는 우리 편이었다가, 갑작스레 신체 조직과 생물학적 체계를 공격하는 적으로 돌변하는 걸까?

1950년대 자연 관해 역사에 한 획을 그은 신학대학생이 있었다. 심각한 병을 앓던 대니얼은 여러 명의 의료진이 과학적으로 진찰하는 가운데 놀라운 자연 관해를 경험한 최초의 인물이다. [7]

20대 초반부터 치료받기 시작한 대니얼은 매사가 고통스러웠다. 엄격한 종교적 가정에서 자란 그는 성욕과 죄악에 대한 깊은 죄책감으로 갈등했으며, 사회적 관계에도 어려움을 겪었다. 담당 의사는 그를 "반항적이고 두려움에 가득 차 있으며 경직되고 불안한 상태"라고 묘사했다. 대니얼은 앞으로 무엇을 하고 싶은지 갈피를 잡지 못했고, 그 점이 그를 더욱 괴롭혔다. 악몽 같은 대학 시절이 지나자 상황이 더 악화되었다. 목사가 되기로 했지만 스스로 그 직업에 부족한 사람이라 느끼고 목사 안수를 거부했다. 콘스턴스라는 여성과 사귀려 했으나 관계는 불안정했다. 대니얼은 콘스턴스를 밀어내며 경직되고 통제적인 태도를 보였다. 치료는 더 이상 효과를 보이지 않았고, 그는 분노와 죄책감, 수치심이라는 감옥에 스스로를 몰아넣었다.

1959년 1월, 26세였던 대니얼은 왼쪽 고환에서 단단한 덩어리를 발견했다. 진단 결과 고환 배아암종으로 판명되었다. 의료진은 즉시 종양 제거 수술을 했고, 처음에는 성공한 것처럼 보였다. 그러나 수술 후 대니얼은 더욱 깊은 우울에 빠졌고 자신의 병이 신의 벌이라고 믿었다. 치료비에 대한 현실적인 불안감도 엄습했다. 수술 넉 달 뒤 암이 재발했다. 암은 림프계를 타고 전신으로 퍼졌고, 겨드랑이와 목의 림프절이 부어올라 고개를 가누기도 힘들 지경이었다. 폐와 흉강에도 전이가 확인되었다. 림프절 조직검사 결과, 고환암과 같은 배아암종이었다.

예후는 최악이었다. 1년 생존율은 0%에 수렴했다. 그는 의사에게 솔직하게 남은 시간이 얼마나 되는지 물었다. 의사는 몇 주 정도라고 답했다. 치료사가 대니얼에게 물었다. "죽기 전에 하고 싶은 일이 뭔가요?" 그는 망설임 없이 답했다. "안수받고 결혼하고 싶어요."[8]

소망과 꿈은 치명적인 질병 앞에서 더욱 또렷하게 빛났다. 죽음이 가까이 다가왔음에도 대니얼은 이전에 한 번도 느껴보지 못한 평온함을 누렸고 모든 일이 더욱 명확해졌다. 곧 목사 안수를 위한 준비가 진행되었고 가족들은 서둘러 결혼식을 준비했다. 힘든 상황에도 불구하고 대니얼과 콘스턴스는 행복했다.

몇 주 뒤인 7월 13일, 대니얼은 결혼식을 올렸다. 결혼식 예복을 입은 그는 귀신처럼 창백해 예식을 끝까지 버틸 수 있을지조차 의문스러웠다. 그런데 이상하게도 목의 종양은 눈에 띄게 줄어든 상태였다. 대니얼과 신부는 이를 일종의 일시적인 유예, 죽기 전 마지막 회광반조 정도로 여겼다. 그러나 결혼식이 끝나고 며칠 지나지 않아 부풀었던 목이 말끔하게 가라앉았다. 일주일 뒤인 7월 20일, 주치의는 의심스러운 마음에 엑스레이 촬영을 지시했다. 놀랍게도 목을 부풀렸던 림프계 종양이 완전히 사라졌을 뿐 아니라 폐에 퍼진 전이암까지 줄어든 것으로 나타났다. 논리적으로 설명할 수 없는 일이었다. 암이 온몸에 퍼진 뒤 대니얼이 받은 조치는 고통을 덜어주는 완화 치료뿐이었다. 7월 31일 진행된 후속 엑스레이 촬영에서는 흉부의 전이암까지 사라진 것으로 나타났다. 필름에 찍힌 암의 흔적은 말 그대로 말끔하게 지워져 있었다.

며칠 뒤 대니얼은 목사로 서품되었다. 그리고 1959년 8월 8일, 병원 측은 그의 암이 완전히 사라졌다고 공식적으로 밝혔다. 몸 어디에서도 질병의 흔적은 발견되지 않았다. 그야말로 완치된 것이다.

이 사례가 특별한 까닭은 정신적 요인까지 세세하게 기록되어 있다는 점이다. 대니얼은 발병 전부터 치료가 진행되고 회복에 이르기까지 정신과 치료를 받고 있었으며, 이 과정이 모두 기록으로 남았다. 공격적인 암의 경과가 대니얼의 심리 상태와 정교하게 맞물려 나타났다는 점에서 이 사례는 마음과 면역체계 사이의 연관성을 들여다볼 수 있는 놀라운 단서다. 죽음이라는 실존적 공포 앞에서 그는 어떻게 삶의 자유를 만끽했을까? 의학적 변화와 심리적 전환이 동시에 일어난 회복의 여정은 진정한 자아로 다시 태어나는 과정이었을까? 아니면 두려움을 통과해 마침내 삶의 의미를 온전히 받아들여서 나은 걸까? 혹은 사랑이라는 감정을 통해 해방감을 얻은 결과였을까?

여기서 잠깐 우리 몸의 신경계를 살펴보도록 하자. 신경계는 온몸을 따라 반짝이며 뻗어 있는 복잡한 신경세포망이다. 인간의 몸에는 수십억 개의 신경세포, 즉 뉴런이 존재하는데 이 세포들이 손가락을 드는 간단한 동작부터 강렬한 감정까지 모든 것을 가능하게 해준다. 신경세포는 끊임없이 메시지를 주고받으며, 전기처럼 빠른 신호들은 온몸을 가로질러 순식간에 이동한다.

오늘날 우리는 면역체계와 신경계가 정교하게 얽혀 있다는 사실을 알고 있다. 두 체계는 신체의 서로 다른 영역에서 독립적으로 작동하는 별개의 시스템이 아니라, 정보를 주고받으며 소통하는 중첩된 네트워크다.

우선 신경계는 면역체계의 핵심 기관인 흉선과 직접 연결되어 있다. 흉선은 NK세포를 포함한 다양한 백혈구를 생성하고, 지시에 따라 몸속으로 방출한다. 흥미로운 것은 면역세포에도 신경수용체가 존재한다는 점이다. 한때 신경수용체는 뇌와 신경계에만 존재하는 것으로 여겨졌지만, 정신신경면역학psychoneuroimmunology의 어머니로 불리는 캔디스 퍼트Candace Pert는 신경전달물질과 신경펩타이드 수용체가 면역세포와 뇌세포의 세포벽에도 존재한다는 사실을 밝혀냈다. 신경수용체란 쉽게 말해 신경계 세포끼리 소통하는 무전기다. 특정 주파수를 켜서 무전기로 서로 소통하는 것처럼, 면역세포들도 늘 특정 채널을 켜둔 상태로 몸 전체를 돌아다닌다. 이들은 신경계와 직접적으로 연결되어 있으므로 마음속에서 일어나는 모든 일이 면역 체계에 곧바로 전해진다. 대니얼의 사례는 우리의 감정이 면역 체계와 소통할 수 있으며, 이것이 때로는 극적이고 예기치 못한 결과로 이어진다는 사실을 보여준다. [9]

나는 대니얼이 극적으로 회복되던 시기에 최면 치료를 통해 과거를 회상하는 퇴행 최면을 경험했음을 알게 되었다. 대니얼은 생전에 깊은 사랑을 주었던 증조할머니의 무조건적인 애정을 다시금 느꼈고, 그 감정이 회복에 큰 역할을 했다고 고백했다. 사랑받는다는 강렬한 감정이 면역체계에 전달되어 내면 깊은 곳에 잠들어 있던 무언가를 되살려낸 걸까? 그것이 치료 세션이든, 사랑하는 관계든, 깊은 명상이든, 혹은 집중된 이미지화 작업이든, 사랑은 약물이 도달하지 못하는 어딘가를 어루만지고 치유할 수 있는 듯하다.

같은 주파수에서 작동하는 건 면역체계와 신경계만이 아니다. 뭔가 이상하다는 직감gut feeling(직역하면 '장의 감각'이지만 흔히 '직감'이나 '본능'을 뜻함-옮긴이)을 느낀 적이 있는가? '장腸', 다시 말해 식도, 위, 대장과 소장을 포함한 소화기 전체에는 1억 개가 넘는 신경세포가 존재한다. 이는 척수에 분포하는 신경세포의 수보다도 많다. 기분, 기억, 사회적 행동, 성욕, 식욕, 소화, 수면 등을 조절하는 신경화학물질 세로토닌은 90% 이상 장에서 생성된다. [10] 참고로 항우울제는 주로 세로토닌을 조절해서 효과를 발휘한다. [11] 장이 기분, 감정은 물론 사고에 미치는 영향이 워낙 커서 연구자들은 장을 '제2의 뇌'로 간주할 정도다.

세로토닌은 장세포가 혼자 만들어내는 것이 아니다. 이들은 장내 미생물군, 즉 마이크로바이옴microbiome과 협력해 작동한다.[12] 마이크로바이옴은 몸 안에서 살아 숨 쉬는 미세한 생태계로, 복잡하고 정교하며 우리의 치유 능력을 좌우할 만큼 강력한 영향을 미친다.

| 내 몸무게의 3%는 내가 아니다 |

마이크로바이옴에 관해 이야기할 때, 본질적으로 내가 말하는 것은 바로 '당신'이다. 그리고 동시에 당신의 몸 안팎에 거주하는 수조 개의 박테리아이기도 하다. 이들 대부분은 장에 살고 있지만 사실상 온몸에 퍼져 있으며, 마치 하나의 생명 네트워크처럼 유기적으로 연결돼 있다. 어떤 면에서는 또 하나의 기관, 또 하나의 당신이라 할 수 있다.

당신의 몸 곳곳에 빼곡하게 존재하는 박테리아의 절대다수는 유익균이다. 당신은 거주지를 제공하고, 박테리아는 당신을 위해 일한다. 음식을 소화하고, 몸에 필요한 특정 비타민과 신경화학물질을 생산하며, 해로운 박테리아가 자리 잡지 못하도록 막아준다. 이렇게 공생하는 유익한 미생물은 우리 몸무게의 최대 3%를 차지하기도 한다. 심지어 수적으로도 인간 세포를 압도한다. 우리 세포 하나당 박테리아 세포는 100개에 이를 정도다.

그렇다면 어디까지가 '나'이고, 어디부터가 나와 함께 사는 박테리아일까? 간단하게 답할 수 없다. 우리 몸에 서식하는 박테리아는 건강에 지대한 영향을 미치며, 우리가 병에 잘 걸릴지, 만약 병에 걸린다면 잘 회복할지 여부에도 결정적인 역할을 한다.

개개인의 마이크로바이옴은 지문처럼 고유하다. 출생 당시 산도를 거칠 때 어머니의 박테리아에 노출되며 처음 형성된 마이크로바이옴은, 이후 어떤 환경에서 어떤 음식을 먹고 어떤 일을 하며 살아왔는지에 따라 계속해서 변한다. 새로운 환경을 접할 때마다 마이크로바이옴은 더 풍부하고 다양해지지만, 이를 크게 후퇴시키는 요인이 하나 있다. 바로 항생제다.

항생제는 의학의 획기적인 발전이자 생명을 구하는 치료 수단이지만 그만큼 부작용도 따른다. 유해균을 제거하는 과정에서 건강한 면역 기능을 유지하는 유익균까지 사라지기 때문이다. 면역세포의 약 80%가 장에 존재하는데, 최근 연구에 따르면 마이크로바이옴이 풍부하고 다양할수록 바이러스나 감염 같은 외부 위협은 물론, 암세포 같은 내부 위협에도 효과적으로 대처할 수 있다고 한다.

그렇다면 마이크로바이옴 속 유익한 박테리아는 건강한 면역체계를 형성하는 데 어떻게 기여할까? 우리 몸에 존재하는

100조 개의 박테리아는 각자 고유의 DNA를 가지고 있다. 이들이 지닌 DNA 전체가 바로 마이크로바이옴의 '게놈genome'이다. 인간의 게놈은 선천적으로 특정 질병에 저항하도록 프로그램되어 있으며, 다양한 노출이나 백신을 통해 후천적으로 저항력을 학습할 수도 있다. 하지만 이것만으로 존재하는 모든 질병에 대처하기엔 역부족이다. 데이터가 많으면 컴퓨터 하드디스크 용량이 꽉 차는 것처럼, 인간의 게놈에도 일종의 저장 공간이 부족한 셈이다. 그래서 우리는 그 부족한 공간을 마이크로바이옴의 유전체, 즉 장 속의 '제2의 뇌'에 의존한다. 마이크로바이옴의 게놈, 즉 '장뇌gut-brain'에 더 많은 정보와 방어 전략을 저장하고 질병 대응 능력을 확장하는 것이다. 하지만 항생제를 무분별하게 사용하면, 우리의 장 속에 있는 지식과 전략의 도서관은 불타 사라진다.

단 한 번의 항생제 복용만으로도 장내 박테리아는 최대 1년 동안 영향을 받는다. 물론 항생제나 항암 치료 같은 면역 억제 치료가 꼭 필요한 병도 있고, 이것이 생명을 구하기도 한다. 중요한 건 이를 언제 어떻게 사용할지 파악하는 분별력이다. 우리는 병에 걸리지 않도록 미리 몸과 삶을 돌보는 게 아니라, 병이 생긴 뒤 독하고 공격적인 치료로 낫게 하는 문화를 만들어왔다. 이번 장 서두에서 말한 '난간'이나 '사다리'를 세우는 대신 말이다.

마이크로바이옴은 본질적으로 우리 면역체계의 확장이다.

그런데도 우리는 여전히 병을 치료한다며 유익균까지 모조리 쓸어버리는 '초토화 전략'을 쓰고 있다. 마이크로바이옴이 면역 기능에 그렇게 중요하다면, 왜 아직도 이런 치료법을 고수하는 걸까? 대체 어쩌다 이 지경에 이르렀을까?

| 병균은 '원인'일까, 아니면 단지 '결과'일까? |

150년 전만 해도 사람들은 병이 몸에서 저절로 생긴다는 '자연 발생' 개념을 믿었다. 어느 날 갑자기 인간 세포 안에서 병이 싹튼다는 것이다. 당시에는 병을 도덕적 타락에서 비롯된 결과, 즉 가난하거나 잘못된 선택을 한 대가로 여겨졌다. 병에 걸렸다는 건 뭔가 잘못했다는 뜻이었고, 때로는 신의 심판이라 믿기도 했다.

루이 파스퇴르가 자연 발생설을 반박할 무렵, 이미 여러 과학자가 이를 뒤집기 위한 시도를 거듭했다. 그중에서도 특히 기억할 만한 사례가 있다. 1800년대 초반, 출산 직후 여성들이 산욕열childbed fever에 걸리며 최대 4분의 1이 목숨을 잃은 적이 있다. 사람들은 산욕열의 원인과 치료법에 대해 다양한 추측을 내놓았다. 임산부를 진료하던 의사들은 이 병이 전염병이 아니라고 확신했고, 자신들이 감염될 것이라는 걱정조차 하지 않았다. 당시에는 병이 자연적으로 몸에서 발생한다고 믿었기 때문에, 산욕열도 출산 후 여성의 장기에서 저절로 생겨나는 것으로 받아들였다.

하지만 오스트리아의 외과 의사 이그나즈 제멜바이스Ignaz Semmelweiss는 이 가정을 의심했다. 그가 운영하던 병원에는 두 개의 산부인과 병동이 있었는데, 첫 번째 병동은 당시 평균 수준의 모성 사망률을 보였다. 출산 자체가 워낙 위험했던 시대였기에 임신중독증이나 기타 분만 합병증에 의한 사망 사례는 종종 있었다. 하지만 산욕열로 인한 사망은 드물었다. 반면 두 번째 병동은 사정이 달랐다. 산욕열로 사망하는 일이 너무 자주 발생한 탓에 임신부들은 이 병동에 들어가기조차 두려워했다. 일부는 무릎 꿇고 그 병동에 보내지 말아 달라 애원했고, 어떤 임신부는 병원행을 거부하고 길가에서 아이를 낳기도 했다. 이런 일이 잦아지면서 '길거리 출산street births'이라는 말까지 생겼을 정도다.

제멜바이스는 길거리에서 출산한 여성들의 건강 상태가 더 나쁠 거라 예상했다. 훈련받은 의료진 없이 길바닥에 쪼그려 앉아 출산하는 것이 병원보다 나을 리 없다고 생각한 것이다. 그런데 통계를 확인해 보니 놀랍게도 길거리 출산의 산욕열 사망률은 극히 낮았다.

그는 두 병동의 차이를 면밀히 조사하기 시작했다. 첫 번째 병동은 조산사가 담당했고, 두 번째 병동은 의대생들이 맡았다. 혹시 분만 자세가 달라서 그런 걸까? 조산사는 산모를 옆으로 눕혔고, 의대생들은 등을 대고 똑바로 눕게 했다. 제멜바이스는 두 번째 병동에서도 옆으로 눕는 방식을 도입했지만 산욕열 사망률은 변하지 않았다. 그 외에도 여러 가지 가능성을 시험하며 원인을 찾으려 했지만 아무 소용이 없었다.

결정적인 단서는 개인적인 비극에서 찾아왔다. 제멜바이스의 동료이자 친구였던 외과 의사가 산욕열로 사망한 여성을 부검하던 도중, 실수로 메스에 손을 베었고 며칠 뒤 같은 증상으로 사망한 것이다.

제멜바이스는 충격을 받았지만 동시에 실마리를 찾은 기분이었다. 산욕열은 여성의 몸에서 자연적으로 발생하는 것이 아니라, 부검을 마친 의사가 손을 제대로 소독하지 않은 채 분만을 진행하면서 세균을 전염시킨 결과였던 것이다. 두 병동의 차이는 바로 여기에 있었다. 첫 번째 병동의 조산사는 부검을 하지 않았지만, 두 번째 병동의 의대생은 부검을 했다. 자신도 모르게 시신에서 세균을 옮겨와 산모들을 죽음으로 몰고 간 셈이다.

오늘날 우리는 산욕열이 연쇄상구균에 의한 패혈증이라는 사실을 알고 있다. 이 세균이 체내에 들어오면 심각한 감염과 고통을 유발하고, 제때 치료하지 않으면 목숨을 잃는다. 해결책은 명확했다. 병균이 다른 산모에게 옮아가기 전에 없애면 된다. 제멜바이스는 정확한 이유는 몰랐으나 직관적으로 해법을 찾아냈다. 그는 의료진에게 부검 후 염소와 석회가 섞인 소독액으로 손을 씻게 했다. 그 결과 산욕열 사망률은 25%에서 1~2%

로 급감했다.

　그야말로 명백하고 극적인 성과였지만, 당시 의료계는 이를 받아들이지 않았다. 의사의 손에 병균이 묻어 있다는 의견은 말도 안 되는 일로 치부됐고, 미세한 생물이 공기 중에 떠다니며 병을 전파한다는 개념은 터무니없는 망상으로 여겨졌다. 게다가 환자의 죽음이 의사의 부주의 때문이라는 사실을 인정한다는 것은 '구원자'로 여겨지던 의사의 위상을 뒤흔드는 일이기도 했다. 당시 미국 필라델피아의 한 저명한 의사는 이렇게 말하기도 했다. "의사는 신사다. 신사의 손은 깨끗하다."

　결국 제멜바이스는 조롱과 협박을 받으며 의료계에서 쫓겨났다. 그는 길거리에서 임신부를 붙잡고 "의사에게 손을 씻으라고 해요!"라고 외치다가 정신병원에 강제 입원되었다. 아이러니하게도 그는 과거 자신의 병원에서 죽음을 맞이하던 산모들과 같은 종류의 세균성 패혈증으로 사망했을 가능성이 크다.

　한편 프랑스의 화학자 루이 파스퇴르는 오래전부터 자연 발생설이 틀렸다는 의심을 품고 있었다. 그는 빵에 곰팡이가 피고, 와인이 발효되며, 우유가 상하면서 배탈을 일으키는 현상이 공기 중 무언가로부터 비롯된다고 생각했다. 실제로 그는 세 명의 자녀를 장티푸스로 잃기도 했다. 파스퇴르는 눈에 보이지 않는 미생물이 음식이나 몸속으로 들어가 병을 일으킨다고 믿었고, 이를 입증하기 위해 1862년 독특한 실험을 고안했다.

　S자 모양의 긴 주둥이가 달린 플라스크에 영양분이 풍부한

액체를 끓여 모든 미생물을 제거하고 그대로 두었다. 액체는 맑게 유지되었다. 그러나 플라스크를 기울여 주둥이에 고인 미세한 먼지와 입자, 세균이 섞이게 하자 액체는 곧 혼탁해지며 세균이 증식했다.

이 실험을 통해 파스퇴르는 자연 발생설을 효과적으로 반박했고 '세균 이론germ theory'을 과학적으로 입증했다. 제멜바이스가 온몸으로 싸워 지키려 했던 바로 그 개념이었다. 자연 치유가 그러했듯 자연 발생이라는 개념 또한 수많은 오해 위에 쌓아 올린 탑이었다. 한때는 당연한 상식이었으나 알고 보니 잘못된 틀에 끼워 맞춘 허상의 산물이었던 것이다. 이후 고배율 현미경이 개발되면서 이전까지 허황하게 여겨졌던 미생물의 존재가 눈으로 확인되었고, 세균의 존재는 더 이상 믿기 힘든 가설이 아니라 과학적 사실로 자리 잡았다. 제멜바이스와 파스퇴르, 그리고 세균 이론의 발전은 의료계가 새로운 사실을 받아들이는 데 얼마나 저항이 큰지를 보여줄 뿐 아니라, 세균 이론이 공중보건에 얼마나 큰 영향을 끼쳤는지 고스란히 드러낸다.

세균이 감염병의 원인이라는 사실이 밝혀지자 사람들은 공중보건 기준, 약물, 살균 방식(예를 들어 파스퇴르 살균법)을 개발하기 시작했다. 이로 인해 장티푸스, 콜레라, 결핵 등 수많은 전염병 사망률이 급격히 낮아졌고, 음식과 물을 통한 감염도 줄어들었다. 1930년대 항생제가 개발되면서 인류의 삶은 불과 몇십 년 사이에 극적으로 달라졌다. 여성들은 출산 후에도 살아남아

자녀를 키울 수 있었고, 건강이란 결국 '세균을 죽이는 것'이라
는 인식이 자리 잡았다.

한편, 동시대에 또 다른 과학자가 정반대의 세균 이론을 펼치
고 있었다. 파스퇴르의 동료였던 앙투안 베샹Antoine Béchamp이
다. 두 사람은 사이가 좋지 않았다. 여러 차례 표절 시비와 도용
문제로 서로를 비난했고, 갈등의 골은 깊어만 갔다.

베샹은 '세균을 무조건 죽여야 한다'는 파스퇴르식 접근이 위
험하다고 보았다. 그는 우리 몸 안팎에 사는 대부분의 미생물이
해롭기는커녕 유익하며, 인간과 공생하는 존재라고 믿었다. 따
라서 미생물을 무차별적으로 쓸어버리는 '초토화 전략' 대신, 인
체 내부 환경inner terrain, 즉 몸 상태를 건강하게 유지하는 것이
더 중요하다고 주장했다. 그는 건강한 조직과 충분한 영양을
갖춘 세포는 세균의 정착을 막을 수 있다고 보았다. 베샹은 이
를 파리와 분변에 비유했다. 파리를 계속 잡는 것보다, 파리를
유인하는 분변 자체를 없애는 것이 근본적인 해결책이라는 것
이다. 독소를 줄이고 면역력을 강화해 몸의 생리적 균형을 되
찾는 게 더 중요하다는 주장이었다. 그의 동료인 클로드 베르
나르Claude Bernard 역시 이에 동의하며 내부 환경이 핵심이라 주
장했다.

베르나르는 강의 도중 독성 콜레라균이 든 물을 마시며 "세균
이 아니라 환경이 전부"라고 선언했는데, 실제로 이후 콜레라에
걸리지 않았다.[13] 그의 주장은 단순했다. 병을 일으키는 건 균이

아니라 병들기 쉬운 몸이라는 것이다.[14] 그러나 세간의 관심은 파스퇴르의 이론에 쏠렸고, 베샹과 베르나르의 입장은 서서히 묻혔다. 미생물은 나쁘기도 하고 좋기도 하며, 건강은 꾸준한 관리와 '몸이라는 토양'을 기르는 데 달렸다는 그들의 주장은 복잡하고 모호하게 여겨졌다. 반면 파스퇴르의 이론은 명확했다. 균을 죽여라, 병이 사라질 것이다!

논쟁의 결말은 어떻게 났을까? 병을 만드는 건 '세균'일까, 아니면 '몸의 상태'일까? 파스퇴르는 세균, 베샹과 베르나르는 몸의 상태를 택했다. 대중은 '마법의 총알'처럼 질병을 단숨에 해결해 주는 파스퇴르의 손을 들어주었다. 절벽 아래 구급차 1점 득점, 절벽 위 안전장치 무득점.

| 마법의 총알에서 슈퍼박테리아까지 |

20세기에 접어들며 의학은 미생물을 없애는 데 집중했다. 항생제는 과거 수많은 생명을 앗아간 전염병을 단숨에 제패했고, 인슐린의 개발로 제1형 당뇨병에 걸린 아이들도 생존할 수 있게 되었다. 당시 사람들에게는 마치 기적 같았을 것이다. 장티푸스, 발진티푸스, 임질, 매독, 결핵, 디프테리아 등 연쇄살인마 같은 질병들이 하나둘씩 정복되자 사람들은 병을 단번에 없애는 마법의 총알 같은 약이나 치료법을 더 찾아야 한다고 여겼다. 그러나 한 세기가 더 지난 지금까지도 기존 치료법으로 잘 낫지 않는 심각한 병이 여전히 존재한다.

오늘날의 의학에도 생명을 구하는 발전을 가로막는 치명적인 맹점이 여전히 많다. 그중에서도 가장 뿌리 깊은 맹점은 병을 없애는 데만 집중하는 병리 중심의 접근이다. 파스퇴르 이래 우리는 주로 질병을 겨냥한 의학 철학을 발전시켜 왔다. '건강과 활력의 과학'이 아니라 '질병의 과학'에 집중해 온 것이다. 가진 도구가 망치뿐이면 모든 문제가 못으로 보인다는 속설처럼, 병을 때려잡으려다 보니 건강을 키우는 건 뒷전이 되었다.

수십 년 동안 우리는 지나치게 많은 항생제를 처방해 왔고, 그 추세는 최근에야 조금씩 잦아들고 있다. 항생제 남용의 대가는 이미 치러지고 있다. 예를 들어 항생제 사용은 여성의 유방암 발병 위험을 높인다. 연구에 따르면 18세 이전에 여러 차례 항생제를 복용한 여성은 유방암에 걸릴 확률이 거의 두 배 가까이 높다. 사용량이 많을수록 위험성이 높아지는 '용량 반응 관계'도 나타났다. 정확한 원리는 밝혀지지 않았지만, 항생제가 면역체계를 약화시키고 돌연변이 세포에 대한 자연스러운 방어 능력을 떨어뜨리기 때문으로 추정된다. 혹은 장내 미생물을 죽이면서 영양소를 소화하고 흡수하는 기능이 약화되어 암 예방에 필요한 영양이 제대로 공급되지 못한 탓일 수도 있다. 어느 쪽이든 문제가 생기자마자 '마법의 총알'을 쏘는 방식은 건강한 면역체계와 마이크로바이옴 구축에 오히려 해가 되며, 그 대가는 혹독하다. 한때는 "혹시 모르니 항생제를 써보자"라는 식의 접근이 옳다고 믿었지만 명백한 오판이었다.

'마법의 총알'을 좇다 생긴 비극은 또 있다. 해로운 세균들이 항생제에 점점 더 강한 내성을 갖게 된 것이다. 미국 질병통제예방센터CDC에 따르면, 매년 2만 3천 명이 항생제 내성 감염으로 사망하고 있다. 이들은 항생제가 듣지 않는 세균에 감염되어 치료받지 못했다. 또한 매년 1만 5천 명이 클로스트리듐 디피실리균Clostridium difficile 감염으로 사망하는데, 이 균은 항생제 남용으로 장내 유익균이 사라진 틈을 타 증식한다. 항생제가 세균을 죽인답시고 장내 미생물까지 대량으로 쓸어버리면, 평소 몸을 보호해 주던 유익균이 사라지면서 치명적인 균이 번성하는 것이다.

이보다 더 우려스러운 일도 있다. 2017년 미국 네바다주에서 처음으로 '모든 항생제에 내성을 가진 슈퍼박테리아'가 등장했다. 한 여성 환자가 감염되었는데 미국에서 사용 가능한 26종의 항생제를 모두 썼지만 어느것도 듣지 않았고 결국 사망했다. 항생제 등장 이전처럼 '치료 불가능한 감염병'이 기어코 등장한 것이다. 앞으로 이런 '불치incurable' 감염이 더 자주 나타날 것이다. 우리와 함께 살아온 세균들이 이제는 마법의 총알을 더 교묘하게 피하는 법을 익히고 있다.

20세기 의학과 기술의 비약적인 발전 끝에 마법의 총알에서 슈퍼박테리아에 이르렀다. 그 과정에서 놓친 것이 있다. 바로 인간 면역체계의 놀라운 잠재력이다. '병리학의 아버지'라 불리는 루돌프 피르호Rudolf Virchow는 이렇게 썼다. "다시 태어난다면 병균이 병의 원인이 아님을 증명하는 데 삶을 바치고 싶다. 병균은 병든 조직을 찾아갈 뿐이다. 마치 모기가 고인 물을 찾아가듯 말이다. 그러나 모기가 물을 고이게 만든 건 아니다."

만약 파스퇴르의 발견과 베샹의 통찰을 동시에 붙잡았다면 어땠을까? 병을 없애는 데 들인 노력만큼 건강과 면역을 기르는 데도 힘썼다면 지금의 의학은 어디에 다다랐을까? 파스퇴르의 접근은 눈부신 발전을 이끌었지만, 오늘날 그 방식은 한계에 도달했다. 이제는 방향 전환을 할 때다. 베샹의 관점으로 되돌아가야 한다.

우리는 빠르고 정확하며 영리하게 반응하는 튼튼한 면역세포를 원한다. 지치고 무기력한 병사들이 아니라, 정예 병력으로 선발된 충분한 인원의 면역체계 말이다. 엉뚱한 대상을 공격하거나 제대로 반격하지 못하는 병사는 필요 없다. 바이러스가 침범하거나 암세포가 생겼을 때 빠르게 포착하고 정확하게 식별하며 체계적으로 대응하는 면역체계가 필요하다.

안타깝게도 오늘날 많은 사람들은 만성적으로 지친 면역체계를 가지고 살아간다. 스트레스와 잘못된 식습관으로 면역력은 약해지고, 싸워야 할 병균을 포착하지 못한 채 엉뚱한 곳을 공격하거나, 아예 공격조차 못하는 경우도 있다. 면역세포라는 군대의 주요 병력마저 부족한 상태다. 그 결과 단순한 감기와 독감은 물론, 암, 심장병, 당뇨병, 자가면역질환에 이르기까지 온갖 질병에 더 취약해졌다.

그런 점에서 자연 치유 사례는 병이 생기기 전에 예방하거나 이미 시작된 병을 되돌릴 만한 실마리를 제시한다. 최근 면역체계에 관한 연구를 살펴보면 흥미로운 점이 있다. 자연 치유를 경험한 사람들이 병이 낫기 전에 취한 행동과, NK세포를 활성화하는 행동이 상당 부분 겹친다는 점이다. 예를 들어 영양 상태를 높이는 식단 개선이나 스트레스 관리는 NK세포 활성화를 돕는다. 심지어 용서와 같은 감정적 변화도 NK세포 수치를 높이는 것으로 확인되었다.

이런 사실만 놓고 보면 식단을 바꾸거나 명상을 시작하기만 하면 곧바로 NK세포가 작동하고 병이 완치될 듯한 희망에 찰 것이다. 그러나 수많은 자연 치유 당사자들과 만나며 깨달은 바가 있다. 자연 치유는 그렇게 단순하지 않다는 점이다. 자연 치유에는 마법의 총알도, 갑작스러운 기적도 존재하지 않는다. 대부분의 회복 사례는 '기적 같은 회복'이 있기 전, 그에 필요한 기반이 이미 조용히 쌓여 있었다.

무너진 면역력의 벽을 다시 세우려면, 건강과 활력이라는 벽돌을 밑바닥부터 차곡차곡 쌓아야 한다. 우리 몸은 본래 스스로 회복할 수 있는 지능적이고 정교한 시스템을 갖추었다. 우리가 그 기능을 방해하지 않기만 하면 된다. 자연 치유 사례들은 저마다 독특하지만, 한 가지 공통된 메시지를 전한다. 우리 몸이 본래의 회복 능력을 발휘할 수 있도록 만든 다음, 그 길을 막지 말라는 것이다.

| 자연 치유의 토대 |

이 책의 맨 앞에 소개한 클레어를 기억하는가? 췌관선암 진단을 받은 그녀는 외과의가 권한 휘플 수술을 거절하고 병원 문을 나서면서 앞으로 무엇을 할지 명확히 깨달았다. 클레어는 집으로 돌아와 조용히 죽음을 준비하기 시작했다.

클레어에게 죽음을 준비한다는 건 두려움을 직면하고 삶의 마지막을 받아들이는 일이었다. 가족과 친구들에게 손을 내밀고, 지지해 줄 사람들로 곁을 채우며 관계를 더 단단하게 다지는 일이기도 했다. 그동안 살면서 원망했던 사람들을 용서하려 애썼고 미움을 내려놓았다. 남은 시간 동안 누군가를 원망하며 보내고 싶지는 않았다. 스트레스와 불안도 마찬가지였다. 부정적 감정에 휩싸여 삶을 허비하고 싶지 않았기에 스트레스에 예전과 달리 반응하려고 노력했다. 세상을 바꾸거나 걱정을 싹 없앨 수는 없다. 그러나 거기에 대처하는 방식은 누구나 충분히 바꿀 수 있다.

남은 시간이 얼마나 될지 알 수 없었던 진단 초기, 그녀는 오리건 해변의 집을 빌리고 절친한 친구들을 초대해 함께 시간을 보냈다. 오랜 세월 알고 지낸 친구들은 클레어에게 줄 카드를 만들고 마음을 담은 메시지를 쓴 다음 줄지어 서서 클레어에게 건넸다. 그녀 인생에서 가장 감동적인 순간이었다.

"그렇다고 매 순간 진지했던 건 아니었어요." 클레어는 이렇게 덧붙였다. "정말 많이 웃었거든요. 컵케이크를 장식했는데, 아주 에로틱하게 꾸몄던 기억도 나요. 사흘 내내 배꼽 잡고 깔깔댔지요."

포틀랜드로 돌아온 클레어는 친구들의 사랑과 지지가 흔들리지 않도록 지탱해 주는 버팀목이 되었다고 회상한다. [15]

"그게 얼마나 중요했는지 말로 다 표현할 수 없어요." 클레어는 덕분에 삶의 많은 부분을 바꿀 수 있었다. 더불어 자기에게 왜 이런 비극이 닥쳤는지 원망의 구렁텅이에 빠지는 일도 없었다. 대신 그녀는 이렇게 되뇌었다. "아름다움에 집중하자." 매일 깊은 호흡을 하며 두려움을 다스리고 중심을 잃지 않으려 애썼다. 숨을 4초 들이쉬고, 4초 멈추었다, 4초 내쉬었다.

식단도 점차 바뀌었다. 몸이 편안해지는 음식을 선택하고, 피로하거나 불편함을 주는 음식, 특히 오랫동안 겪어온 과민성대장증후군IBS을 악화시키는 음식을 줄였다. 식단은 점점 더 가공되지 않은 자연식품과 식물 위주로 바뀌었다. 설탕은 끊었지만 피자와 커피는 예전처럼 즐겼다. 클레어의 마음을 행복하게 해 주었기 때문이다.

"그냥 남은 시간 동안 잘 살아보려 했을 뿐이에요. 완치를 꿈꾸거나 목숨을 부지하려 한 게 아니라요."

한동안은 상태가 점점 악화되었다. 피로, 통증, 복부 불편감이 심해졌다. 그러다 증상이 멈춘 듯하더니, 어느 날 문득 조금씩 나아지고 있다는 게 느껴졌다. 처음엔 잠깐 소강상태에 이른 거라 생각했다. 허리케인 한가운데 고요한 태풍의 눈처럼 말이다. 하지만 몸은 점점 나아지기만 했다. 물론 예전의 모습으로 돌아온 건 아니었다. 암은 마치 불길처럼 엄습했고, 그걸 피할 수는 없었다. 그러나 불이 지난 곳마다 완전히 녹아 새롭게 빚어지는 느낌이었다. 클레어는 스스로 완전히 바뀌었다고 느꼈다. 자신이 누구이고, 이 세상에서 무엇을 하고 있는지에 대한 인식이 전혀 달라졌다.

그럼에도 클레어는 병원에 가서 확인하지 않았다. 지금 무슨 일이 벌어졌는지 알기 위해 창문 하나 없는 대기실로 돌아가고 싶지 않았다. 왜 아직 죽지 않느냐고 따져 물어봤자 무슨 소용이겠는가.

어떤 이유에서인지 그녀는 여분의 시간을 선물처럼 받았다. 그 시간 동안 그녀는 건강했고, 점점 더 좋아졌다. 그래서 주어진 인생을 그저 즐겼다. 그러던 어느 날, 전혀 다른 목적으로 진행된 검진에서 그녀의 췌장이 깨끗해졌다는 소견이 나왔다. 종양은 전혀 보이지 않았다. 의료진만큼이나 본인도 놀랐다.

나는 이 신비로운 사건에 대해 처음 인터뷰했을 때 '토양'의 중요성을 두고 벌어졌던 오랜 논쟁이 떠올랐다. 클레어는 자신의 놀라운 회복이 무엇 덕분인지 설명하지 못했다. 다만 외과의를 뒤로하고 병원을 나선 순간부터 다시 병원을 찾기까지의 5년 사이에 암이 사라졌다는 사실만은 분명했다. 클레어가 선택한 변화는 스스로를 치유하기 위한 것이 아니었다. 죽음을 받아들인 그녀는 췌관선암이 결국 생을 앗아갈 거라고 믿었다. 클레어는 남은 시간을 좀 더 충실하게, 진정성 있게 살기 위해 노력했을 뿐이다. 하지만 어쩌면 식단, 생활 방식, 감정과 영적 차원에서 일어난 모든 변화가 척박했던 몸의 '토양'을 비옥한 퇴비로 바꾸어놓았는지도 모른다.

자연 치유 사례를 보면 면역체계가 다시 본연의 역할을 다하도록 무언가 변하는 것들이 있다. 내가 브라질의 치유 센터에서 목격했던 높은 자연 관해율 또한 이런 변화의 가능성을 보여준다. 그곳에서는 면역체계의 깊고 근본적인 전환이 촉발되어 치유가 가능해진 듯했다. 어쩌면 이런 사례들은 전 세계 어딘가에서 조용히 일어나고 있는 치유 현상의 집약일지도 모른다. 단지 평균값과 통계 속에 묻혀 잘 보이지 않을 뿐이다. 브라질의 아바디아니아에서는 사람들이 영양이 풍부한 음식을 먹고 운동하고 명상하며 일상의 스트레스에서 벗어나 자신을 돌아보았다. 내면의 두려움, 덮어둔 꿈, 한 번도 의심해 보지 않았던 자기 자신과 세상에 대한 믿음을 정면으로 마주했다. 많은 이들이 삶의 근간을 송두리째 바꾸며 스스로를 재창조했다. 그들은 치유되리라고 믿었다.

수많은 사람들에게서 공통적으로 나타나는 육체적, 정신적, 영적 변화, 그리고 미국 전역에서 내게 이메일로 회복 경험을 보내온 이들이 묘사한 변화들 속에 자연 치유의 비밀이 숨어 있을지 모른다. 치유의 문을 여는 정확한 패스워드처럼 말이다. 그건 단 하나의 요인으로 설명되지 않는, 마치 개기일식처럼 우연히 모든 요소가 맞물려 일어나는 희귀하고 '기적적인' 현상일 것이다.

우리가 몸에 넣는 모든 것이 몸의 토양에 영향을 준다. 음식, 유입되는 독소, 복용하는 약, 몸에 자리 잡은 박테리아 종류, 심지어 우리가 자신과 세상에 대해 품는 생각, 감정, 신념이 면역체계라는 토양에 영향을 미친다. NK세포 같은 면역세포의 역량은 음식, 운동, 생활습관뿐 아니라 스트레스 관리, 관계, 과거의 트라우마, 자아 인식과 믿음과도 밀접하게 관련되어 있다.

파스퇴르의 사위가 쓴 전기에 따르면, 세균 이론의 아버지였던 파스퇴르조차 생애 마지막 순간에 생각을 바꿨다고 한다. 뇌졸중 후유증으로 죽음을 앞둔 그는 자신의 삶과 업적을 되돌아보며 이렇게 말했다.

"베르나르가 옳았어. 병원균은 아무것도 아니야. 토양이 전부지."

| 모든 것은 '토양'에 달렸다 |

브라질에서 만난 사람들은 자신의 치유가 신의 개입, 즉 신의 손길 덕분이었다고 믿었다. 나 역시 이들이 믿는 신성한 존재에 대한 깊은 신앙이 그들의 놀라운 회복에 영향을 주었을 가능성을 부정하지 않는다. 심리적이거나 영적인 체험이 몸에 어떤 변화를 일으키는지에 대한 연구는 아직 초기 단계다. 정신과 의사로서 나는 인간의 의식과 무의식이 몸의 작동 방식, 나아가 세포 하나하나의 기능에까지 영향을 미친다는 사실을 알고 있다. 만약 정말 무슨 일이 일어나고 있다면, 그것은 개인의 생물학적 시스템과 세포 깊숙한 곳에서 벌어지는 일일 것이며, 그렇다면 그 흔적을 감지할 수 있어야 한다.

브라질 여행 이후 따로 치유 센터나 영적 성지를 찾지 않았음에도 불구하고 자연 치유를 경험한 사람들로부터 연락을 계속 받았다. 그렇다면 브라질에서 치유를 경험한 사람들과 다른 지역에서 치유를 경험한 사람들 사이에는 어떤 공통점이 있을까? 나는 여러 이야기 속에서 공통된 실마리를 찾고자 했지만, 복잡한 서사 속에서 핵심을 뽑아내기란 쉽지 않았다. 브라질 아바디아니아 사람들, 아이오와의 개인, 진료 기록이 충분치 않은 수많은 사례들, 수백 년 전 혹은 20년 전 의학 저널에 보고된 사례 같은 방대한 자료에는 몇 가지 유사성이 있었지만, 동시에 들쭉날쭉한 차이점도 많았다.

자연 치유에 관한 무작위 이중맹검 대조 연구는 존재하지 않는다. 치료를 받는 사람과 연구자 모두 실제로 누가 치료를 받고 있는지 모르게끔 설계된 이중맹검은 의학계에서 가장 신뢰받는 연구 기준이지만, 자연 치유는 이런 방식으로 틀을 짜고 통제할 수 없다. 누가 차세대 스티브 잡스Steve Jobs나 일론 머스크Elon Musk, 세리나 윌리엄스, 톰 브래디Tom Brady(역대 최고의 쿼터백으로 꼽히는 미국의 미식축구 선수-옮긴이)가 될지 예측할 수 없는 것처럼, 현재 단계에서는 건강과 활력을 되찾을 사람이 누구인지 예측할 수 없다. 자연 치유는 의도적으로 만들어낼 수 없다.

자연 치유는 대부분 아무도 주목하지 않을 때 일어난다. 때로는 환자 본인조차 자각하지 못한다. 의료진이 더 이상 해줄 수 있는 것이 없다고 판단해 환자를 집으로 돌려보낸 시점에 일어나기도 한다. 병과 함께 최대한 삶의 질을 유지하며 살아가겠다고 결심한 이들에게서, 또는 죽음을 준비하며 삶을 정리하던 이들에게서도 나타난다. 기존의 모든 치료가 실패한 후 "이제는 내 인생이니 내가 할 수 있는 걸 해보겠어"라고 결심한 이들에게서 나타나기도 한다. 혹은 영적인 회복을 중시하는 치유 센터에 머무르며 치유되었지만, 생리적 변화를 기록해 줄 의사가 없을 때도 있다.

2004년, 나는 다시 브라질의 여러 치유 센터를 찾았다. 이번에는 조용히, 사전 연락 없이 방문했다. 처음 왔을 때 나는 관찰자인 동시에 관찰의 대상이었다. '하버드 출신 의사'라는 타이

틀을 단 채로 기록을 살피고 수술 현장을 지켜보며 조사를 벌였고, 이 과정이 카메라로 촬영되기도 했다. 그러니 그 공간을 진정으로 경험했다고 보긴 어렵다. 이번에는 그냥 한 사람의 개인으로, 잠시나마 공동체의 일원이 되어 그 흐름을 함께 느껴보고 싶었다. 그렇게 해야 더 깊이 이해할 수 있을 것 같았다.

그곳에 머무는 동안 몇 건의 인터뷰를 하긴 했지만, 대부분은 조용히 눈에 띄지 않게 그 공간에 스며들려 노력했다. '커런트 룸current room'이라 불리는 명상실에서 사람들과 함께 앉아 명상하며 군중 속을 흐르는 맥박 같은 에너지를 느꼈다. 기적을 믿는 사람들 속에 있다는 것만으로도 강력한 체험이었다. '나을 수 있다'는 확고한 믿음으로 가득한 공동체 안에 머무는 일 자체가 치유의 시작이었을지도 모른다. 나는 다시 기본으로 돌아가기로 했다. 이들은 이곳에서 어떻게 살고 있을까? 그리고 그 삶은 평소의 일상과 무엇이 다를까?

아바디아니아를 찾는 사람은 대부분 '포자다pousadas'라고 불리는 소규모 숙소에 머문다. 현지 가정에서 운영하는 일종의 민박으로, 식사가 제공되는 것이 특징이다. 식사는 대부분 채식 위주이며, 식탁에는 늘 다채롭고 생생한 색감의 음식이 올라온다. 어릴 적 농장에서 자란 나로서는 마음에 쏙 드는 식사였다. 다양한 채소 요리와 형형색색의 열대 과일이 끊임없이 올라왔고, 정제 탄수화물과 설탕은 거의 없었으며, 동물성 식품도 드물었다. 가공되지 않은 자연 그대로의 식재료가 중심이었다.

이곳에서는 칵테일 대신 야외 주스바에 모여 망고, 파파야, 패션프루트, 구아바 같은 과일 주스를 마시며 이야기를 나누었다. 과일은 다양한 미량 영양소를 채워준다. 나는 특히 아사이볼을 좋아하게 되었는데, 여기 들어가는 아사이베리는 항산화 물질이 풍부해 슈퍼푸드로 불리기도 한다. 이곳의 음식은 단순한 끼니를 넘어 몸에 약이 되는 것들이었다. 기적을 바라고 이곳을 찾은 사람들은 이런 음식을 매끼 챙겨 먹었다. 건강한 식습관을 유지해 온 사람들에게조차 이 식단은 큰 변화였을 것이다. 나도 마찬가지였다.

많은 사람들이 나처럼 일주일이나 열흘 정도, 혹은 며칠만 머무르고 돌아갔다. 하지만 몇 주, 몇 달, 심지어 몇 년 동안 그곳에 머무르다 특유의 분위기와 공동체에 깊이 감동받은 이들은 아예 브라질로 이주해 장기 체류를 택했다. 이 지역은 부동산 가격과 임대료가 저렴했고, 환율도 외국인에게 유리했다.

나는 이런 급작스러운 이주가 가져올 크고 작은 변화를 생각해 보았다. 희망과 상호 지지가 중심이 되는 신앙 공동체에 완전히 몰입할 뿐만 아니라, 그에 수반되는 생활 방식까지 변한다. 매일 걷고, 집중적인 그룹 명상에 참여하며, 식습관도 자연스레 달라진다. 그렇다, 음식 또한 하나의 요인이다!

물론 브라질이나 다른 지역에서 일어난 회복 사례를 단순히 식단 변화 하나로 설명할 수는 없다. 짧은 체류만으로도 극적인 회복을 경험한 사람들에게 음식이 전부였다는 설명은 너무 단편적이다. 실제로 내가 만난 많은 완치자들은 자신의 회복이 단순히 먹는 것에서 비롯된 게 아니라고 분명히 말했다.

그럼에도 아바디아니아는 브라질의 여러 치유 센터 중에서도 특별한 곳이었다. 이곳은 전 세계 사람들이 몰려들었고, 그들 대부분 새로운 식문화에 깊이 몰입하면서 식습관에 급격한 변화가 일어났다. 아마도 다른 지역에서 자연 치유를 경험한 이들 역시 비슷한 방식으로 강력한 식습관의 전환을 이뤄냈을 가능성이 있다.

실제로 한 연구자가 자연 관해 사례 200건을 분석한 결과, 약 88%가 식단에 극적인 변화를 주었으며, 대부분이 채식 위주의 식단으로 전환했다고 보고했다.[16] 불치병 판정을 받은 뒤 많은 이들이 삶의 방식을 송두리째 바꾼다는 점에서, 이런 변화의 중요성을 간과해서는 안 된다. 그 시작점 중 하나가 바로 '영양'이다.

상식적으로 생각해도 영양 상태의 급격한 변화는 우리 몸의 생화학적 환경을 변화시키며, 이는 질병이 머무르기 어려운 환경을 만드는 데 기여할 수 있다. 수년에 걸친 인터뷰와 연구 끝에 나는 확신하게 되었다. 음식은 영양 가치에 따라 약이 될 수도 있고 독이 될 수도 있다. 궁극적인 치유는 음식보다 더 높은 차원에서 비롯되겠지만, 그렇다고 음식의 역할을 가벼이 볼 수는 없다.

우리 몸속 '토양'을 변화시키는 빠르고 강력한 방법 중 하나는, 그 안에 무엇을 넣는지 살펴보는 것이다. 현대 의학의 아버지로 불리는 히포크라테스Hippocrates는 "모든 질병은 장에서 시작된다"고 했다. 어쩌면 건강 역시 거기서 시작될지 모른다. 기름진 토양에 떨어진 한 알의 씨앗에서 생명이 움트듯 말이다.

3

질병은 식탁에서부터

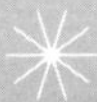

"약을 먹는 사람은 두 차례 회복해야 한다.
한 번은 병으로부터, 또 한 번은 약으로부터."

— 윌리엄 오슬러William Osler, M.D.

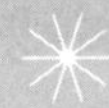

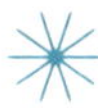

우리 몸을 하나의 정원이라고 상상해 보자. 정원을 잘 가꾸려면 흙을 갈아엎고, 공기가 통하게 하고, 적절한 수분과 비료를 공급해야 한다. pH 농도를 조절하고, 필요한 영양소와 유익한 미생물을 더하는 비료 주기도 중요하다. 때로는 납 같은 독성 물질이 있는지도 살펴야 한다. 정원마다 흙의 성질이 다르기 때문에 이웃집 정원에는 잘 들어맞던 방식이 내 정원엔 맞지 않을 수도 있다. 어떤 토양은 질소나 인이 더 필요하고, 어떤 토양은 pH 농도를 조절하기 위해 석회를 추가해야 한다.

장내 마이크로바이옴도 마찬가지다. 장내 미생물 생태계는 말 그대로 살아 있는 정원이다. 어떤 음식을 어떻게 소화하고 흡수할지, 나아가 건강 전반에 얼마나 큰 영향을 미칠지를 결정짓는 핵심 시스템이다. 집집마다 흙이 다르듯, 마이크로바이옴은 각자의 조상, 식습관, 스트레스와 감정 관리 능력에 따라 구성과 기능이 천차만별이다. 그동안 과소평가되었지만, 마이크로바이옴은 이제 건강과 의학의 패러다임을 바꾸는 핵심 분야로 떠오르고 있다. 일부 연구자들은 마이크로바이옴을 조절하는 것이 질병의 방향을 바꾸는 결정적 열쇠라고 본다.

나는 농장에서 자라며 밭일을 도맡았다. 그래서 무작정 씨부터 뿌리기보다 땅을 먼저 잘 돌봐야 풍성하게 수확할 수 있다는 걸 일찍부터 깨달았다. 많은 사람들이 자기 몸을 마치 쓰레기통처럼 다루며 아무 생각 없이 온갖 것을 집어넣는다. 고백하건대 나 역시 오랫동안 그래왔다. 토양의 상태는 신경 쓰지도 않고 요행히 병에 걸리지 않기만을 바랐다. 가끔은 운 좋게 잘 넘기는 사람도 있다. 하지만 대부분은 그렇지 않다. 문제가 생긴 뒤에는 손볼 군데가 너무 많아 어디부터 고쳐야 할지 막막한 지경에 이른다.

우리 몸, 특히 장내 마이크로바이옴이라는 몸속 정원을 소중히 돌보면 훨씬 더 나은 결과를 얻을 수 있다. 몸은 우리의 삶을 이끌어가는 그릇이자 도구며, 충분히 존중받아야 할 존재다.

현실에서는 하루에도 수없이 엇갈리는 식단 정보가 쏟아진다. 어떤 음식이 건강에 좋다고 하더니, 바로 다음 연구에서는 해롭다고 한다. 출판계는 때마다 유행 다이어트를 선보이고, 전문가들은 서로 다른 말을 쏟아낸다. 어떤 책은 와인이 좋다 하고, 또 어떤 책은 커피나 생선을 피하라 한다. 특정 영양소, 이를테면 오메가-3 같은 게 몸에 좋다는 연구 결과는 어느새 호두만 먹으라는 이야기로 둔갑한다. 유명 배우나 운동선수가 다이어트 책을 내면 의사들은 특정 부분을 비판한다. 그들도 정작 전체 맥락은 보지 못하면서 말이다. 호두가 몸에 좋은 건 사실이지만 특정 음식에 집착하는 태도는 오히려 전체상을 놓치게 할 뿐이다. 치유를 위한 식사는 칼로리를 계산하거나 비율을 맞추는 데 있지 않다. 어떤 음식은 먹고, 어떤 음식은 빼라는 식의 접근도 아니다. '건강한 식사'는 지속 가능하고 균형 잡힌 시각으로 음식을 바라보는 것이다. 유행 음식이나 다이어트에 휘둘려서는 안 된다.

마이클 폴란Michael Pollan은 2008년 출간한 『마이클 폴란의 행복한 밥상』 서두에 책의 핵심을 단 세 줄로 요약해 실었다. "음식을 먹어라. 과식하지 마라. 주로 채식하라." 여기서 '음식'이란 할머니가 음식이라고 부르는 것, 즉 가공되지 않았으며 상할 수 있는 자연식품을 의미한다. 반면 가공식품은 1년, 아니 10년이 지나도 똑같고 맛도 변하지 않는다. 폴란은 이것만 알면 책을 굳이 읽지 않아도 된다고 농담처럼 말한다. 그의 농담은 어떤 의미에서는 진담이기도 하다. 실제로 이 간단한 세 문장이 건강과 식사에 대한 관점을 근본적으로 바꾸기 때문이다.

나 역시 그의 책을 읽고 단순하고 강렬한 문장에 감탄했지만, 당시에는 식습관을 바꿀 의지도 여력도 없었다. 그냥 주위 사람들이 먹는 대로 따라 먹었고, 바쁜 일상에 치여 브라우니, 피자, 쿠키를 습관처럼 집어 먹었다. 음식뿐 아니라 우리 삶의 대부분은 가족, 문화, 주거지, 생활 환경에 따라 정해지고 그대로 굳어 버린다. 그리고 큰 병이나 충격적인 사건을 겪기 전까지 구태여 바꿀 생각조차 하지 않는다.

브라질의 치유 센터가 특별한 이유는, 그곳에 머무는 동안 식단 변화가 자연스럽게 따라온다는 점이다. 공동체와 문화가 그런 환경을 만들어준다. 브라질에서 돌아와 다시 병원 업무로 복귀한 나는 격무에 치여 영양 가득한 식사는 꿈도 꾸지 못했다. 간신히 간호사 스테이션에서 차가운 피자 한 조각을 집어 드는 정도였다. '많이 먹지는 않으니 괜찮겠지'라는 식으로 대충 넘겼다. 의대생 시절에는 선진국의 영양 과잉이 문제라고 배웠다. 그러나 실제로는 우리가 먹는 음식 대부분이 영양이 부족한 '텅 빈 음식'이라는 게 문제다.[1] 오히려 영양 결핍이 생기는 것이다. 혼자서는 식습관을 바꾸기 어렵다. 나도 별생각 없이 남들처럼 끼니를 대충 때우며 살았다. 진료실 밖에는 항상 사람들이 줄을 섰으니, 환자를 돌보는 게 우선이었고 내 건강은 뒷전이었다. 의료계에서 일하다 보면 스스로를 돌보지 않는 일이 흔하다. 어느새 체중이 늘고 콜레스테롤 수치와 혈압이 조금씩 올라가기 시작했다. 나는 '바쁜 시기가 지나가면 운동도 하고 식단도 바꿔야지'라며 합리화했다.

그러는 사이, 불치병 진단을 계기로 식단을 바꾸는 사람들을 여럿 보게 되었다. 하지만 그 변화는 사람마다 달랐다. 클레어가 처음 내게 연락했을 때 "가장 먼저 식단을 바꿨어요"라고 말한 바 있다. 그녀는 췌장암 환자에게 소금이 특히 안 좋다는 사실을 알자마자 소금을 확 줄였다.

"정말 놀랄 만큼 빨리 소금을 식단에서 뺐어요."

두려움은 매우 강력한 동기다.

하지만 클레어가 모든 걸 완벽하게 바꾼 건 아니었다. 가공식품과 짠 음식은 줄였지만, 즐겨 먹던 일부 음식은 그대로 유지했다. '항암 식단' 기준에서 금지된 것들임에도 말이다. 비슷한 사례가 종종 있다. 한 림프종 환자는 전반적으로 식단의 질을 높였지만, 매일 밤 와인 한 잔은 빼놓지 않았다. 또 어떤 이는 치즈를 좋아해 그건 남겨두고, 대신 정제 탄수화물과 동물성 식품을 모두 끊었다. 위암 진단을 받은 한 남성은 거의 고기만 먹고 각종 영양 보충제를 챙겨 먹는 식단을 유지했다. 15년에 걸쳐 기적 같은 회복 사례를 여러 차례 보았지만, 식단을 바꾸는 방식은 사람마다 천차만별이었다. 이를 통해 음식과 영양에 '정답'이란 없다는 사실을 확실히 깨달았다. 물론 몇 가지 공통적인 흐름은 존재했다.

영국에 사는 파블로 켈리라는 청년이 느닷없이 내게 연락을 해왔다. 본인의 교모세포종이 줄어들고 있다는 것이었다. 앞서 이야기했듯, 이 암은 지금까지 치료가 거의 불가능한 것으로 알려져 있다. 진단 후 5년 생존율은 고작 2~5%에 불과하며, 대부분은 6개월 이내에 사망한다. 그런데 그의 종양은 일반적인 진행 양상과는 다르게 날이 갈수록 줄어들고 있었다. 담당 의료진조차 어리둥절해한 소식은 이미 여러 영국 언론에 소개되며 화제가 되었다. 파블로는 회복의 비결로 철저히 지킨 '키토제닉 식단ketogenic diet'을 꼽았다. 그는 클레어처럼 좋아하는 음식을 일부 남겨두는 식으로 타협하지 않았다. 탄수화물을 철저히 줄이고 지방 위주의 식단을 유지해 몸을 '케토시스ketosis' 상태로 유도한 것이다. 이는 몸이 탄수화물 대신 지방을 에너지원으로 태우도록 만드는 방식이다.

보통 인체는 탄수화물을 섭취하면 이를 포도당으로 전환해 뇌와 몸의 연료로 사용한다. 그런데 암세포는 포도당을 매우 좋아한다. 실제로 암을 진단할 때도 방사성 포도당을 몸에 주입해, 어느 부위가 포도당을 과도하게 흡수하는지를 촬영함으로써 암세포를 찾아낸다. 파블로는 이런 정보를 바탕으로 "암세포를 굶겨 죽이자"라는 전략을 세웠다. 일부 연구에 따르면 키토제닉 식단은 암세포가 자라나는 데 필요한 에너지원 공급을 차단할 수 있다고 한다.

하지만 이른바 '저탄고지' 식단의 장기적인 영향은 아직 충분히 검증되지 않았다. 특히 병이 이미 진행된 환자에게는 위험할 수 있다. 대부분의 의사가 이 식단을 권하지 않는 이유다. 키토제닉 식단은 반드시 의사의 관리하에 진행되어야 하고, 부족해질 수 있는 비타민과 미네랄을 영양 보충제로 철저히 챙겨야 한다. 파블로는 이러한 내용을 충분히 공부했고, 정신적 안정 상태에서 긍정적인 태도를 유지하며 계획을 성실히 실천했다. 그리고 믿기 어려울 만큼 긴 시간이 흐른 지금까지 여전히 살아있으며 상태가 호전되고 있다.

다음 장에서 소개할 주니퍼 스타인 역시 기적적인 회복 사례의 주인공이다. 그녀는 뼈가 점차 굳어가는 불치병, 강직척추염에서 벗어났다. 뉴욕 센트럴파크에서 만난 그녀는 생기 넘치고 유연한 몸을 가진 건강한 사람이었다. 주니퍼는 진단 직후 남편과 함께 식단을 대대적으로 바꿨고, 이후 장내 미생물 환경이 확실히 좋아졌다고 말했다.

말기 흑색종을 이겨낸 미레이 버넬과는 전화로 인터뷰했다. 그녀는 CT 촬영 결과만으로도 생존이 불가능해 보였지만, 식단을 철저히 개선해 이겨냈다. 음식과의 관계 자체를 새롭게 성찰하는 시간이었다고 한다.

"몸이 저에게 말했어요. '넌 오랫동안 나를 엉망으로 다뤘지. 카페인, 술, 수면 부족, 마구잡이 식사까지. 이제 지쳤어!'라고요."

미레이는 단순히 무엇을 먹는지가 아니라, '어떻게' 먹는지가 중요하다고 강조했다.

"그때 깨달았어요. 음식을 제대로 바라보지 않았다는 걸요. 느긋하게, 내 몸에 들어오는 영양소 하나하나에 집중하면서 먹어야 했어요."

회복된 사람 중에는 감사하는 마음으로 식사하는 게 중요하다는 사람도 있었지만, 두려움에서 비롯된 식습관 변화는 아무 소용이 없으며 오히려 해가 된다고 주장하는 사람도 있었다. 건강하게 먹는 '방식'과 '이유'도 무엇을 먹는지만큼 중요하다는 것이다. 회복자들의 식단 변화는 표면적으로는 제각기 달라 보였다. 마치 서점의 요리책 코너처럼 온갖 식이요법이 몽땅 등장했다. 하지만 그 이면에 어떠한 공통점이 있지 않을까?

나는 본질에 접근하고 싶었다. 유행 식단이나 개별 식품의 효능을 넘어, 식단 자체가 자연 치유에 결정적인 역할을 한 사례가 있는지 동료들에게 수소문했다. 그리고 한 연구자로부터 이런 답장을 받았다.

"톰 우드 씨를 만나보셔야 할 것 같군요."

| 한 통의 이메일에서 시작된 기적 |

톰 우드는 꼼꼼한 성격의 소유자다. 처음 연락했을 때 그는 미국 동부에 있는 본인의 컨설팅 회사 이메일 계정으로 답장을 보내왔다. 그 안에는 수십 년간 이어진 당뇨병 투병 과정을 상세히 기록한 자료가 첨부되어 있었다. 그동안의 혈당 수치 변동과 전반적인 추세가 연도별로 정리되어 있었는데 흠잡을 데 없이 완벽한 기록이었다.

직접 이야기를 나눠보니 말투 역시 조리 있고 자신의 건강 상태에 대해 자신감 있게 이야기할 줄 아는 사람이었다. 내가 지난 몇 년간 만난 대부분의 사람과 마찬가지로, 그는 지금의 의료 시스템에서 무엇이 도움이 되고 무엇이 쓸모없는지를 분명히 알고 있었고, 몸과 건강에 대해 오랜 시간 진지하게 고민해 온 티가 났다. 건강 이야기를 꺼낼 때 그의 말투에는 피로감과 정감이 동시에 묻어났다.

언제나 그렇듯 이야기는 길었고 나눌 말들이 많았다. 내가

"당신 이야기를 들려주세요"라고 하자 그는 길게 한숨을 내쉰 뒤 웃으며 되물었다.

"시간이 좀 있으신가요?"

어디서부터 시작하면 되냐는 질문에 나는 간단히 대답했다.

"처음부터요."

내가 처음부터 이야기해 달라고 하면, 사람들은 대개 똑같은 지점에서 시작한다. 단순히 병이 발병한 순간이나 진단받았을 때가 아니다. 그들은 더 이전의 건강하던 시절, 아니 그보다 더 거슬러 올라가 어린 시절 이야기부터 꺼낸다. 내가 따로 요청하지 않아도 그렇다. 모든 사건의 뿌리가 거기서 출발한다는 걸 직감적으로 알고 있기 때문이다. 병명이 각기 무엇이든, 결국 핵심은 '이야기'에 있다.

톰은 자신을 늘 건강한 사람이라 여겼다. 건강은 정체성의 일부였고, 아주 어릴 적부터 그랬다. 뉴욕주 이타카에서 자란 그는 고등학교 시절 축구와 테니스 클럽의 주장을 맡았고, 아버지는 이타카칼리지 체육 분야 책임자였다. 가족 모두 함께 하이킹을 하고 자전거를 타며 야외에서 시간을 보내는 활동적인 삶을 즐겼다.

활기찬 생활 방식은 성인이 되어서도 이어졌다. 코넬대학교를 졸업한 뒤엔 연봉이 괜찮은 사무직을 얻어 뉴욕 남부로 이사했고, 결혼해 아들을 얻었다. 이후 직접 회사를 차려 채용과 컨설팅 사업을 시작했고 안정된 삶을 꾸려나갔다. 매일 아침 알람이 울리면 새벽 어스름을 뚫고 체육관으로 가서 라켓볼을 치고 웨이트 트레이닝을 하거나 러닝머신 위를 달렸다. 점심엔 사무실 근처 패스트푸드점에 들러 햄버거와 감자튀김, 콜라를 사 먹었다. 그때를 회상하던 그는 씁쓸하게 내뱉었다.

"세상에서 버거킹을 제일 많이 먹은 사람이 아마도 나일 거예요."

세월은 강물처럼 흘렀다. 회사 일은 바빴고 아들은 어느덧 훌쩍 자랐다. 그의 체중은 조금씩 늘었고, 허리 통증이 간헐적으로 찾아왔다. 때때로 '앳킨스 다이어트(국내에서는 황제 다이어트로 유명한 저탄수화물 고지방 식단-옮긴이)'를 시도해 몇 킬로그램을 감량했지만, 곧 원래대로 돌아왔다. 그리 심각한 과체중은 아니었지만 예전보다 확실히 몸이 무거워졌고 나이를 실감하게 되었다.

그러던 어느 금요일 오후였다. 도심에서 회의를 마치고 기차를 타고 귀가하던 중 뭔가 이상한 기운이 덮쳐왔다. 하루 종일 무기력하고 몸 상태가 안 좋았지만 단순한 피로감이려니 여겼다. 기차역에서 내려 차를 몰고 집으로 향하던 중, 갑자기 가슴이 조여오고 왼팔이 저릿해졌다. 심장마비의 전조 증상임을 직감한 그는 운전대를 틀어 병원 응급실로 직행했다.

"응급실에 도착하자마자 의료진이 바로 저를 데리고 들어가더라고요. 환자복으로 갈아입고 심전도 기계를 붙인 채 몇 시간 동안 누워 있었습니다."

밤 11시쯤, 의사들은 그가 겪은 증상의 원인으로 의심되는 단서를 찾아냈다. 심장 근육이 손상됐을 때 나타나는 특정 단백질 수치가 정상보다 4~5배나 높게 나타난 것이다. 심장에 이상이 있다는 뜻이다. 의사들은 관상동맥 협착을 의심했다.

주말이 지난 월요일 아침, 그는 관상동맥 조영술을 받았다. 대퇴동맥에 카테터를 삽입해 심장까지 올려보낸 뒤 조영제를 주입하고 엑스레이로 동맥 내 흐름을 확인하는 검사였다. 검사 결과는 뜻밖이었다. 동맥은 5% 미만의 협착만 있을 뿐, 나이에 비해 매우 양호한 상태였다.

그는 다시 병실로 옮겨졌다. 의료진은 처음부터 다시 원인을 찾아야 했다. 그때 한 간호사가 답을 들고 병실로 들어왔다. 손에 들고 있던 결과지를 확인하며 짜증 섞인 목소리로 말했다.

"여기 혈당 수치 300인데요? 아무도 이거 확인 안 하셨어요?"

추가 혈액검사 결과 진짜 원인이 드러났다. 제2형 당뇨병이었다.[2] 그의 몸은 인슐린 저항성을 보이고 있었던 것이다. 인슐린은 혈액 속의 포도당을 세포 안으로 밀어 넣어 에너지로 사용하게 하는 호르몬이다. 인슐린이 제 역할을 하지 못하면 혈액에 포도당이 그대로 쌓이고, 이는 심장의 구조와 기능에 여러 가지 악영향을 미친다.

제2형 당뇨병은 방치하면 심부전, 신장 손상, 실명, 뇌졸중, 사지 절단 등 심각한 합병증을 유발한다. 전체 당뇨병 환자의 95%가 제2형 당뇨병이며, 미국 내 사망 원인 7위에 해당한다. 미국 질병통제예방센터CDC에 따르면 미국 보건의료비 지출의

20%가 당뇨병 치료에 쓰이고 있다. 톰 우드가 심장마비인 줄 알고 스스로 응급실에 실려 간 순간, 그는 전 세계 4억 2,200만 명에 이르는 당뇨병 환자[3] 중 한 사람이 되었다. 미국 보건 당국은 20세 이상 미국인 중 8천만 명이 당뇨 전단계에 있으며, 4명 중 1명은 자신이 당뇨병 환자인 줄 모르고 살아간다고 한다. 게다가 최근 수십 년간 이 수치는 미국뿐 아니라 전 세계적으로 폭발적으로 증가하는 추세다.[4]

실제 의료 현장에서는 제2형 당뇨병을 대부분 '되돌릴 수 없는 진행성 질환'으로 여긴다. 조기에 발견하면 식이요법, 운동, 체중 감량 등을 권장하기도 하지만, 올바른 영양에 대한 오해는 환자뿐 아니라 의료진 사이에서도 여전하다. 일반적인 병원의 만성질환 대처법은 아주 간단하다. '진단하고, 약 주고, 귀가시키는' 방식의 단기적 처치다.

톰이 보기에 병원의 당뇨병 치료법은 50년 전과 크게 다르지 않았다. 그가 어릴 적 어머니도 당뇨병 진단을 받았다. 그럼에도 어머니는 여전히 전분과 탄수화물이 가득한 1950년대식 요리를 고수했다. 10대 시절 주방에서 어머니가 셔츠를 걷어 올리고 인슐린 주사를 맞는 모습을 본 그는, 그제야 어머니가 수년째 스스로 주사를 놓았다는 사실을 알게 됐다.

"그땐 인슐린 주사를 맞는 것이 그냥 내 몸에서 인슐린을 분비하는 것과 똑같다고 여겼어요. 내가 진단받았을 때도 마찬가지였죠."

물론 1922년 인슐린이 처음 당뇨병 환자에게 투여된 것은 의학계의 커다란 진전이었다. 그해 열네 살 소년 레너드 톰슨은 인류 최초로 인공 인슐린을 맞은 사례로 기록되었다. 그가 살던 시기의 제1형 당뇨병 환자는 대부분 굶주림에 가까운 식단으로 버티다 몇 달 만에 사망하곤 했다. 하지만 같은 병을 앓았던 레너드는 그 후 13년이나 더 살 수 있었다.

인슐린의 발견은 수많은 생명을 살려냈고, 질병과 고통을 없애줄 '기적의 치료제'를 찾아 헤매던 의학의 여정에 커다란 기념비를 남겼다. 그러나 지금은 과거의 성과와 한계를 바탕으로 의학사에 새로운 시대가 열리고 있다. 이제는 약물, 특히 인슐린 같은 치료제가 증상은 조절할 수 있어도 병의 근본 원인을 치료하지는 못한다는 사실이 보다 분명해졌다.

제2형 당뇨병의 경우, 아무리 치료를 받아도 인슐린 저항성 자체는 여전히 남는다. 원인을 해결하지 않으면 상황은 달라지지 않는다. 치료를 받는다 해도 결국에는 증상을 억누른 채 버티는 데 그칠 뿐이다. 병은 그 사이에도 조금씩 진행되고, 몸속 여러 장기가 손상되며, 점점 더 고통스러워지면서 삶의 질이 급격히 떨어진다. 만약 톰의 어머니가 겪은 일이 요즘 흔히 보는 당뇨병 환자 사례와 비슷하다면, 그녀가 '노화'라고 여겼던 증상은 사실 당뇨병의 진행에 따른 합병증이었을 가능성이 높다.

예상대로 톰의 당뇨병도 점차 악화되었다. 처음에는 인슐린 작용을 도와주는 메트포르민을 처방받았지만 어느 정도 지나자 효과가 떨어졌다. 이후 식사 전, 간식 전, 취침 전에 인슐린 주사를 맞기 시작했다. 하루에 맞는 인슐린의 양은 약 45단위에 달했다. 문제는 인슐린을 맞으면 체중이 증가하고, 이로 인해 인슐린 저항성이 더 심해지며, 다시 혈당이 올라 인슐린이 더 많이 필요해지는 악순환이 반복된다는 점이다. 톰의 체중은 계속해서 늘었고, 체중 때문에 운동을 멈추게 되었으며, 결국 만성적인 요통까지 생겼다.

"쇼핑몰 안을 30미터도 채 못 걸을 정도였어요. 정말 엉망이었죠."

꼭 짚고 넘어가야 할 게 있다. 톰은 결코 어리석거나 무책임한 사람이 아니었다는 점이다. 그는 아이비리그를 졸업한 뒤 스스로 회사를 운영했으며, 평소 운동을 중시하던 사람이었다. 사회적 지위가 있는 만큼 의료 접근성 또한 높았다. 그는 내분비내과 중에서도 '당뇨병만 전문적으로 진료하는 최고 권위자'들을 직접 찾아다니며 진료를 받았다. 지난 15년 동안 20명에 가까운 의사에게 진료를 받았고, 그중 8명 이상은 특화된 전문가였다. 또한 그는 수치와 데이터를 꼼꼼히 관리하는 성격 덕분에 혈당을 그 누구보다 철저히 기록하고 조절해 왔다. 그런데도 그의 혈당 수치는 계속해서 위험 수준을 넘어섰다. 결국 한쪽 눈에는 백내장이, 양발에는 감각이 없어지는 당뇨병성 말초신경병증이 생겼다. 그 밖에도 심장병, 신장질환, 골다공증, 심지어 암으로 이어질 수 있는 합병증의 위험에도 점점 가까워지고 있었다.

2014년 추수감사절 주말, 톰의 메일함에 한 통의 이메일이 도착했다. 처음엔 스팸 메일인 줄 알았다. '당신의 인생을 바꿔드립니다!'라는 광고 문구에 이어, 지금 등록하면 '특별 식단의 비밀'을 받을 수 있다는 안내문이 있었다. 체중이 줄고, 당뇨약도 끊게 되며, 한 달 내에 각종 건강 수치가 정상으로 돌아와 당뇨약 없이 정상 혈당을 유지할 수 있다는 내용이었다. 톰은 마우스를 움직여 삭제 버튼을 누르려 했다. 하지만 '전액 환불 보장'이라는 문구에 눈길이 멈췄다. 매일 이어지는 인슐린 주사, 만성 통증, 늘어난 체중, 고단한 삶이 이제는 지겨웠다. 그는 다시 이메일을 읽었다. "식단을 바꾸면 인생이 바뀝니다! 난논 39.95달러!" 4주간 진행되는 프로그램이었다. 약을 끊지 못하면 전액 환불해 준다고 했다. 그는 과감하게 결심했다.

'그래, 이제 와서 잃을 게 뭐가 있겠어?'

그는 홀린 듯 카드 정보를 입력하고 식단 안내서를 다운로드했다. 식단에는 고기와 유제품이 아예 빠져 있었다. 채소, 과일, 콩류 중심의 식단은 처음엔 꽤 다양해 보였지만, 정작 익숙하지 않은 식재료가 많았다. 조리법도 생소했다. 그래도 이미 돈을 낸 터였다. "한 달쯤이야 버틸 수 있겠지" 하는 마음으로 식단을 따라 해보기로 했다.

4주 후, 톰은 체중을 약 4.5킬로그램 감량했고, 당뇨약 복용량도 절반으로 줄였다. 몸이 한결 가벼워졌고, 에너지도 느껴졌다. 그렇지만 프로그램에서 약속한 대로 완전히 약을 끊지는 못했다. 반신반의하는 마음으로 식단 회사에 전화했더니 정말로 돈을 환불해 주었다.

너무나도 놀라운 경험이었다. 단지 식사 구성을 조금 바꿨을 뿐인데, 수십 년 동안 꿈도 꾸지 못했던 변화가 일어난 것이다. 톰은 본격적으로 당뇨병과 식단의 관계를 파고들었고, 조엘 펄먼Joel Fuhrman 박사의 『당뇨병의 종말The End of Diabetes』이라는 책을 만나게 되었다. 아내와 함께 책을 읽은 그는 오랜만에 희망과 활력을 느꼈고 본격적으로 프로그램을 시작했다. 아내도 함께 식단을 실천하며 요리를 도왔다. 초반에는 익숙하지 않아 힘들었지만, 칼로리 계산이나 복잡한 식이요법보다 훨씬 단순하고 실용적이었다.

펄먼 박사는 칼로리나 음식군 비율보다는, 각 식품에 포함된 비타민, 미네랄, 파이토케미컬phytochemicals의 밀도, 즉 '영양 밀도nutritional density'에 집중했다. 그가 고안한 'ANDI 지수Aggregate Nutritional Density Index(총 영양 밀도 지수)'는 영양소 밀도를 나타낸다. 처음엔 각 음식을 일일이 비교하고 확인하느라 번거롭지만, 익숙해지면 자연스럽게 몸에 밸 것이다.

이 지수는 앞으로의 연구에 따라 달라질 수 있지만,[5] 지금 기준으로는 우리가 배워온 '식품 피라미드'보다 훨씬 실용적이고 건강한 도구다. 핵심은 간단하다. 채소 위주의 식단으로 전환하라. 톰은 파스타, 빵, 고기, 유제품을 완전히 끊지는 않았지만, 전체 열량의 5% 이하로 대폭 줄였다. 식단의 기반을 완전히 뒤바꾼 것이다.

결과는 놀라웠다. 2014년 추수감사절 이후 지금까지, 그는 약 없이 완전한 비당뇨 상태를 유지하고 있다. 그는 여전히 펄먼 박사의 항당뇨 식단을 따르고 있으며, 매일 '뉴트리태리언 nutritarian 식사'라고 불리는 영양 밀도 중심 식단을 실천하고 있다. 그의 식단은 주로 콩류, 녹색 채소, 견과류, 씨앗, 베리류 등으로 구성되어 있다.

"배고플 틈이 없어요. 예전 식습관으로는 절대 돌아가지 않을 겁니다."

가끔 케이크 같은 걸 먹고 싶을 때는 없을까?

"거의 없습니다. 솔직히 먹고 싶은 생각이 안 들어요. 한 달 정도 지나니 예전 음식에 대한 갈망도 사라지더군요."

실제로 많은 사람들이 식단을 바꾼 뒤 맛을 느끼는 감각이 되살아났다고 말한다. 건강한 식습관은 더 이상 '억지로 견디는 일'이 아니라 '삶을 바꾸는 기쁨'으로 바뀐다. 과일과 채소도 조리법만 알면 얼마든지 맛있게 즐길 수 있고, 시간이나 돈도 크게 들지 않는다.

톰은 "갈망이 사라졌어요"라고 표현했는데, 이는 중독을 끊어낸 사람들이 자주 사용하는 언어다. 많은 사람들이 정제된 밀가루와 설탕에 중독된 것 같았다고 말하며, 그 때문에 영양 밀도가 높은 음식으로의 전환이 어려웠다고 회상한다. 실제로 두통

등 금단 증상을 겪는 경우도 적지 않다.

지금의 톰은 인생에서 가장 건강한 상태다. 예전엔 쇼핑몰에서 30미터도 못 걷던 그가 이제 하루에 5킬로미터를 거뜬히 걷는다. 70대임에도 몸이 가볍고 유연하며 당뇨의 흔적이 전혀 없다.

톰을 담당하던 내분비내과 전문의도 충격을 받았다. 회복 1년째가 되던 여름, 의사는 건강 상태를 점검하기 위해 검사를 권했고, 예전 기록과 최근 기록을 비교하며 이렇게 말했다.

"전 지금까지 수많은 당뇨병 환자를 진료했어요. 하지만 지난 20년 동안 이런 회복은 단 한 번도 본 적이 없습니다."

톰의 이야기는 내 마음 깊이 와닿았다. 나 역시 톰처럼 평소 식단이 비교적 건강하다고 생각했다. 일이 바쁠 때 가끔 먹는 정크푸드만 빼면, 나름 괜찮은 선택을 하고 있다고 여겼다. 하지만 돌아보면 그냥 주변에 있는 음식에 무심코 손이 가는 경우가 많았고 그게 일상이었다. 많은 사람이 아마도 이러한 식생활을 할 것이다. 나는 의사로서 환자들에게 무엇을 먹는지 묻고, 병원 식판에 올라온 음식을 지켜본다. 놀랍게도 대부분 자기가 건강한 식습관을 가지고 있다고 믿는다. 실제로는 전혀 그렇지 않은데도 말이다.

나는 농장에서 자랐고, 전통적인 아미시 식문화 속에서 성장했다. 자급자족 정신이 깃든 공동체이므로 모든 식사는 집에서 만들어야 했고, 포장 음식이나 배달은 없었다. 어머니는 거의 모든 음식을 손수 만드셨다. 직접 밀을 갈아 밀가루를 만들었고, 그걸로 빵과 팬케이크, 머핀을 구우셨다. 우리는 삼시세끼 빠짐없이 고기를 먹었고 빵이나 감자 같은 탄수화물도 많이 섭취했다. 이런 식습관은 성인이 되어서도 이어졌는데, 대학에 들어가면서부터는 과자, 쿠키, 군것질이 더해졌다. 식품 피라미드에 기반한 식습관을 유지하기는 했다. 고기와 유제품이 피라미드의 아래를 든든히 받치고 있었다. 그게 없으면 건강이 무너질 것만 같았다.

아이러니하게도 잘못된 식습관을 가장 부추긴 곳은 다름 아닌 의대였다. 의대생들은 늘 시간에 쫓긴다. 편하고 빨리 배를 채울 수 있는 음식이 사랑받는 이유다. 나는 패스트푸드, 포장음식, 간편식을 주로 먹었고 영양은 뒷전이었다. 머릿속에 엄청난 양의 의학 지식을 욱여넣어야 했지만 '영양'이라는 주제는 거의 다뤄지지 않았다. 간혹 다뤄질 때도 현실 속 식습관과 연결되는 산 지식은 아니었다. 교수님은 몸과 뇌의 대사 과정에서 비타민과 미네랄이 어떻게 작용하는지 가르치다가도 "하지만 서구 사회에선 영양이 부족한 일이 거의 없지"라며 다음 주제로 넘어갔다. 수업을 마치면 피자와 과자를 먹으며 밤새워 공부했다. 시험에는 혈중 특정 영양소 결핍이 세로토닌, 도파민, 아세틸콜린 같은 신경전달물질 생성에 어떤 영향을 미치는지를 묻는 문제가 나왔지만, 막상 병원에서 환자를 만나면 "요즘 식사는 어떻게 하세요?"라는 질문조차 하지 않았다. 잘못된 연료를 넣으면 자동차가 고장 나듯, 몸과 마음도 마찬가지인데 말이다.

브라질을 다녀온 뒤 수많은 회복 사례를 접하며 나 역시 바뀌어야겠다는 생각이 들었다. 아직 병이 없더라도 지금처럼 살다가는 언젠가 병마와 싸우게 될지도 모른다는 불안감이 엄습했다. 나에게 맞는 식단을 새롭게 짜야겠다고 결심했다.

톰, 클레어, 주니퍼처럼 기적적인 회복을 경험한 사람들은 모두 자신만의 방식을 찾았다. 특히 클레어는 개인 맞춤형 식단의 중요성을 강조했다. 그녀는 자신의 회복 이야기를 '췌장암과 함께 살아가기'라는 커뮤니티의 블로그에 기록했는데, 초반에는 자신이 먹는 음식을 구체적으로 소개했다. 그러자 어떤 독자가 자기도 똑같이 먹겠다며 클레어가 언급한 식재료를 모조리 사서 그대로 따라 했다. 얼마 지나지 않아 그 독자는 세상을 떠났다.

그 일 이후로 클레어는 자신의 식단을 구체적으로 공개하지 않기로 결정했다.

"나에게 맞았던 방식이 그분에게는 맞지 않았던 거예요. 사람마다 필요한 것도, 반응하는 것도 다르다고 믿어요. 흔히들 '마법의 총알' 같은 식단을 찾지만, 모두에게 적용되는 단 하나의 해답은 없습니다. 각자에게 맞는 걸 찾아야 하죠."[6]

대신 클레어는 몇 가지 원칙을 공유했다. 정제 밀가루와 설탕, 가공식품과 첨가물(색소, 방부제 등)은 모두 끊었다. 일부 유기농 고기와 유제품은 소량 유지했다. 그녀가 고수한 핵심 원칙은 단 하나였다. "신선한 제철 음식만 먹기."

내가 접한 수많은 자연 치유 사례의 공통점 또한 구체적인 메뉴가 아닌 방향성이었다. 신선한 채소 위주의 식사, 정제당과 가공식품의 배제, 자연식품whole food 섭취. 이는 과학적으로도 근거가 있다. 암세포는 당을 먹고 자란다. 정제당은 암뿐 아니라 각종 질병의 토양이 될 수 있으며, 가공식품 속 첨가물은 면역체계를 교란하거나 염증을 유발할 수 있다.

조지아주립대학교에서 진행된 쥐 실험[7]에서는 흔한 식품 첨가물인 유화제와 암 사이의 충격적인 상관관계가 발견됐다. 카복시메틸셀룰로스carboxymethylcellulose, 폴리소르베이트-80 polysorbate-80 같은 유화제는 마요네즈부터 아이스크림에 이르기까지 거의 모든 가공식품에 광범위하게 사용되고 있다. 이러한 성분은 식품의 유통기한을 늘리고, 식감을 개량하기 위해 첨가된다. 식품 과학 업계에서는 이를 '입안에서 느껴지는 질감 개선'이라고 표현한다. 미국 식품의약국FDA은 하나의 제품에 들어가는 단일 유화제 함량에 제한을 두고 있지만, 대부분의 제조사는 여러 종류의 유화제를 조합해 넣는 방식으로 규제를 피한다. 법적으로는 문제가 없지만, 결과적으로 소비자는 다양한 화학 성분을 한꺼번에 섭취하는 셈이다. 유화제는 가공된 빵과 육류, 샐러드드레싱, 각종 소스 등을 통해 몸속으로 들어온다. 그리고 장내 미생물 생태계, 즉 마이크로바이옴이라는 섬세하고 복잡한 생물학적 시스템을 교란한다.

이 연구를 포함한 여러 논문에 따르면, 이러한 미생물 환경의 교란은 만성 염증을 유발하고, 체중 증가, 염증성 질환, 자가 면역질환, 심지어 암으로까지 이어질 수 있다. 가공식품에 들어 있는 극소량의 유화제가 이렇게 심각한 병을 유발한다는 게 쉽게 와닿지 않을 수 있다. 하지만 곰곰이 생각해 보면 그런 식품을 하루 세 번, 매 끼니 먹어왔으니 놀랄 일만은 아니다. 매번 샐러드, 감자, 구운 닭가슴살을 먹는다 해도 거기에 곁들이는 드레싱이나 소스는 대부분 가공식품이다. 마치 작은 자갈 하나가 신발에 들어가 발뒤꿈치를 까지게 만드는 것과 같다. 이런 유해 성분은 우리가 마트에서 무심코 장바구니에 담는 대부분의 식품에 들어 있다.

결국 신선한 채소와 통곡물, 가공되지 않은 식재료를 중심으로 식단을 꾸리는 것이 나에게 꼭 필요한 변화라는 걸 실감하게 되었다. 이런 식사야말로 내게 딱 맞는 맞춤형 식단이자 약이 되는 음식이었다. 우리 문화가 가르친 일반적인 식습관과는 정반대의 식단이지만, 건강을 되찾는 데 가장 강력하고 실질적인 출발점이라 믿었다. 이를 뒷받침할 근거를 찾기 위해 멀리 갈 필요는 없다. 인류 역사상 가장 포괄적인 영양 연구 결과만 봐도 충분하다.

톰 우드가 코넬대학교를 졸업하고 사회에 첫발을 내딛던 시기, 같은 대학 영양학부에 신임 교수 콜린 캠벨Colin Campbell이 부임했다. 버지니아 공과대학교에서 10년 넘게 영양학과 생화학을 가르치며 연구를 이어온 그는, 식단과 질병의 연관성에 주목하고 있었다. 당시만 해도 이런 주제는 학계에서 거의 다뤄지지 않았지만, 점차 쌓여가는 데이터를 보고 캠벨은 이것이 간과되어서는 안 될 중요한 영역이라고 확신했다. 당시 캠벨은 필리핀에서 아동 영양실조 문제를 해결하는 프로젝트에 참여하고 막 돌아온 참이었다. 그리고 그 경험이 연구의 방향을 완전히 뒤바꿔 버렸다.

영양실조 퇴치를 위해 전국을 돌며 조사하던 캠벨은, 아이들 사이에서 간암이 비정상적으로 많이 발생한다는 사실을 발견했다. 간암은 보통 중년 이후에 나타나는 질환인데, 필리핀 아이들은 열 살도 되기 전에 이 병으로 목숨을 잃었다. 조사 결과, 전국적으로 유통되던 땅콩버터가 화근임이 밝혀졌다. 땅콩에 곰팡이가 피면서 강력한 발암물질인 '아플라톡신Aflatoxin'이 발생한 것이다. 아플라톡신은 땅콩버터 등에서 흔히 검출되는데, 캠벨은 이를 "현재까지 알려진 간암 유발 물질 중 가장 강력한 것"[8]이라고 표현했다.

하지만 한 가지 이상한 점이 있었다. 간암에 걸린 아이들은 대부분 부유한 가정 출신이었고, 가난한 지역 아이들은 같은 음식을 먹고 있음에도 병에 걸리지 않은 것이다. 캠벨은 그 차이를 부유한 아이들의 식생활에서 찾았다. 이들은 서구식 식단처럼 육류와 유제품을 많이 섭취한 반면, 가난한 가정의 아이들은 그런 음식을 거의 먹지 않았다. 동물성 단백질과 암 사이에 연관성이 있다는 증거였지만, 그는 이 결과를 쉽게 받아들이지 못했다. 당시만 해도 '단백질 부족이 암과 다른 질병의 원인'이라는 것이 학계의 정설이었기 때문이다. 그러던 중 캠벨은 인도의 한 의학 저널에 실린 실험을 접했다. 두 그룹의 쥐에게 아플라톡신을 주입한 후, 한 그룹은 고단백 식단, 다른 그룹은 저단백 식단을 먹인 실험이었다. 그 결과 고단백 그룹은 모두 암 또는 암 전 단계 병변이 생겼고, 저단백 그룹은 단 한 마리도 병에 걸리지 않았다. "100% 대 0%라는 극단적인 결과였죠."[9] 캠벨은 이 충격적인 결과에 반신반의하며 직접 같은 실험을 재현했고, 동일한 결과를 얻었다.[10]

이후 그는 본격적으로 식단과 질병의 연관성에 집중하기 시작했다. 1980년, 중국 질병관리본부의 수석 연구원이었던 천쥔스陳君石 박사가 캠벨을 찾아와 셀레늄과 암의 상관관계에 대한 소규모 공동 연구를 제안했다. 그러나 두 사람의 대화는 곧 '중국의 대규모 영양 연구'라는 역사적 프로젝트로 확대됐다.

당시 중국은 이상적인 연구 조건을 갖춘 나라였다. 첫째, 인구가 12억 명에 달해 전 세계 인구의 약 3분의 1을 차지했고, 둘째, 국민의 97%가 태어난 지역에서 평생을 살았다. 이는 외부 요인에 의한 교란 변수가 적다는 뜻이다. 마지막으로 셋째, 음식 역시 지역별 특성이 뚜렷했고 식자재 유통이 제한적이어서 사람들은 대부분 자기 지역에서 생산된 음식을 주로 먹었다. 프로젝트 책임자 바누 파르피아Banoo Parpia는 당시 중국을 가리켜 "1980년대 중반, 전 인류를 대상으로 한 대규모 실험실"[11]이라고 표현했다.

여기에 또 하나의 결정적인 계기가 더해졌다. 1970년대 후반, 암 투병 중이던 중국 총리 저우언라이周恩來가 전 국민의 암 유병률을 조사하라는 명령을 내린 것이다. 이 조사는 8억 8천만 명, 즉 중국 인구의 98%를 대상으로 진행된 사상 최대 규모의 생의학 조사였다. 조사 결과는 색깔별로 구분된 '암 지도'로 시각화되었는데, 어떤 지역에서는 특정 암의 발생률이 다른 지역보다 무려 100배 이상 높은 것으로 나타났다. 유전적 차이로는 설명할 수 없는 결과였다. 조사 대상자의 87%가 동일한 한 족이었기 때문이다. 즉, 암의 원인은 유전자가 아니라 환경이었다. 질병은 피할 수 없는 운명이 아니라 환경과 선택의 결과일 수 있다는 사실이 드러난 것이다.

이러한 배경 속에서 캠벨, 천췬스, 그리고 공동 연구팀은 1983년 본격적인 연구에 착수했다. 이후 20년 동안 이들은 수십 종의 질병에 대한 사망률 자료를 수집했고, 367개의 변수에 대해 서로 어떤 상관관계가 있는지를 비교 분석했다. 전국

6,500명의 성인을 대상으로 혈액검사, 소변검사, 식단 조사, 시장 식품 샘플 분석까지 진행했다.

결과적으로 이들은 식단, 생활습관, 질병 사이의 통계적으로 유의미한 연관성을 8천 건 이상 도출했다. 이 연구는 규모와 정밀도, 포괄성과 독창성 면에서 전례 없는 것이었다. 《뉴욕타임스》는 이를 "역학 연구의 그랑프리"라고 평가했다.

연구는 서구식 식단(지금은 전 세계 거의 모든 지역에 퍼진 식단)이 질병을 만드는 식단임을 명확하게 입증했다. 이 식단은 인체라는 '토양'을 각종 치명적인 질병이 자라기 쉬운 환경으로 만든다. 이 연구가 이루어진 지역은 유전적으로 유사한 사람들이 세대를 걸쳐 같은 방식으로 살며, 매일 비슷한 음식을 먹는 곳이었다. 지역 간 식습관에 따른 사망률을 비교한 결과, 육류와 유제품 등 동물성 식품을 많이 섭취한 지역에서는 심장병, 당뇨병, 여러 종류의 암 같은 전형적인 서구형 질환으로 인한 사망률이 훨씬 높았다. 반면, 식물성 식품을 주로 섭취한 지역에서는 이들 질환의 사망률이 현저히 낮았다.

또한 연구는 개별 영양소보다 전체 식습관이 훨씬 더 중요하다는 사실도 함께 밝혀냈다. 가끔 유제품이나 육류를 소량 섭취하는 정도는 질병 위험을 높이지 않았다. 중국인들은 실제로 육류와 유제품을 아주 소량만 섭취했다. 예를 들어 국물 맛을 내기 위해 돼지고기를 약간 넣거나, 소스의 베이스로 요구르트를 한 술 사용하는 정도였다. 반대로 '좋은' 영양소를 하나 추가하는 정도로는 질병을 예방하는 효과가 전혀 없었다. 어유魚油나 영양 보충제를 챙겨 먹는다 해도 정제 탄수화물과 동물성 단백질, 가공식품 위주의 식사를 한다면 건강을 지키기 어렵다는 뜻이다. 바쁜 현대인은 제철 채소로 정성껏 한 끼를 차리기보다는 포장지를 뜯어 바로 먹을 수 있는 음식을 택한다. 식단은 점점 나쁜 방향으로 퇴보 중이다.

우리는 영양소가 아닌 '음식'을 먹는다. 특정 영양소가 병을 예방하거나 치료할 수 있다는 단순하고 환원적인 관점과 달리, 캠벨과 연구팀은 음식 속 복합적인 영양소들의 상호작용이 건강에 훨씬 더 중요하다는 결론에 도달했다. 건강과 치유의 핵심은 전체적인 식습관이다. 매일의 식사는 그대로 유지하면서 영양제를 보충하는 방식으로는 건강을 되찾을 수 없다. 전체는 부분의 합보다 크다는 말처럼, 진정한 건강을 위해서는 식습관 전반을 대대적으로 바꿔야 한다.

연구를 마친 캠벨은 채식 위주의 식단으로 전환했다. 지금까지도 꾸준히 식단을 지키고 있지만, 자신을 '채식주의자'라고 칭하지는 않는다. 채식주의자라는 용어에 담긴 이념적 색채보다는, 식물성 식단이 생명을 지키는 식단이라는 사실에 주목하길 원하기 때문이다. 처음부터 이런 철학을 가진 건 아니었다. "저는 낙농가에서 자랐어요. 직접 소젖을 짰습니다!" 캠벨은《뉴욕타임스》와의 인터뷰에서 이렇게 말했다. 이 인터뷰는 전 미국 대통령 빌 클린턴Bill Clinton이 캠벨의 책을 읽고 심장병을 극복했다는 사실이 알려진 직후에 성사된 것이었다. "제 커리어 초기에는 온통 단백질, 단백질, 단백질뿐이었죠." 하지만 그는 이제 완전히 다른 길을 걷고 있다. 식단도, 건강에 대한 신념도, 연구자로서의 삶도 대규모 중국 연구 이후 뒤바뀌었다.

캠벨은 이 연구를 토대로 『무엇을 먹을 것인가』라는 책을 펴냈다. 2005년 텍사스의 작은 출판사에서 출간된 이 책은 처음에는 별다른 주목을 받지 못할 거라 여겨졌다. 그러나 출간 이후 100만 부 이상 팔리며 역사상 가장 많이 팔린 영양 분야 도서로 자리매김했다. 이 연구는 과학계의 큰 찬사를 받았지만, 실제로 우리의 의료 체계에 반영되는 속도는 답답할 정도로 더뎠다. 나는 건강한 식사를 실천하거나 이를 환자에게 교육하는 의료인을 본 적이 거의 없다. 더 놀라운 사실은, 보건 분야 역사상 가장 방대한 규모로 완성된 이 연구조차 의료계에 잘 알려지지 않았다는 점이다.

왜 우리는 건강에 해로운 음식을 그토록 갈망하는가. 우리의 입맛은 『무엇을 먹을 것인가』에서 밝혀낸 해로운 식품에 사로잡혀 있다. 우리의 음식 문화는 건강을 지키기보다 병을 키우는 방향으로 치우쳤다. 그로 인해 삶의 질은 떨어지고, 경우에 따라 생명이 단축되기도 한다. 나는 자연 치유를 연구하면서 인간의 몸과 면역체계가 얼마나 지혜롭고 회복 능력이 뛰어난지 새삼 깨달았다. 그런데도 왜 우리는 몸을 건강하게 만드는 음식보다 병들게 하는 음식을 택하게 되는 걸까?

간단히 답하겠다. 우리 몸은 충분히 똑똑하다. 다만 영양과 음식 갈망이라는 측면에서 몸의 지능을 이해하려면 아주 먼 과거로 거슬러 올라가야 한다.

인간은 본능적으로 특정 음식을 갈망하도록 설계되어 있다. 특히 지방, 설탕, 소금처럼 진화 초기 인류가 구하기 힘들었던 성분들은 뇌의 쾌락 중추를 자극한다. 초콜릿을 한입 베어 물거나 베이컨을 씹을 때, 뇌는 도파민이라는 쾌락 호르몬을 대량 분비하며 보상 반응을 일으킨다. 도파민은 곧바로 혈류를 타고 퍼지며 강하고 즉각적인 만족감을 준다. 참고로 도파민은 '쾌락 경로'라고 불릴 정도로 강력한 신경전달물질이다.

설탕은 그중에서도 특히 끊기 어려운 음식이지만, 자연 치유를 바랄 때 가장 먼저 끊어야 할 대상으로 꼽힌다. 설탕이 자극하는 쾌락 경로는 성적 만족이나 약물처럼 강렬하다. 우리는 도파민이 나오는 활동이라면 무엇이든 반복해서 추구하도록 진화해 왔다. 그것이 몸에 좋든 나쁘든 말이다.

그렇다면 왜 이렇게 해로운 음식이 쾌락을 유발하도록 설계되었을까?

해답은 생존 전략에 있다. 먼 과거에는 다음 끼니를 어떻게 해결할지가 생존을 좌우했다. 에너지가 풍부한 음식, 특히 지방과 당분은 귀했고 얻기도 힘들었다. 단백질이 풍부한 육류는 근육을 형성해 생존에 유리하도록 도왔고, 설탕은 빠르게 에너지를 공급해 줄 뿐 아니라 지방을 저장하게 도와주었다. 설탕은 포도당과 과당의 형태로 체내에 들어와 지방 축적을 유도했고, 이는 음식이 부족한 시기를 버티는 데 필수적인 기능이었다. 심지어 어린아이들을 대상으로 한 연구에서는 단맛을 선호했던 아이들이 훗날 키가 더 컸다는 결과도 있다. 설탕을 잘 찾아내고 섭취한 조상일수록 오래 생존해 자손을 남길 확률이 높았고, 그 유전자는 오늘날 우리에게까지 전해졌을 가능성이 높다.

이처럼 고지방, 고당 식품은 생존과 직결됐기에, 우리 몸은 이를 섭취했을 때 도파민을 보상으로 제공하며 잘했다고 칭찬했다. 단순히 맛있는 수준이 아니라, 정서적 안정과 위안을 주는 음식이 된 것이다. 설탕은 극히 적은 양만으로도 즉각적인 에너지 상승 효과가 있으며, 집중력과 기억력을 높인다는 연구도 있다. 아기에게 단것을 주면 통증이 줄어든다는 이유로, 병원에서는 한때 신생아에게 포경수술을 하기 전에 설탕을 먹이기도 했다.

갈망은 인류 생존에 핵심적인 역할을 했지만, 오늘날에는 문제의 원인으로 자리매김했다. 쾌락 회로가 반복적으로 자극되고 도파민 보상 체계가 습관화되면 갈망은 중독으로 발전한다. 특히 예전에는 귀하던 설탕이 지금은 넘칠 만큼 흔하므로 중독은 훨씬 빠르게 일어난다. 인류 역사를 통틀어 정제된 설탕이 이렇게 풍부하게 존재한 시기는 지극히 짧다.[12] 싱귤래리티대학교 공동 설립자인 피터 디아만디스Peter Diamandis는 이를 두고 "인간은 20만 년 동안 한 번도 소프트웨어 업데이트를 하지 않았다"고 말하기도 했다.

우리는 선사시대에 맞춤 설계된 몸과 마음을 갖고 있다. 우리가 느끼는 배고픔은 진짜 배고픔이라기보다는 갈망이나 금단 증상에 가깝다. 설탕은 니코틴이나 코카인보다도 중독성이 강하다는 연구가 있으며, 실제로 약물처럼 중독적 쾌감을 일으킨다.[13] 내가 만난 수많은 사람들이 자연식으로 식단을 바꾼 후에야 진정한 배고픔이 무엇인지 처음 알게 되었다고 고백했다. 나 또한 그렇다. 자연식으로 식단을 바꾸자 예전과는 전혀 다른 진짜 배고픔이 느껴졌다. 몸이 필요한 영양을 충분히 받고 있을 때는 강한 갈망이 생기지 않는다.

선사시대로 돌아갈 수는 없으니, 지금 이 시대 환경 안에서 우리 몸이 필요로 하는 영양을 어떻게 채울지 진지하게 살펴야 한다. 주변에 넘쳐나는 가공식품과 중독성 강한 음식 속에서도 건강을 위한 식단을 실천할 방법은 반드시 존재한다.

| 약이 되는 음식, 독이 되는 음식 |

이 장의 첫머리에서 만난 파블로 켈리의 이야기로 되돌아가보자. 어느 날 오후 시골길을 걷다가 갑자기 찾아온 마비 증세는 그의 삶을 송두리째 바꿔놓았다. 더불어 이 사고는 전혀 새로운 식단을 스스로 선택하게끔 이끌었다.

파블로는 검은 머리카락을 가진 마른 체형의 25세 청년으로, 평소 건강한 편이었다. 정원일을 마치고 도구를 정리한 뒤 무릎의 흙을 털어내고 여자 친구를 만나러 나가던 중, 왼쪽 다리가 갑자기 축 늘어지듯 무거워졌다. 손을 뻗어 다리를 만지려 했지만 왼팔이 말을 듣지 않았다. 몸의 왼쪽이 완전히 마비된 것이다.

처음 진료한 의사는 편두통의 일종이라며 대수롭지 않게 넘겼다. 하지만 직장에서 일하다가, 또 여동생 결혼식 날 정장을 입다가 똑같은 증상이 반복되었고, 그제야 정밀검사에 들어갔다. MRI 검사 결과 측두엽에서 골프공 크기의 종양이 발견되었다. 이 부위는 감각을 처리하고 기억을 저장하는 기능을 한다. 조직검사를 해보니 4기 교모세포종이었다. 종양은 수술이 불가능한 위치에 있었고, 의료진은 항암 치료와 방사선 치료를 권했다. 물론 완치가 아닌 연명을 위한 치료였다. 예상 생존 기간은 1년 남짓이었다. 좀 더 공격적인 역형성별아교세포종anaplastic astrocytoma일 경우엔 몇 달밖에 남지 않았을 거라 했다.

방사선 치료 첫날, 의료진은 가위로 수염을 다듬고 병상에 눕히더니 얼굴에 따뜻한 메시 시트를 덮었다. 시트는 식으면서 얼굴 모양대로 굳었고, 그 사이 의료진은 방사선 준비를 서둘렀다. 방사선은 종양 부위를 정밀하게 조준해 암세포를 죽이는 치료지만, 부작용도 많아 신중한 선택이 필요하다.

딱딱한 이동식 병상에 누워 방사선 치료를 기다리며, 파블로는 지난 몇 주 동안 품었던 수많은 생각과 질문을 머릿속으로 빠르게 훑었다. 항암 치료와 방사선 치료를 받을지에 대해 계속 망설여왔다. 살 수만 있다면 하겠지만, 의료진은 그걸 기대하지 않았다. 그저 생명을 조금 더 연장하는 정도였다. 그가 원한 건 더 많은 삶, 더 많은 시간이었다.

파블로는 아직 하고 싶은 일이 너무나 많았다. 언젠가는 아버지가 되는 것도 꿈꿨다. 여자 친구와도 그 이야기를 자주 나눴고 조금 더 시간이 지난 후에 갖자고 계획하고 있었다. 그런데 창창하던 길이 무너져 내려 낭떠러지가 되었다. 그 너머의 미래는 이제 도달할 수 없는 곳이 되었다. 더 이상 나아갈 길이 없었다.

수많은 생각과 대화가 머릿속을 맴돌았다. 그간 파블로는 항암 치료와 방사선 치료의 부작용에 대한 글을 읽고 걱정이 깊어진 터였다. "이 치료가 제게 어떤 영향을 줄까요?" 그는 의료진을 붙잡고 같은 질문을 반복했다. "이러면 병이 나을까요? 아니면 오히려 나빠질까요?" 누구도 명확한 대답을 내놓지 못했다. 파블로는 식이요법이 암의 경과에 어떤 영향을 미치는지도 따로 조사하고 있었다. 키토제닉 식단으로 안암을 이겨낸 퍼트리샤 데일리의 사례를 읽고, 자신에게도 효과가 있을지 궁금해졌다. 한번 시도해 볼 만한 가치가 있지는 않을까? 여러 연구에서 이 식단이 암세포의 영양 공급을 차단하고 종양 주변의 염증과 부기를 줄인다고 했다. 물론 의사들에게도 물어봤지만 다들 키토제닉 식단을 무시하거나 심지어 말리기까지 했다.

"영양학적으로 아무 의미가 없습니다. 항암 치료나 방사선 치료에도 도움이 안 될 거예요."

얼굴 위에 덮인 시트가 천천히 달라붙으며 굳어가던 순간 깨달았다. 그가 원하는 건 '오랜 시간'이 아니라 '삶의 질'이었다. 남은 시간을 어떻게든 살아내는 게 아니라 하루를 살더라도 진정 '살아 있는 삶'을 살고 싶었다. 주 6일은 방사선 치료를 받고, 일요일마다 항암 치료를 받으러 이곳에 누워 있는 삶은 이쪽에서 사양이었다.

파블로는 벌떡 일어나 침대에서 내려왔다. 의료진이 깜짝 놀라 손을 멈췄다.

"이 치료, 안 하겠습니다." 그는 얼굴을 덮은 시트를 떼어내며 말했다. "이 마스크는 그냥 가지세요."

그는 곧장 키토제닉 식이요법에 돌입했다. 매우 까다롭고 먹을 수 있는 것도 손에 꼽는 식단이었지만 파블로는 확고했다. 마침 몇 년 전 금연을 성공한 경험이 있었다. 10년 넘게 담배를 피웠던 터라 매우 고통스러웠지만 결국 해냈다. 그러니 이번에도 할 수 있다고 믿었다.

식단의 시작은 단식이었다. 단식은 단기간에 케톤증을 유도하는 방법이다. 케톤증이란 포도당이 부족해진 몸이 자체 지방을 분해해 에너지를 만드는 대사 상태를 뜻한다. 앞서 설명했듯, 암세포는 포도당을 먹고 자란다. 그는 단식 초기 5일 동안 견과류나 잎채소 정도만 간식으로 먹었고, 이후 일반적인 키토 제닉 식단으로 전환했다. 이 식단에는 육류, 잎채소와 녹색 채소, 버터 같은 고지방 유제품, 견과류와 씨앗류 등이 포함된다. 파블로는 그 후로 3년 동안 케톤증 상태를 쭉 유지했다. 그의 몸에는 무슨 일이 벌어졌을까?

의료진은 그가 항암 치료나 방사선 치료를 받지 않는다면 6~9개월 정도 살 거라 했다. 그러나 그 기간이 지나도 그는 죽지 않았다. 상태가 나빠지기는커녕 오히려 몸이 더 좋아졌다. 파블로는 3개월마다 병원 검진을 받았는데, 판독 결과는 매번 같았다. 종양이 자라지 않고 그대로였던 것이다. 이는 역형성 별아교세포종에서 극히 드문 일이었다. 원래는 검진을 받은 뒤 판독 결과를 들으러 다시 병원에 들러야 했지만, 점차 검진 후에 전화를 걸어 미리 결과를 알려줄 수 있냐고 묻게 되었다. 돌아오는 대답은 늘 같았다. "변화 없습니다. 안정적이에요." 모두가 의아해했지만 골프공만 한 종양은 그 상태 그대로 멈췄다.

그렇게 2년이 지나자 담당 외과 의사가 새로운 제안을 했다. 수술을 해보자는 것이었다. 일반적으로 역형성별아교세포종은 수술로 큰 효과를 기대하기 어렵다. 이 암은 뇌 주변 조직으로 촉수를 뻗어 퍼지기 때문에, 종양을 완전히 제거하려면 뇌의 상당 부분을 잘라내야 한다. 현실적으로 불가능한 일이다. 그러나 파블로의 경우, 종양이 2년 동안 놀랍도록 안정된 상태를 유지해 왔고, 이는 수술을 고려할 만한 조건을 만들어주었다.

2017년 봄, 파블로는 각성 개두술awake craniotomy(의식이 깬 상태에서 받는 뇌수술-옮긴이)을 받았다. 수술대에 옆으로 누운 채 잠시 전신마취를 받았다. 뇌에는 통증을 감지하는 신경이 없기 때문에 수술 중에도 환자를 깨운 상태로 두는 것이 바람직하다. 그래야 외과 의사가 뇌를 자극하면서 즉각적인 반응을 확인할 수 있다. 파블로가 깨어났을 때는 이미 두개골 일부가 잘려 나가 옆에 놓여 있었다. 당황한 그는 두려운 마음에 눈물을 흘렸다. 마스크와 가운을 착용한 신경심리학자가 그의 앞에 앉아 손을 잡더니 말했다.

"주먹을 쥐어보세요. 제 손을 힘껏 쥐는 거예요."

신경심리학자는 그에게 그림을 보여주며 이름을 말해보라고 했고, 중간중간 다시 손을 잡을 수 있는지 확인했다. 한편 외과 의사는 뇌를 감싸고 있는 보호막인 경막을 잘라냈다. 작은 가위로 경막을 절반 정도 자른 다음 T자 모양으로 절개해 양옆으로 조심스레 젖혔다. 드디어 파블로의 뇌가 모습을 드러냈다. 건강한 분홍빛의 뇌 표면에는 실핏줄이 촘촘하게 뻗어 있었고, 촉촉하게 살아 숨 쉬는 느낌이었다. 외과 의사는 젤리처럼 부드러운 뇌엽을 조심스레 벌려 종양을 찾아냈다. 단단하고 희끄무레한 색깔의 불규칙한 종양이었고, 문어 다리처럼 길게 뻗은 촉수들이 뇌 깊숙이 침투해 있었다. 주변의 뇌 조직은 멍든 것처럼 옅은 보랏빛으로 변해 있었다. 종양은 명백히 그 자리에 있어서는 안 될 존재였다.

수 시간에 걸친 정밀한 수술 끝에, 외과 의사는 종양 가장자리의 얇은 막을 조심스럽게 잘라가며 종양을 떼어냈다. 간호사는 계속해서 생리식염수를 흘려 넣으며 수술 부위를 보호했다. 그렇게 전체 종양의 약 90%를 제거했다. 나머지 10%는 항암 치료와 방사선 치료로 없애자고 했다. 아니면 "지금 하고 계신 걸 계속해도 됩니다"라고 말했다. 병원 측 누구도 파블로의 엄격한 키토제닉 식단이 종양을 안정시켰다고는 인정하지 않았다. 그러나 동시에 뭔가 놀라운 일이 일어났음을 부정하지 않았다. 다만 애매하게 "지금 하고 계신 거"라고 표현했을 뿐이다.

파블로는 그들이 "지금 하고 계신 거"라고 표현한 키토제닉 식단을 이어갔고, 몇 달 후 검진에서 남은 종양이 완전히 사라졌다는 결과를 받았다.

그 후의 정기 검진 결과도 모두 깨끗했다. 파블로는 여전히 키토제닉 식단을 유지하고 있고, 앞으로도 그럴 계획이다. 예전의 식습관으로 돌아갈 생각이 있냐는 질문에 그는 단호하게 말했다.

"이게 제 삶이에요. 교모세포종은 언제든 끔찍한 방법으로 다시 찾아올 수 있어요. 당장의 검진 결과가 깨끗하다고 해서 제 몸이 필요로 하는 식사를 멈출 생각은 없습니다."

그의 회복은 많은 이들에게 충격과 감탄을 안겨주었다. 파블로의 침술사는 처음에 그가 목숨을 끊을 작정인 줄 알았다고 고백했다.

"계속 나빠질 줄로만 알았죠. 그런데 어느 순간부터 생각이 바뀌더라고요. '이 사람, 진짜 뭔가 제대로 하고 있는지도 몰라' 라고요."

현재 그의 여자 친구는 임신 중이며, 두 사람은 곧 첫 아이를 맞이할 예정이다. 파블로는 그 어떤 것도 당연하게 여기지 않는다. 아무리 전례 없는 회복이 있었다고 해도 병은 다시 찾아올 수 있다는 걸 잘 안다. 하지만 그는 예전에 꿈꿨던 삶을 실제로 살고 있는 지금이 그저 행복하다.

"죽음은 이제 고민거리가 아니에요. 내가 꿈꿔왔던 모든 것들이 하나씩 현실이 되고 있으니까요."

톰, 클레어, 파블로가 시도한 급진적인 식단 변화에는 어떤 공통점이 있을까? 겉보기엔 제각각이지만 핵심적인 공통점이 있다. 이들 모두 영양 밀도가 높은 식물성 식품에 초점을 맞췄고, 가공식품과 화학 첨가물, 설탕, 정제 탄수화물을 철저히 배제했다는 점이다. 동시에 그들의 식단은 서로 매우 다르다. 각자 자신의 상황과 직관에 따라 '자신만의 처방'을 택해야 했기 때문이다. 클레어가 진단 이후 식단을 정립할 때 말했듯, '마법의 총알' 같은 해답은 없다. 나 역시 그 말이 옳다고 생각한다. 자연 치유 사례에서 특정 영양소나 독소를 골라내어 그것만 더

하거나 빼는 방식은 먹히지 않는다. 그런 접근을 시도하는 책이나 연구는 오히려 오해를 부를 수 있다. 실제로 우리는 특정 영양소에 대해 정반대의 결과를 내놓는 연구가 동시에 발표되는 경우를 자주 목격한다. 이런 정보들은 맥락이나 통찰 없이 단편적으로 대중에게 전달된다.

1917년, 소아과 의사 시드니 하스Sidney Haas는 셀리악병celiac disease을 낫게 하는 기적의 치료법을 발견했다고 생각했다. 당시 뉴욕시에서는 많은 아이들이 셀리악병으로 고통받고 있었다. 그는 수년간 복통, 영양실조, 성장 지연, 심지어 사망까지 이르게 하는 이 병을 고치려고 부단히 노력했다. 그러던 끝에 발견한 기적의 치료법은 바로 바나나였다.

하스가 환자들에게 바나나 위주의 식단을 제공하자 빠르게 회복됐다. 체중이 늘고 건강해진 것이다. 그는 바나나가 치료 효능을 지닌 슈퍼푸드라 믿게 되었고, 관련 의료 논문을 발표하며 환자의 전후 사진까지 실었다.

아이들의 회복은 눈부셨다. 그러나 원인은 바나나에 있지 않았다. 바나나를 워낙 많이 먹은 나머지 빵에 손을 대지 않은 덕분이었다. 셀리악병 환자에게 글루텐은 독이다. 밀가루 단백질인 글루텐은 소장 융모를 손상시켜 영양 흡수를 막는다. 하스는 분명 환자들을 치유했지만 그 원인을 잘못 해석했다. 바나나를 먹어서가 아니라 글루텐을 끊었기 때문에 회복된 것이다.

중국에서 수행된 대규모 연구도 비슷한 해석 오류에 빠질 뻔했다. 초기 연구에서 어떤 지역의 심장병과 밀가루 소비 사이에 상관관계가 있다는 결론이 나왔고, 밀가루가 나쁘다는 해석으로 이어졌다. 그러나 더 깊이 조사해 보니, 문제는 사람들이 무엇을 먹었느냐가 아니라 무엇을 먹지 않았느냐에 달려 있었다. 해당 지역은 채소가 부족해 곡물과 전분 위주의 식단을 먹을 수밖에 없었다. 심장병의 진짜 원인은 밀가루가 아니라 채소 섭취 부족이었다.

식단, 건강, 질병, 그리고 자연 치유 가능성에 대해 더 넓은 시야로 바라보면, 식생활에 대한 근본적인 사고 전환이 필요하다는 사실이 분명해진다. 현재의 식품 피라미드나 칼로리 계산 방식, 또는 특정 음식 하나를 넣고 빼는 문제로는 충분치 않다. 관건은 '영양 밀도'다.

조엘 펄먼 박사의 ANDI 지수를 기억하는가? 영양 밀도에 접근하는 좋은 출발점이다. 핵심은 비타민, 미네랄, 파이토케미컬이 풍부한 식품을 더 많이 섭취하고, 칼로리는 높지만 몸에 필요한 영양소가 거의 없는 음식은 줄여야 한다는 점이다. 파이토케미컬이란 과일, 채소, 통곡물 등 식물성 식품에 들어 있는 천연 화합물로, 이 성분들이 음식에 색과 향, 풍미를 부여한다. 아직 밝혀지지 않은 성분도 많지만, 지금까지 확인된 것들만 봐도 상당수가 강력한 항산화 작용을 하며, 식물을 병이나 해충, 오염으로부터 보호한다. 그리고 그 보호 효과는 우리에게도 동일하게 적용된다. 파이토케미컬은 우리 세포를 활성산소로부터 보호해 질병 위험을 줄여준다.

이 책이 인쇄에 들어갈 무렵, 세계 각국의 전문가 37명이 영양과 환경에 관한 전 세계적인 탄탄한 근거를 3년에 걸쳐 검토한 뒤 《랜싯》에 '지구 건강 식단planetary health diet'이라는 권고안을 발표했다.[14] 하버드대학교 공중보건대 월터 윌렛Walter Willett 교수가 주도한 이 연구는, 수십 년간 영양 인식을 제한해 온 산업계의 영향을 상대적으로 덜 받은 연구였다. 이들은 내가 앞서 본 생존자들과 동일한 결론에 도달했다. 과일과 채소, 통곡물, 콩류, 견과류는 더 많이 섭취하고, 고기와 유제품, 정제 밀가루, 설탕은 줄여야 한다는 것이다. 특히 선진국은 육류 소비를 80%까지 줄여야 하며, 이는 평균적인 미국인 기준으로 보면 일주일에 치즈버거 하나를 먹는 수준이다.

영양은 이 책에서 다루는 주요 주제 중 하나이지만, 유일한 핵심은 아니다. 여러 생존자들에게도 마찬가지다. 여기서는 간단하지만 핵심적인 네 가지 원칙만 짚고 넘어가겠다. 첫째, 대부분의 가공식품에는 건강에 해로운 수준의 당과 나트륨이 숨어 있다. 당은 종종 옥수수 시럽이나 다른 이름으로 표기되므로 알아차리기 어렵다. 둘째, 어떤 음식이 '건강식'으로 홍보된다고 해서 반드시 건강한 것은 아니다. 예컨대 '통밀빵'은 대개 정제 밀가루로 만들어진다. 셋째, 식사는 애정을 나누고 관계를 돈독히 하는 방식이며, 식습관은 전통과 밀접한 관련이 있다. 우리가 추구하는 것은 삶의 질 향상이지 음식 제한이 아니다. 인생과 관계, 음식은 복잡하게 얽혀 있으므로 현실적인 접근이 중요하다. 넷째, 식단을 바꿀 때는 '못 먹는 것'에 집착하기보다는, '내 몸에 좋은 것을 준다'라는 관점에 집중하고 감사하는 마음을 갖는다. 관점의 전환은 심리적인 저항을 극복하고 식습관 개선을 이루어내는 핵심 요소다. 식습관을 바꾸기 위해서는 일정한 학습과 실천이 필요하다. 몸에 들이는 음식에 대해 올바르게 이해하는 것만큼 중요한 건 없으니 시도해 보자.

15년 전 처음 브라질을 찾았을 때 찍은 영상 속의 나는 지금과 전혀 다른 사람이다. 외모뿐 아니라 자연 치유가 과연 연구할 가치가 있는가를 두고 갈등하던 내 모습도 낯설게 느껴진다. 지금 나는 완전히 다른 몸을 가지고 있고, 병에 잘 걸리지도 않는다. 어떤 바이러스에 노출되더라도 별다른 영향을 받지 않는다.

자연 치유 사례에서 반복적으로 전해지는 메시지를 더 이상 무시할 수 없게 되었을 때, 나도 조금씩 식습관을 바꾸기 시작했다. 가장 먼저 설탕을 끊었다. 끊고 나서야 얼마나 중독돼 있었는지 깨달았고, 처음엔 꽤 힘들었다. 그다음은 가공식품이었다. 역시 쉽지는 않았다. 그러나 단 두 가지 변화만으로도 체중이 18킬로그램이나 줄었다. 생활습관을 바꾼 것도 아닌데, 그 효과는 극적이고 즉각적이었다.

이제는 식사할 때마다 영양 밀도를 생각한다. 지금 이 음식이

내 몸에 꼭 필요한 영양소로 가득한지 스스로에게 질문을 던진다. 현실적인 태도도 중요하다. 우리는 모두 바쁜 삶을 살고 있고, 각자의 관계나 경제적 여건, 음식 선택지, 문화 전통도 제각각이기 때문이다. 결국 자신에게 맞는 방식을 스스로 찾아내야 한다. 주변 환경이 건강한 식단을 지지하지 않는다고 해서 자신의 건강을 포기해선 안 된다.

내 방식을 설명하겠다. 그러나 이 방식이 모두에게 적합한 것은 아니다. 예컨대 시골에 산다면 근처에 홀푸드 매장이 없을 수도 있다. 나는 이동이 잦기 때문에 건강한 샐러드나 테이크아웃이 가능한 식당을 잘 알고 있다. 식단은 주로 채소, 콩류, 생선, 견과류 중심이며, 이는 지중해식 식단과 유사하다. 시간이 지나면서 맛있게 요리하는 법도 배웠고, 그런 요리를 잘하는 사람들도 알게 되었다. 우리 가족의 저녁 식사는 보통 맛있는 채소 요리에 고구마, 가끔 생선 한 조각이 곁들여진다. 외식할 때도 건강한 음식을 파는 곳으로 간다. 요즘은 맛도 좋고 건강한 요리법이 담긴 책들도 많아졌다. 좋아하는 음식을 건강한 방식으로 계속 즐길 수 있다는 뜻이다. 나는 피자와 아이스크림을 좋아하는데, 이제는 콜리플라워로 만든 피자 도우도 쉽게 구할 수 있고, 아보카도 아이스크림도 집에서 간단히 만들 수 있다.

난치병에서 살아남은 이들의 식단에는 공통된 패턴이 있다. 그들의 식탁은 영양이 풍부하고 치료 효과가 있는 음식들로 가득 차 있다. 2002년 아바디아니아에서, 1983년 중국 농촌에서 제공되던 음식들과 비슷하다. 톰 우드와 그의 아내가 찬장을 송두리째 비우고 새롭게 채워 넣은 것들이기도 하다. 현재 70대 초반인 톰은 15년 전보다 지금이 훨씬 젊게 느껴진다고 한다. 실제 수치상으로도 그는 더 젊어졌다.

"딱 하나 아쉬운 게 있어요." 톰이 말했다. "더 일찍 시작하지 않았다는 거죠. 그때 어떤 의사든 내게 식단으로 병을 고칠 수 있다고 말해줬더라면, 15년 전부터 기꺼이 시작했을 거예요."

| 과연 무엇을 먹을 것인가? |

식단에 대해 깊이 파고들며 영양 변화가 질병을 되돌릴 수 있다는 사실을 깨달았다. 약이 되는 음식으로 식단을 바꾸기만 하면 누구나 빠르게 나을 수 있지 않을까. 그러나 여기엔 하나의 난제가 있다. 자연 치유 사례 중에는 식단을 거의 바꾸지 않았음에도 회복된 경우가 있고, 반대로 식단을 철저히 관리했는데도 병이 낫지 않은 경우도 있었다. 식단이 핵심적인 건 틀림없지만, 단 하나의 정답처럼 제시할 수 있는 완벽한 식이요법은 없다. 식단과 질병 사이의 퍼즐은 생각보다 훨씬 복잡해 보였다.

이 문제에 실마리를 제공해 준 흥미로운 사례가 있다. 1960년 대, 보건당국은 미국 펜실베이니아주 로제토라는 작은 마을에 관심을 집중했다. 이 마을의 심장병 발병률이 인근 지역보다 현저히 낮았기 때문이다. 당시 유력한 가설은, 이탈리아계 이민자 공동체인 로제토 사람들이 아주 건강한 식단을 유지하고 있다는 것이었다. 곧 전문가들이 현장에 투입되어 조사에 착수했다. 그러나 실제로 나온 결과는 정반대였다. 이들은 시가를 피우고, 와인을 마시며, 고기를 라드와 버터에 튀겨 먹었다. 콜레스테롤 섭취량도 매우 높았다. 건강한 식단과는 거리가 멀었던 셈이다. 하지만 이들은 가족 간의 유대가 매우 끈끈했고, 식사를 중심으로 모여 함께 음식을 나누는 데서 기쁨과 소속감을 느꼈다.[15]

물론 이 말이 라드에 튀긴 음식을 먹고 시가를 피우기만 해도 병이 낫는다는 뜻은 아니다. 실제로 많은 치유 사례에서 독성 물질이나 영양가 없는 음식을 줄이는 것이 매우 중요한 요소였다. 하지만 이 사례는 '식단만으로는 설명할 수 없는 무언가'가 있다는 분명한 메시지를 준다.

췌장암을 극복한 클레어는 이렇게 말했다. "절박한 사람들의 연락을 많이 받아요. 모두 똑같은 걸 묻지요. '어떤 걸 드셨어요? 저는 뭘 먹어야 하죠?' 우리는 너무 쉽게 식단에서만 답을 찾으려 해요. 왜냐하면 그게 가장 쉽거든요. 새로운 음식을 챙겨 먹거나 건강기능식품을 사는 건 내 삶을 바꾸는 것보다 훨씬 덜 부담스러우니까요. 그래서 다들 식단을 마치 '마법의 약'처럼 여기죠. 하지만 전 매번 이렇게 말해요. '이건 약으로 해결되는 일이 아니에요'라고요."

장기적으로 식단을 바꾸고 몸 상태를 되살리며 치유를 위한 기반을 만들려면 삶 전체를 새롭게 정비하는 과정이 필요하다. 몸을 사랑하고 존중하는 태도를 갖추는 동시에 내가 속한 공동체를 이해해야 한다. 음식을 먹는다는 건 단순한 섭식 행위가 아니라 습관이고, 의식이며, 정체성의 일부다. 더불어 사랑하는 사람들과 함께하는 공유의 경험이기도 하다. 내 식단이 사랑하는 사람들의 식단과 확연히 다를 때, 그 이질적인 간극을 메우기란 결코 쉽지 않다. 식단 전환은 질병에 대한 두려움에서 출발해서는 안 된다. 삶을 더 누리고 사랑을 더 많이 경험할 기회라고 받아들여야 한다. 그래야 오래 지속할 수 있다.

생존자들이 어떻게 그렇게 힘든 식단 전환을 해낼 수 있었는지, 그 내면의 힘이 어디서 나왔는지에 대해서는 책의 마지막 장에서 자세히 다룰 것이다. 여러 난치병 생존자에게 식단 변화는 근본적인 전환의 출발점이었다. 그렇다면 그 다음 단계는 무엇일까?

영양이 풍부한 식단으로 바꿨을 때 가장 먼저 나타나는 효과가 바로 전신 염증의 급격한 감소라는 사실은 이미 잘 알려져 있다. 앞서 이야기했듯, 설탕 같은 성분은 몸 전체에 염증 반응을 유발할 수 있다. 우리가 흔히 접하는 서구식 식단은 특히 염증을 쉽게 일으키는 식사다. 그리고 염증과 면역체계는 밀접한 관련이 있다. 염증은 면역 반응의 일종인데, 급성 외상이나 감염처럼 '복구'가 필요한 상황이 아닌데도 면역체계가 과잉 반응하면 오히려 몸을 해친다. 식단을 근본적으로 바꾼 사람들은, 그 자체만으로도 강력한 항염 효과를 부여받은 셈이다. 그렇다면 생존자들은 그것 말고 또 무엇을 했기에 식단의 효과가 극대화되었던 걸까?

4

내 몸을 갉아먹는 연결 고리를 끊어라

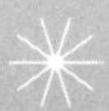

"병을 치유하기에 앞서,
병을 지어온 삶을 기꺼이 내려놓을 마음이 있는지 먼저 물어라."

— 히포크라테스Hippocrates

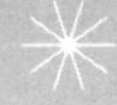

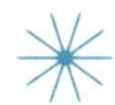

평일 저녁, 나는 매클레인 사우스이스트 병원을 나서서 차에 오른다. 이곳은 매클레인 병원 산하의 입원 및 외래 정신의학 치료기관으로, 나는 이곳에서 센터장으로 일하고 있다. 환자 가족들은 최상의 정신과 치료를 위해 사랑하는 이를 이곳에 맡긴다. 이곳은 낮의 일터다. 나는 차를 북쪽으로 몰아 밤 근무지로 향한다. 매사추세츠주 브록턴에 있는 도심 병원은 또 다른 근무지이다. 나는 밤마다 여기서 응급실 당직을 선다. 폭력 사건이 종종 터지는 응급실은 이 지역에서 유일한 3차 외상 센터(외상 환자 초기 진료 및 상급 병원으로 이송이 가능한 중간 수준의 응급의료기관-옮긴이)다. 굿 사마리탄 메디컬센터에 도착하면, 건물 뒤편으로 해가 지는 것이 보인다. 하늘을 가릴 정도로 거대한 사각 콘크리트가 자줏빛 석양을 막아선다.

병원 문을 열고 들어서면 응급실 특유의 분주함과 소란이 나를 집어삼킨다. 대기실은 환자로 가득하고, 의료진 전용 구역 너머로는 서류를 든 의료진과 카트를 미는 직원이 바삐 오간다. 나는 기계음이 울려 퍼지는 복도를 지나 컴퓨터 스테이션으로 향한다. 오늘 밤 내가 봐야 할 환자들을 확인하려고 로그인하자마자 진료 요청 목록이 뜬다.

그날 밤 첫 번째 환자는 64세 여성, 아일린이었다. 간단한 메모가 적혀 있었다. "가슴 통증으로 입원. 심장 검사 결과 현재까지 이상 없음. 공황발작 가능성 있음."

응급실에서는 가슴 통증으로 심장마비가 의심되는 환자가 자주 온다. 심장 문제는 빠르게 조치해야 한다. 혈관이 막혀 심장 일부가 산소를 제대로 공급받지 못하면 초 단위로 생사가 갈린다. 그래서 병원에는 심장 관련 응급 프로토콜이 있다. 심장마비의 징후를 재빨리 확인하는 것이다.

그런데 검사 결과, 혈류도 산소 공급도 정상이고 심장 박동에도 문제가 없다면 의사들은 불안이나 공황발작을 의심한다. 공황발작은 매우 고통스럽다. 가슴이 조여드는 느낌과 함께 죽을 것 같은 공포가 덮친다. 아일린은 이틀째 입원 중이었는데 심장 질환의 증거가 보이지 않았다. 그렇게 이틀을 표류하다 내 진료 목록에 올라온 것이다.

병실에 들어섰을 때 아일린은 침대에 꼿꼿이 앉아 있었다. 곱슬거리는 붉은 머리카락 사이로 희끗희끗한 회색이 섞여 있었고, 문 쪽을 향한 눈빛이 날카로웠다. 긴장과 경계심이 온몸에서 뿜어져 나왔다.

나는 평소처럼 편하게 침대 옆 의자에 앉으며 조심스럽게 말을 건넸다.

"최근에 스트레스가 좀 있으셨나 봐요."

그 한마디에 그녀의 눈빛이 누그러지고 어깨가 힘없이 내려앉았다. 그리고 이야기가 터져 나왔다.

의료 현장에서 우리는 환자의 이야기를 듣는 걸 종종 건너뛴다. 너무 바쁘기 때문이다. 환자들은 꽉 찬 일정 속에 빽빽하게 들어차 있고, 우리는 다음 환자를 위해 서둘러야 한다. 사실 환자의 이야기를 듣는 데는 많은 시간이 들지 않는다. 진심으로 듣겠다는 태도를 보이는 순간, 이야기는 봇물 터지듯 쏟아져나온다.

아일린도 그랬다. 마치 허락만 기다렸다는 듯 이야기를 풀어놓았다. 겉으로는 침착해 보이려 애썼지만, 말투에는 공황이 묻어났고 눈물도 멈추지 않았다. 남편이 갑작스럽게 다른 여자와 플로리다로 떠나겠다고 통보하고 수십 년간 함께 살아온 집을 나갔다고 했다. 마지막으로 본 남편의 모습은 아일린이 빨아놓은 옷을 캐리어에 담아 말없이 떠나던 뒷모습이었다. 물론 함께한 세월 동안 힘든 일도 있었지만, 설마 이렇게 떠날 줄은 몰랐단다. 아일린은 열다섯 살부터 50년 가까이 함께한 그를 여전히 사랑했고, 남편 없는 삶은 상상조차 할 수 없었다. 현실적인 문제도 있었다. 평생 단 한 번도 혼자 살아본 적이 없기에, 혼자 지내는 삶이 두렵기만 했다.

"그게 언제 일이에요?"

"이틀 전이요."

나는 깜짝 놀라 그녀를 바라보았다. 고작 이틀 전이라니. 남편이 떠난 다음 날, 생전 처음 혼자만의 밤을 보낸 그녀는 날이 밝자마자 떨리는 손으로 병원까지 운전해 왔다. 불현듯 가슴이 답답하고 두근거렸기 때문이다.

나는 이토록 심각하고 갑작스러운 감정적 충격이 가슴 통증의 원인일 수 있다고 조심스럽게 설명했다. 하지만 그녀는 받아들이지 않았다. 감정과 신체 반응이 연결되어 있다는 개념 자체를 낯설어했다. 전통적인 가톨릭 집안에서 자란 아일린은 감정을 인식하거나 다루는 법을 배우지 못했다. 고통은 마음의 문제가 아니라 몸의 문제라고 굳게 믿었으므로, 심장이 아픈 건 무조건 병일 수밖에 없었다.

검사 결과는 정상으로 나왔지만 나는 심리 상담을 강력히 권했다. 감정적 충격을 제대로 마주하지 않으면 같은 일이 반복될 거라는 확신이 들었기 때문이다. 아일린은 상담을 받으라는 말에 고개를 끄덕이긴 했지만 그대로 퇴원했다.

한 달 뒤, 아일린은 다시 응급실에 왔다. 이번에도 똑같은 가슴 통증과 호흡 곤란 증상이었다. 하지만 이번에는 '심방세동atrial fibrillation'이라는 새로운 진단이 내려졌다. 심방세동은 심장의 윗부분이 불규칙하게 떨리는 심각한 부정맥이다. 심장이 정상적으로 혈액을 뿜어내지 못하면 혈액이 한 군데 고이면서 혈전이 생기고, 이것이 동맥을 막아 뇌졸중을 일으킬 수 있다.

심방세동은 흔히 갑상샘호르몬 과다나 심장의 전기 신호 전달 이상으로 발생하기 때문에, 아일린은 일련의 정밀검사를 받고 혈액 희석제인 쿠마딘coumadin(와파린)과 심장 박동을 안정시키는 플레카이니드flecainide 처방을 받았다. 이 두 약물은 뇌졸중, 심장마비, 심부전의 위험을 낮춰준다. 물론 병을 그대로 두는 것보다는 약물 치료가 안전하지만, 여기에는 부작용이 따른다. 쿠마딘은 뇌출혈 위험을 높이므로 정기적인 검사가 필요하다. 한 연구에 따르면, 낙상의 위험이 있는 고령자에게 쿠마딘을 처방할 경우 3분의 1이 두개내출혈을 반복적으로 겪었고, 그 사이에도 여전히 뇌졸중이 발생했다.[1] 플레카이니드 역시 어지럼증이나 심장 전도 장애, 약물 간 상호작용의 위험을 동반한다.

이제 아일린은 평생 이 약을 복용하며 부작용까지 감수해야 한다. 그런데도 표준 의료 시스템의 관점에서는 모든 조치가 끝난 셈이다. 그 누구도 증상 이면에 도사린 진짜 원인을 들여다보려 하지 않는다.

앞선 장에서도 말했듯, 현대 의학은 '응급처치 후 퇴원'에 초점이 맞춰져 있다. 가슴 통증이 있다면 심장 문제인지 확인하고, 이상이 없으면 퇴원시킨다. 문제가 있다면 약 몇 가지를 처방하고는 끝이다. 가장 중요한 질문은 누구도 하지 않는다. 지금 당신의 삶에 무슨 일이 있는지, 현재 상태가 스트레스, 식습관, 삶의 방식과 어떤 연관이 있는지 아무도 살피지 않는다.

물론 증상 완화는 때로 가장 시급하고 자비로운 조치가 된다. 약은 고통을 즉시 덜어주고, 몸의 신호를 해석할 시간을 벌어준다. 나 역시 종종 증상 조절을 위해 약을 처방한다. 증상부터 다루는 것이 현실적이고 안정감을 주기 때문이다. 하지만 그 상태에 머무를 수는 없다. 결국에는 중상을 넘어 병의 근원에 도달해야 한다. 오늘날 가장 많은 생명을 앗아가는 심장질환, 폐질환, 당뇨병, 암은 물론, 우울증, 관절염, 자가면역질환의 공통된 뿌리는 만성 염증이다.

남편과의 별거와 결혼생활의 파탄이 아일린의 심장질환을 야기했을까? 아일린은 정말 '찢어진 마음' 때문에 병에 걸린 걸까? 나는 그렇다고 본다. 오랫동안 눈에 보이지 않게 축적된 염증이 그녀를 병들게 했고, 극심한 스트레스가 방아쇠가 되어 병으로 드러난 것이다. 많은 이들이 그렇게 병을 얻는다.

| 질병이 확산되는 경로 |

현대 의학은 전체보다는 부분에 집중해 왔다. 의대에서는 심장내과, 소화기내과, 신경과, 정신과 전문의 등, 몸의 특정 부위를 전공하도록 만든다. 연구 자금이나 보건 단체도 마찬가지다. 미국심장협회, 미국암학회, 미국정신의학회 등은 특정 질병이나 신체 부위 중심으로 조직되어 있다.

실제 사람은 통합된 몸으로 살아가지만, 의료 시스템은 전체상을 파악하지 못하고 부분에 초점을 맞춘다. 만성 염증은 치명적인 질병의 근본 원인임에도 이 틈을 타 오랫동안 레이더망을 피해왔다. 그러나 시야를 넓혀 크게 조감하면 마침내 전체상이 드러난다. 만성 염증은 치명적인 질병으로 이어지는 고속도로와 같은 존재다. 그런데 의사에게 염증을 줄이는 법에 대해 들어본 적이 있는가?

암, 심장질환, 뇌졸중, 폐질환, 당뇨병 같은 생활습관병은 미국에서 사망과 장애의 주요 원인이며, 전체 의료비 지출의 75%를 차지한다. 미국에서 발생하는 사망 원인의 3분의 2는 이 다섯 가지 질환에 의해 생긴다. 이런 통계는 대부분의 선진국에서도 비슷하게 나타난다. 전 세계적으로 2015년 사망자의 27%가 심장질환과 뇌졸중 환자였고, 당뇨병으로 인한 사망은 2000년에 비해 약 60% 증가했다. 2000년부터 2015년까지 치매로 인한 사망은 두 배 이상 늘었다.[2] 그리고 2017년 세계보건기구WHO는 우울증을 전 세계에서 가장 흔한 질병이자 장애의 주요 원인이라고 발표했다. 세계보건기구에 따르면 전 세계적으로 3억 명 이상이 우울증을 겪고 있으며, 이는 2005년 대비 18% 이상 증가한 수치다. 우울증에 걸린 사람은 면역력이 낮고, 각종 질병에 더 취약하며, 회복 속도도 느리다.[3]

전 세계적으로 건강과 활력을 무너뜨리는 주범은 생활습관병과 우울증이다. 이 질병은 고통스럽고 치료비가 막대하며 유병률이 계속 증가 중이다. 극소수의 사람들은 자연 치유를 경험하지만, 대부분은 이런 질병에 걸리면 완전히 회복되지 못한다. 그나마 증상을 조절하며 살아가기도 하고, 약물로 병을 관리하는 경우도 있다. 하지만 대체로 삶의 질이 떨어지며 결국엔 너무 이른 죽음을 맞는다.

만약 이렇게 높은 사망률이 감염병 때문이라면 이미 질병과의 전쟁이 선포되었을 것이다. 그리고 백신이나 특효약을 개발해 천연두, 소아마비, 결핵처럼 사실상 박멸했을 가능성이 높다. 그러나 생활습관병은 그러기가 쉽지 않다. 개개인의 일상에 깊이 뿌리 박힌 문제이기 때문이다. 어디에 살고 무엇을 먹는지, 주로 어떤 생각을 하고 어떻게 느끼는지, 심지어 성공과 행복의 정의와 개인적인 가치관까지 모든 것이 얽혀 있다. 이런 문제는 알약 하나로 해결되지 않는다.

물론 우리는 만성 염증에서 비롯된 병들을 수술이나 약, 기술로 대응할 수 있다. 혈관이 막히면 스텐트를 삽입하고, 당뇨병 때문에 케톤증이 오면 혈당을 낮추면 된다. 심각한 위기 상황에 빠졌을 땐 적절한 응급 치료로 생명을 구할 수 있다. 하지만 정말로 병을 예방하고 치유하려면 더 근본적인 변화가 필요하다. 절벽 아래에 구급차를 대기시키는 것이 아니라, 절벽에 난간을 세우는 방식 말이다. 만성 염증은 음식 하나 때문에 오지 않는다. 살아가는 방식, 즉 생각과 태도와 감정 모두에서 비롯된다.

염증은 본래 해로운 것이 아니다. 사실 급성 염증은 생명을 구하는 필수적이고 강력한 생리 반응이다. 상처를 입거나 감염되었을 때 나타나는 홍반과 부기는 다양한 특수 세포들이 손상 부위로 신속하게 집결해 청소, 응고, 복구 작업을 수행한다는 신호다. 급성 염증이 없다면 인체는 세균과 침입자에 무방비로 노출되어 목숨을 잃게 될 것이다.

급성 염증은 보통 몇 시간에서 길어도 사흘 이내에 사라진다.[4] 문제는 이 반응이 오래 지속되어 조직 손상을 일으킬 때다.[5] 염증 반응이 한번 켜진 후 꺼지지 않고 만성 염증으로 발전하면 면역체계는 고갈되고 신체 각 기관과 세포는 점차 마모된다. 끊임없는 마모는 질병이 뿌리내리기 쉬운 환경을 만든다.

예를 들어보자. 앞서 설탕이 가진 중독성과 암 및 감염병과의 잠재적 연관성에 대해 언급한 바 있다. 설탕은 만성 염증을 유발하는 주요 경로 중 하나다. 혈류로 들어간 당분 입자를 현미경으로 보면 사방에 가시처럼 날카로운 돌기를 가진 투명한 결정체가 보인다. 이런 입자들이 혈관으로 흘러들면 혈관 벽에 부딪쳐 미세한 상처를 낸다. 이때 손상되는 부위가 혈관 안쪽을 덮고 있는 단 한 겹의 세포층, 내피세포다. 내피세포 손상은 동맥경화와 심혈관질환의 초기 신호다.[6]

내피세포가 손상되면 면역체계는 즉각 복구세포를 보내 상처를 치유한다. 매우 정상적인 반응이지만 복구 과정이 끊임없이 반복되면 문제가 생긴다. 되풀이되는 손상과 복구는 결국 혈관 벽을 점점 딱딱하고 두껍게, 탄력을 잃게 만든다. 마치 피부에 흉터가 생기듯이 말이다. 그런 부위엔 플라크가 더 쉽게 쌓여 혈관이 좁아지고 혈액과 영양소가 온몸을 돌기 어려워진다. 서구식 식단에서 흔히 볼 수 있는 설탕과 정제 탄수화물은 혈당

부하가 급격하지 않더라도 장기적으로 동일한 손상을 유발한다. 설탕은 '수십 년 동안 조금씩 계속 흘러나오는 수돗물'처럼 작용해 혈관을 천천히 파괴하고 흉터를 만든다. 게다가 식품에 포함된 일부 화학 첨가물 역시 동일한 염증 반응과 손상-복구 순환을 일으킨다.

문제는 식단만이 아니다. 앞서 아일린의 사례에서도 그랬듯, 스트레스에 반응하는 방식 또한 만성 염증을 유발할 수 있다. 스트레스 상황에서 뇌가 분비하는 코르티솔과 노르에피네프린 같은 호르몬은 장기간 노출될 경우 동일한 손상을 일으킨다.[7] 설탕이나 독소처럼 외부 요인에서 비롯되든, 혹은 내면의 스트레스 반응에서 비롯되든, 만성 염증은 불씨처럼 조용히 퍼져나간다. 한순간에 큰 불로 번지지는 않지만, 낮은 불꽃이 풀과 덤불 사이를 따라 퍼지며 생태계를 파괴하듯, 몸속에 끊임없는 손상을 남긴다. 만성 염증이 존재하는 몸은 위태롭다. 작은 불씨 하나만으로도 언제든 거대한 질병의 불길이 번질 수 있기 때문이다.

만성 염증의 '켜짐' 버튼은 수백 가지나 된다. 하지만 한 번 켜진 염증을 어떻게 끌지 알아내는 건 어려운 일이다. 자연 치유를 겪은 사람들은 직관과 시행착오를 통해 '꺼짐' 버튼을 찾아내 병의 근본 원인을 제거한 놀라운 생존자들이다. 그저 이파리만 몇 장 뜯어낸 게 아니라 잡초를 제거하듯 아예 뿌리째 뽑아 다시는 발도 못 붙이게 한 것이다.

사진 속의 주니퍼 스타인은 건강 그 자체다. 30대 중반이지만 족히 열 살은 더 어려 보인다. 캘리포니아주 랜초 산타페에 있는 집 뒤뜰의 그네에 앉아, 어린 아들을 무릎에 앉히고 두 팔로 꼭 안은 채 남편과 딸 옆에서 활짝 웃고 있다. 등 뒤에는 석양이 내리쬐고 온몸이 생기와 평온함으로 빛나는 듯했다. 사진작가는 주니퍼가 활짝 웃는 순간을 포착했다. 환한 미소에는 진심이 담겨 있다.

1989년에 찍힌 이 사진은 원래 존재할 수 없는 것이었다. 적어도 이런 모습으로는 말이다. 두 아이와 함께 활짝 웃는 여인의 모습은 너무 건강해서 오히려 비현실적으로 보였다. 하지만 사진은 지금 내 앞에, 주니퍼의 사례를 기록한 파일 속에 클립으로 묶여 있다. 클립을 떼고 사진을 자세히 들여다보며 나는 다시 한번 놀란다. 얼마나 믿기 어려운 일이 일어났는지 사진을 보고 새롭게 깨닫는다.

이 사진이 찍히기 7년 전, 주니퍼는 파괴적이고 점점 악화되며 치료법이 없는 자가면역질환 진단을 받았다. 병은 모든 것을 앗아갈 기세로 들이닥쳤다. 건강한 육체, 휠체어 없이 움직이는 능력, 그리고 꿈꿔왔던 가족까지 모두 잃기 직전이었다. 그동안 주니퍼의 삶은 책장을 넘기듯 매끄럽고 순탄했다. 열심히 공부해 대학에 진학한 뒤 결혼하고 커리어를 쌓는 일련의 과정이 착

착 이어졌다. 그러던 어느 날 책장을 넘기자 챕터의 제목이 바뀌었다. 새로운 제목은 '병치레'였다. 주니퍼는 그 장을 찢어버리고 새로운 이야기를 써 내려갔다.

브루클린과 롱아일랜드에서 자란 주니퍼는 전후 호황기 미국 전역에 바둑판처럼 들어선 전형적인 단독주택에 살았다. 가정은 안정적이고 사랑이 넘쳤다. 저녁이면 부모님과 두 오빠와 함께 식탁에 둘러앉아 식사했다. 메뉴는 당시 미국 가정에서 가장 흔히 먹던 고기, 탄수화물, 통조림 채소였다. 주니퍼는 열심히 공부했고 성적도 우수했다.

"어릴 때는 특별한 사건도 없었고 힘든 일도 없었어요." 그녀는 어린 시절을 이렇게 회상한다. "정말 평범하고 전형적인 유년기랄까요."

건강을 특별히 신경 쓰지는 않았다. 가족끼리 건강에 대해 이야기하거나 따로 챙기는 분위기도 아니었다. 감기에 걸리면 병원에 가서 항생제나 기침약 처방전을 받아오는 게 전부였다. 주니퍼는 운동을 즐기지도 않았다. 오히려 공부를 더 좋아했고 스포츠엔 관심이 없었다. 몸에 대한 자각도 거의 없었다. 무언가 이상이 생기지 않는 한, 몸은 그저 자신을 여기저기로 옮겨주는 운반 수단일 뿐이었다. 진짜 자아는 머릿속에 있다고 믿었기에 몸에 대해 크게 생각해 본 적도 없었다.

주니퍼는 뉴욕주 북부에 있는 시러큐스대학교로 진학했다. 나무가 무성한 도시 한복판에 자리 잡은 캠퍼스였고, 근처에는 어둡고 탁한 오논다가 호수가 흘렀다. 친구들은 주말마다 스포츠 경기에 참여하거나 관람했지만, 주니퍼는 대개 기숙사에 머물며 공부했다. 전공은 회계였고 성적은 늘 상위권이었다. 그리고 비슷한 열정을 가진 같은 학과 남학생을 만났다. 어두운 머리칼에 부드러운 미소를 지닌 그의 이름은 리였다. 졸업과 결혼, 이사는 일사천리로 이루어졌다. 두 사람은 필라델피아로 터를 옮겼다. 남편은 로스쿨에 진학했고 주니퍼는 공인회계사로서 첫 직장에 입사했다. 책상에 앉아 재무제표를 분석하고 세금 서류를 작성하며 수치를 엑셀에 정리하는 일이었다. 운동광은 아니었지만 가끔 도심의 나무가 늘어선 거리에서 산책하는 정도는 즐겼다.

허리가 불편해지기 시작한 건 그 무렵이었다. 평소처럼 책상에 앉아 있는데 엉덩이 부근, 허리 아래쪽이 뻐근하게 쑤시기 시작했다. 자세를 바꿔보기도 하고 차를 마시러 자리에서 일어나 걷기도 했지만, 때때로 신경을 찌르는 듯한 날카로운 통증이 찾아와 숨이 멎을 것 같았다. 하지만 이내 통증은 사라졌다.

처음에는 그렇게 심각하지 않았다. 통증은 간헐적으로 찾아왔고 생활이 불편할 정도는 아니었다. 그래서 오랫동안 무시했다. 주니퍼는 이제 겨우 스물넷이었고, 심각한 증상은 노인들에게나 생기는 거라 여겼다. 아프다는 확신이 없어 조금 멋쩍은 상태로 병원에 방문하기도 했다. 의사들도 딱히 원인을 짚어내지 못했고, 더 알아보려는 열의도 없어 보였다. 어떤 의사는 심리적 문제일 거라고 했고, 또 다른 의사는 양쪽 다리 길이가 달라서 그렇다고 했다. 결국 주니퍼는 병원에 다니길 그만두고 그냥 참기로 했다. 아직 젊으니 곧 나을 거라 믿었다. 일시적인 문제겠거니 생각했다.

사실 그때는 생각이라는 걸 할 여유도 없었다. 주니퍼와 남편의 커리어가 막 꽃을 피우기 시작했기 때문이다. 남편은 로스쿨을 졸업했고, 주니퍼는 세계 곳곳에 투자를 둔 국제지주회사의 회계 부서로 이직했다. 이후 캘리포니아 자회사에서 더 큰 책임이 따르는 자리가 생겼고, 그녀는 망설임 없이 지원했다. 그리하여 스물네 살의 나이에 주니퍼는 연간 5억 달러 규모의 세무를 책임지는 세무 이사가 되었다. 회사는 그녀의 능력을 높이 평가했고, 주니퍼도 스스로 준비가 되었다고 느꼈다.

부부는 다시금 미국 서부로 이주해 샌프란시스코에 정착했다. 안개가 만을 가로지르며 흘러드는, 생기 넘치고 투박하면서도 아름다운 도시였다. 두 사람은 대부분의 시간을 일에 쏟았다. 남편은 개인 사업을 시작하고자 LA에 있는 한 오피스에 합류했는데, 연예인을 대상으로 한 비즈니스 매니지먼트 회사였다. 그는 샌프란시스코와 LA를 오가며 출퇴근했고, 주니퍼는 새로운 직장에서 인정받기 위해 장시간 일했다. 흥미롭고 벅차면서도 숨 가쁜 나날이었다.

주니퍼의 커리어는 빠르게 상승세를 탔다. 하지만 병도 빠르게 악화됐다. 필라델피아에 있을 때부터 가끔 찾아오던 요통과 골반 깊숙한 부위의 날카로운 찌릿함이 다시 시작되더니, 이번에는 사라지지 않았다. 날이 갈수록 심해졌다.

아침에 일어나면 몸이 뻣뻣해서 움직이기조차 힘들었다. 출근 전에 일찍 일어나 욕조에 뜨거운 물을 받고 몸을 담갔다. 관절이 조금이라도 부드러워지고 통증이 가라앉아야만 옷을 입고 아침을 먹고 차에 탈 수 있었다. 하지만 운전도 점점 힘들어졌다. 도로의 작은 요철 하나에도 골반 깊은 곳, 꼬리뼈 아래에서 시작된 통증이 번개처럼 온몸을 관통했다. 뜨겁고 메스꺼운 통증이었다. 밤에 자다가 몸을 뒤척이기만 해도 비명을 지르며 깼다. 가벼운 재채기 하나에 온몸이 떨릴 정도의 고통이 몰려왔다.

회사에서는 오전 9시부터 저녁 6시까지, 때로는 그 이후까지 책상에 앉아 있었다. 빠르게 악화되는 병을 동료들에게 들키지 않으려 애썼지만, 점점 숨기기 어려워졌다.

"책상에서 일어날 때면, 먼저 몸과 마음을 가다듬었어요. 어떻게 움직여야 할지 기억해 내야 했죠. 처음 몇 걸음은 늘 어색하고 뻣뻣했지만, 일단 움직이기 시작하면 조금 나아지더라고요."

벽을 짚으며 걷는 일이 잦아졌다. 책상 의자에 앉을 때는 아주 조심스럽게 살포시 앉아야 극심한 통증을 피할 수 있었다. 자리에서 일어나는 것도 고문 같았다. 처음에는 그저 성가시기만 했던 통증이 삶 전체를 잠식했다. 깨어 있는 시간의 대부분을 어떻게 하면 통증을 피하고 버틸 수 있을지에 집중해야 했다. 진료도 끊임없이 받았다. 의사, 또 다른 전문의, 그리고 또 다른 전문의를 연달아 찾았다. '아직 안 가본 진료과가 대체 어디지?' 스스로에게 물으며 여러 병원을 전전했다.

그러던 끝에 한계에 다다랐다. 도저히 감당할 수 없는 고통이 엄습한 것이다. 담당의는 뼈암을 의심하며 뼈 스캔을 의뢰했다. 검사 당일, 주니퍼는 병원 가운으로 갈아입고 극소량의 방사성 물질을 정맥에 맞았다. 차가운 종이 시트가 깔린 검사대에 누워 조심스레 몸을 고정했다. 이번만큼은 제발, 이 고성능 스캐너가 마침내 해답을 내주기를 간절히 바랐다.

뼈 스캔은 주입된 방사성 물질이 체내에 퍼지면서 손상 후 회복 반응이 일어나는 곳을 찾아낸다. 건강한 사람이라면 군데군데 작은 점 같은 것들이 찍히는데, 이는 지극히 정상적인 반응이다. 암세포처럼 급속히 증식하면서 손상이 생길 경우, 이를 복구하려는 활발한 노력 때문에 방사성 물질이 그 부위로 몰려든다. 스캔 화면에서는 마치 크리스마스트리처럼 해당 부위가 환하게 반짝인다.

주니퍼에게는 종양이 없었다. 뼈는 어둡고 깨끗했다. 회복 반응도 거의 없었다. 단 한 부위만 제외하면.

천장관절, 즉 골반과 꼬리뼈, 그리고 척추 하부만 유독 밝게 빛났다. 암은 아니었지만, 주니퍼의 몸은 무언가를 고치기 위해 그 부위에 필사적으로 자원을 쏟아붓고 있었다. 무슨 일이 생긴 걸까? 의사는 자가면역질환 전문가인 류머티즘 전문의를 소개해 주었다. 뭔가 심각한 문제가 있는 듯했다.

소개받은 의사는 캘리포니아주 전역에서 손꼽히는 류머티즘 전문의, 로드니 블루스톤Rodney Blueston 박사였다. 부부는 함께 비행기를 타고 캘리포니아주 LA로 향했다. 블루스톤 박사는 주니퍼가 진료대에 눕기도 전에, 관절을 구부렸다 펴보기도 전에, 심지어 MRI를 찍기 전부터 이미 무엇이 문제인지 거의 확신하고 있었다. 그가 수없이 목격해 온 전형적인 사례였다. 드디어 밝혀진 병명은 강직척추염ankylosing spondylitis이었다. 이 병은 시간이 지날수록 관절과 뼈가 굳어가며 결국 척추까지 딱딱해져 움직이지 못하게 되는 파괴적인 형태의 관절염이다.

블루스톤 박사는 앞으로 점점 더 몸이 뻣뻣해지고 움직임도 제한될 것이라 설명했다. 척추는 안으로 굽을 것이고 천장관절은 석회화되어 하나의 단단한 뼈로 굳을 것이다. 이 병은 '대나무 척추bamboo spine'라는 별명으로도 불린다. 척추뼈 사이가 유연하게 연결된 뼈마디 대신 두꺼운 골질로 메워지며 하나의 뼈처럼 변해버리기 때문이다. 실제로 엑스레이로 보면 매끈하면서도 마디가 울퉁불퉁한 대나무 줄기처럼 보인다.

주니퍼 부부는 박사의 넓은 책상 너머에 앉아 충격에 휩싸인 채 이 병이 의미하는 바를 해석하려 애썼다. 박사는 병의 진행을 조금이라도 늦출 수 있는 약을 몇 가지 권했지만, 이 병에 완치란 없다고 못 박았다. 시간이 지날수록 나빠질 수밖에 없다는 설명이었다. 그는 마지막으로 한마디를 덧붙였다.

"혹시 아이를 원한다면 지금 당장 가지는 게 좋겠습니다."

| 면역체계가 적으로 돌아설 때 |

앞서 살펴본 설탕 사례처럼, 주니퍼의 면역체계도 스스로 손상을 회복하려 했다. 하지만 이번에는 혈관을 긁고 지나가는 당분 입자처럼 확실한 이유가 밝혀지지 않았다. 지금까지 확인된 자가면역질환만 해도 100여 종에 달하지만, 발병 원인은 대부분 오리무중이다. 평생 지니고 살아온 유전 정보, 환경 독소, 진드기, 임신, 음식 알레르기, 혹은 함께 나타난 다른 질환이 방아쇠가 될 수 있다. 그러나 그 원인을 의사가 구체적으로 밝혀내는 경우는 거의 없다.

원인이 무엇이든 무언가가 주니퍼의 면역체계로 하여금 적군이 존재한다고 믿게 만들었고, 복구세포가 천장관절 부위로 대거 파견되었다. 멀쩡한 뼈를 고치겠다며 몰려든 복구세포는 고칠 데가 없자 결국 새 뼈를 만들 준비를 시작했다. 해당 부위 전체가 염증으로 부어올랐고 방어와 복구를 담당하는 세포가 속속 모였지만 아무도 제 기능을 하지 못했다.

진단이 내려졌을 때는 이미 주니퍼의 몸이 수년간 '멀쩡한 뼈를 고치려는' 절박한 시도 때문에 염증 악순환에 갇힌 상태였다. 흉터처럼 두껍게 겹겹이 형성된 띠가 골반을 감싸면서 골반은 돌이킬 수 없을 정도로 손상되어 있었다. 면역세포가 골반에 새 뼈를 생성한 탓이었다. 주니퍼는 양쪽 천장관절에 강직척추염이 진행 중이었다. 골반이 뼈조직으로 굳어버린 뒤에는 천장관절을 따라 척추로 확산된다. 대부분의 강직척추염 환자들은 결국 척추가 굳어 만곡되고 갈비뼈가 뻣뻣해지면서 호흡조차 어려워진다. 골반 부위의 염증을 어느 정도 가라앉히는 약물이 있긴 하지만, 불길을 완전히 끄거나 속도를 확연히 늦추지는 못한다. 강직척추염에는 완치가 없으며, 단지 시간을 조금 더 벌 방법만 있을 뿐이다.

답답한 건, 면역세포들이 무슨 짓을 벌이는지는 알지만 왜 그러는지는 아무도 모른다는 점이다. 도대체 무엇이 면역세포를 자극해 보호하던 대상을 공격하게 만든 걸까? 이렇게 똑똑한 신체 시스템이 어쩌다 방향을 잃고 날뛰는 걸까?

자가면역질환과 염증은 떼려야 뗄 수 없는 관계다. 미국 자가면역 관련 질병 협회American Autoimmune Related Diseases Association에 따르면, 알려진 자가면역질환은 100종이 넘으며[8] 대부분 반복적인 신체 혹은 뇌 염증을 유발하는 '염증성 질환'으로 분류된다. 만성 염증은 자가면역질환의 발판이 되고, 그렇게 발병한 질환은 다시 염증을 일으킨다. 질병은 염증의 잔불에 열기를 불어넣고, 이 불길은 몸 곳곳으로 번지며 건강이 뿌리내릴 틈을 허락하지 않는다.

이러한 현상은 자가면역질환에만 국한되지 않는다. 주니퍼 같은 사례는 분야를 막론하고 모든 진료실에서 매일 반복된다. 전신 염증이 나타난 뒤 치명적인 질병이 본격적으로 발병한다. 여러 연구에 따르면, 질병이 시작되기 전부터 혈액 내 염증 지표가 증가하는 것으로 나타났다. C-반응 단백질C-reactive protein, CRP은 염증을 가리키는 민감한 지표로, 염증이 생기면 간에서 생성된다. 연구자들은 고혈압[9]과 심장병[10], 제1형 및 제2형 당뇨병, 자가면역질환, 그리고 다양한 유형의 암에 이르기까지 수많은 질환이 시작되기 직전에 CRP 수치가 꾸준히 높아진다는 사실을 발견했다.[11] CRP 수치는 혈당이나 혈압 같은 질병의 다른 지표가 변하기 전에 이미 상승해 있었다. 또 다른 연구에서는 CRP 수치가 오르지 않았을 때조차 다른 염증 지표들이 발병 전에 증가한다는 결과도 나왔다. 즉, 다양한 질환에 염증이 근본 원인으로 자리하고 있는 셈이다.

CRP 검사 결과는 염증이 존재한다는 사실만 드러낼 뿐, 염증의 정확한 원인을 알려주지는 않는다. 그럼에도 이 검사에는 큰 의미가 있다. "지금 상태는 질병이 발생하기 딱 좋은 조건입니다"라고 경고하는 탄광 속 카나리아 같은 역할을 하기 때문이다.

남편이 떠난 후 심장 통증을 호소한 아일린처럼, 만성 스트레스와 염증 사이의 연관성은 무시할 수 없는 수준이다. 특히 자연 치유 사례를 고려할 때는 더욱 그렇다. 아일린 같은 이야기는 현장에서 매일 되풀이된다. 일차 진료 의사를 찾는 환자의 최대 80%가 스트레스 관련 문제로 내원하지만,[12] 대부분의 의사는 오직 증상과 약물 처치에만 집중하도록 훈련되었다. 실제로 외래 진료의 절반은 생리학적으로 확인 가능한 질병의 원인이 존재하지 않는다는 것이 여러 연구를 통해 밝혀졌다. 만성 스트레스는 관상동맥질환은 물론 다양한 질환의 발병 위험을 크게 높인다. 단 한 번의 감정적 사건만으로도 심장 발작을 유발한다는 강력한 증거도 있다.[13] 정확히 어떤 생물학적 경로로 작동하는지는 아직 연구 중이지만[14] 스트레스에서 염증으로 그리고 질병으로 이어지는 길은 이미 널리 알려져 있다. 그리고 '불치병'에서 회복한 사람들은 이 길에서 벗어나는 우회로를 발견해 빠져나간 것으로 보인다.

이제 우리는 관리되지 않은 만성 스트레스가 시간이 지남에 따라 면역체계를 마모시킨다는 사실을 알아냈다. 끝없이 밀려드는 파도가 절벽을 깎아내는 것처럼 말이다. 불안한 생각과 감정, 혈류에 지속적으로 들어오는 스트레스 호르몬 같은 내부 염증 유발 요인은 알레르기를 일으키는 음식이나 환경 독소만큼이나, 아니 그 이상으로 강력하다. 여러 연구에서 주니퍼 같은 자가면역질환을 겪은 환자들의 대다수(80%)가 첫 증상이 나타나기 직전에 '극심한 감정적 스트레스'를 경험했다고 보고했다.[15]

염증과 마찬가지로 스트레스 호르몬 또한 본래는 나쁜 것이 아니다. 오히려 건강과 생존을 위해 반드시 필요하다. 스트레스 상황에서 몸은 다양한 호르몬, 신경전달물질, 신경펩타이드를 복합적으로 분비하며, 이들은 힘을 합해 복잡한 화학 반응을 이끈다. 그중 주된 스트레스 호르몬은 코르티솔이다. 코르티솔은 인간의 '투쟁-도피fight or flight' 반응의 핵심으로, 혈류, 산소, 소화 등 몸의 여러 기능을 빠르게 재조정해 위협을 피하거나 이겨내게 만든다. 급성 염증처럼 혈중 코르티솔 급증은 짧고 간헐적으로 일어나는 것이 정상이다. 우리 몸은 투쟁-도피 반응에 머물도록 설계되지 않았다. 그러나 오늘날 많은 사람들이 만성적인 투쟁-도피 반응에 갇힌 상태고, 몸은 감당할 수 없는 화학적 환경에 노출되고 있다.

적정량의 코르티솔은 유익하다. 혈당을 조절하고 몸속 염증을 줄이기도 한다. 문제는 코르티솔이 하루 대부분의 시간 동안 지속적으로 흘러들 때다. 면역세포는 코르티솔의 신호에 둔감해지고[16] 마치 음소거 버튼을 누른 듯 지시를 무시한다. 혼란스러워진 면역세포는 과잉 반응을 하며 건강한 조직을 공격한다. 주니퍼처럼 말이다.

충격적인 연구 결과도 있다. 만성 스트레스가 면역세포의 유전자를 바꿀 수 있다는 것이다. 하드 드라이브를 지우고 파괴적인 프로그램으로 덮어쓰는 악성코드처럼, 만성 스트레스는 세포의 기능과 행동을 결정짓는 코드를 건드린다. 쥐와 인간을 대상으로 스트레스가 면역세포에 미치는 영향을 각각 평가했는데 결과는 동일했다. 장기간 스트레스에 노출된 그룹은 대조군보다 혈류에 떠다니는 면역세포 수가 4배나 많았고, 그중 상당

수는 염증을 잘 일으키는 '염증 촉진성pro-inflammatory'으로 변했다. 장기간 스트레스 노출로 인해 유전자 발현이 바뀐 것이다.[17] '악성코드'를 제거하고 시스템을 재부팅하지 않는 한, 이 세포들은 몸속을 헤집고 다니며 임무를 수행할 것이다.

면역체계는 질병과 싸우는 가장 강력한 무기지만, 올바르게 작동해야 해를 끼치지 않는다. 그리고 어떤 질병이든 면역체계가 제 기능을 하도록 돕는 게 치유의 핵심이다. 우리가 먹는 음식, 노출되는 독소나 오염물질, 생각과 감정이 모두 염증을 증폭하는 땔감일 수 있는데, 이 불길을 더 키우지 않고 시원하고 깨끗한 '물줄기'를 찾아 완전히 진화하려면 어떻게 해야 할까?

우선, 우리 몸과 소통을 시작해야 한다. 난치병에서 회복한 이들은 대체로 특정한 생활 루틴을 찾아내기 전에 수많은 시도를 거친다. 앞 장의 식단 사례에서도 보았듯, 어떤 사람은 톰 우드처럼 새로운 식습관을 곧장 행해 효과를 보지만, 대부분은 클레어처럼 시행착오를 거친다. 여러 가지 실천을 통해 몸이 더 편안해지고 활력이 생기는 쪽으로 나아가는 것이다.

따라서 단일한 '항염증' 처방은 없지만, 대부분에게 도움이 되는 몇 가지 공통된 방법은 있다. 염증을 낮추고 면역 기능을 되찾으려면 우선 기본부터 시작하는 것이 좋다. 영양 밀도가 높은 식단으로 전환하고(영양 밀도가 높은 식단은 본질적으로 항염증 효과를 지닌다), 가공식품과 설탕을 없애 염증 반응을 유발하는 요인을 차단한다. 그리고 개인적인 스트레스 유발 요인을 찾아본다. 예상치 못한 요인을 발견할 것이다. 언제 스트레스와 불안을 느끼는가? 하루 중 가장 지치고 압박감을 느끼며 벼랑 끝으로 내몰리는 순간은 언제인가? 이런 지점을 인식하면 해결책이 보인다. 일상의 루틴을 조정하거나, 동료에게 도움을 요청할 수 있다. 혹은 감당하기 힘든 책임을 내려놓는 것도 방법이다. 때로는 불필요한 스트레스에서 벗어나고 건강을 우선시하기 위해 삶을 완전히 뒤바꿔야 할 수도 있다. 주니퍼를 비롯해 난치병에서 회복한 이들은 삶의 방식을 근본적으로 변화시켜 면역체계를 보다 항염증적인 상태로 '재부팅'했을 가능성이 높다.

| 면역 시스템을 재부팅하라 |

주니퍼 부부는 블루스톤 박사의 조언을 따랐다. 가족을 꾸릴 기회를 잃을지도 모른다는 두려움에 휩싸인 두 사람은 아이를 갖기 위해 노력하기 시작했다.

주니퍼가 처음 허리 통증으로 병원을 찾았을 때부터 실제 진단을 받기까지 2년이 넘게 걸렸다. 그동안 병이 급속히 퍼져 이제는 직장 복도를 걸을 때도 벽을 붙잡고 천천히 절뚝여야 했다. 공항처럼 먼 거리를 급히 가야 할 때는 휠체어를 사용했지만, 일상적으로 쓸 휠체어는 끝내 사지 않았다. 휠체어에 앉는 순간 다시는 벗어나지 못할 거라 직감했기 때문이다. 주니퍼는 스스로를 '환자'로 규정하고 싶지 않았다.

병을 부정한 것은 아니다. 아프다는 사실은 인정했다. 그러나 평생 질병과 한계를 짊어진 채 살아가는 미래만큼은 받아들일 수 없었다.

"진단은 받아들였어요. 하지만 예후는 받아들이지 않았죠."

진단 직후 처음 한 일은 블루스톤 박사가 처방한 나프록센naproxen을 구입한 것이었다. 나프록센은 비스테로이드성 소염제로 통증을 완화해 준다. 오래 복용할 생각은 없었다. 약의 부작용을 알고 있었고, 통증만 가라앉히면 병이 약물이라는 커튼 뒤에서 조용히 뼈를 망가뜨릴까 두려웠다. 다행히 복용한 지 며칠 지나자마자 통증이 서서히 가라앉았고, 다음 단계를 모색할 시간을 벌 수 있었다.

"약 덕분에 숨을 돌릴 수 있었어요. 옵션이 있다는 사실만으로도 마음이 놓였죠."

블루스톤 박사는 통증 완화에 도움을 주는 운동법이 담긴 책자도 건넸다. 하지만 주니퍼가 보기엔 마치 여든 살 노인에게나 적합한 운동 같았다. 그녀는 다른 방법을 찾기로 했다.

운동을 즐기지 않았던 그녀는 약물 때문에 몸의 중요한 신호를 놓치고 있다는 '차단된 듯한' 느낌을 참을 수 없었다. 그 답답함이 주니퍼를 생애 첫 요가 수업으로 이끌었다. 요가는 스트레칭과 유연성에 초점을 둔 운동이다. 척추의 작은 뼈들이 계속 움직이고 조금씩 늘어난다면, 척추가 굳는 강직척추염의 진행을 늦출 수 있지 않을까?

첫 요가 수업 후, 주니퍼는 전 생애를 통틀어 가장 격렬한 통증을 겪었다. 서거나 앉거나 움직일 때마다 불길이 등줄기를 타고 오르는 듯한 열기와 어지럼증, 구토감이 밀려왔다. 하지만 다음 날에도 수업에 나갔다. 요가는 의사가 권한 운동이 아니지만, 주니퍼는 본능적으로 이것이 답이라고 느꼈다. 그녀는 서툴고 불안정한 자세로 요가 동작을 따라 하면서, 몸속 석회화가 마치 석고처럼 부서져 떨어지고 관절이 부드럽게 맞물리며 움직이는 모습을 상상했다.

나프록센이 병을 치료하지 못한다는 사실은 알고 있었다. 하지만 내심 의문이 들었다. 나프록센은 염증을 잠재우는 소염제이고 강직척추염은 염증성 질환 아닌가? 그렇다면 왜 이 약으로 몸속의 염증 폭풍을 잠재우지 못하는 걸까?

답은 명확했다. 지금까지 개발된 어떤 소염제도 뇌와 몸 전반의 만성적이고 전신적인 염증을 근본적으로 줄일 수 없다. 나프록센은 여러 염증 경로 중 하나만 완화할 뿐이다. 다섯 갈래로 뻗은 길 중 하나를 막아둔 표지판 같은 것이다.

한 달쯤 지나자 주니퍼는 나프록센이 몸과의 소통을 방해한다고 느끼고 복용을 중단했다. 약은 건강의 발판을 제공한 뒤 떠났다. 이후 주니퍼는 매일 요가 수련에 몰두했다. 수업은 늘 힘들었고 매번 같은 고통의 장막을 뚫어야 했다. 마치 시시포스의 형벌 같았다. 산을 오르다 보면 다시 아래로 굴러떨어졌고,

또다시 처음부터 시작해야 했다. 그러나 서서히 변화가 일어났다. 조금 더 수월하게 느껴지는 날이 늘었다. 마치 산 중턱에서 시작한 듯한 기분이었다. 다음 날은 조금 더 높은 지점에서 출발했다. 더뎠지만 분명한 진전이었다.

몸의 가동 범위도 점점 넓어졌다. 요가 동작을 더 깊이 수행할 수 있었고 수업 외에도 걷고 움직이기가 훨씬 편해졌다. 통증으로 비명을 지르며 깨어나던 새벽도 사라졌다. 골반을 타고 흐르던 전기 같은 통증이 서서히 무뎌지더니 사라졌다. 벽을 짚지 않고 집 안을 걸을 수 있게 됐다.

그리고 반가운 소식이 찾아왔다. 아기가 들어선 것이다.

시간이 흐를수록 상태는 더 호전됐다. 임신 기간 동안 염증과 통증이 사라졌다. 임신 호르몬이 일부 자가면역질환의 증상을 완화하거나 질병의 진행을 늦추는 효과를 낸다는 사실이 밝혀졌다. [18]

임신 28주 차, 주니퍼는 조기 진통으로 침상 안정 지시를 받았다. 한 달간 직장에 휴가를 내고 침대에서 지냈다. 사무실에 둔 액자도 못 챙기고 의자에 카디건을 걸어둔 채 휴가를 떠났지만, 다시는 그 자리로 되돌아가지 못했다. 만삭이 되어 이제 움직여도 된다는 허락을 받은 후, 출산을 앞당기기 위해 샌프란시스코 언덕을 오르내리며 걷기 시작했다. 두 주 동안 언덕을 걸은 주니퍼는 1982년 2월, 건강한 아기 세리나를 낳았다.

출산 후 몇 주 지나 임신 호르몬이 사라지자 통증이 다시 찾아왔다. 아기를 안고 모유 수유를 하던 그녀는 골반 깊숙이 다시 시작되는 전기 같은 고통을 느꼈다. 주니퍼는 풀타임으로 일하면서 아기를 돌보고 요가까지 병행할 수는 없다는 걸 그제야 깨달았다. 결국 직장을 그만두고 남편과 함께 LA로 이주해 '스타인&스타인'이라는 비즈니스 매니지먼트 회사를 창업했다. 일이 많아 스트레스도 많이 받았지만, 최소한 이제는 스스로 일정 조율이 가능해졌다. 덕분에 치료의 핵심이라 믿는 요가 수련을 최우선 순위로 둘 수 있었다.

주니퍼는 요가 수련을 심화하기 위해 식습관까지 바꾸기로 했다. 요가 수업을 하다 보니 몸을 더 가볍고 강하며 활력 있게 만드는 음식과, 무겁고 둔하게 만드는 음식이 무엇인지 느껴졌다. 그녀는 빠르게 채식 위주의 식단으로 전환했다.

더불어 롤핑Rolfing도 시도했다. 롤핑은 마사지와 비슷하지만 더 깊은 부분의 근막과 인대를 바로잡는 치료다. 몇 명의 시술자를 만났으나 주니퍼의 몸에 딱 맞게 치료해 주는 사람은 없었다. 그러다 창시자 아이다 롤프Ida Rolf에게 직접 사사받은 숙련자 마크를 만났다. 그는 마음속으로 근막의 변화를 시각화한 뒤, 손과 주먹, 팔꿈치를 사용해 유착을 녹이고 막힌 부위를 열어준다고 설명했다. 주니퍼는 그의 정신적, 신체적 에너지가 그녀 몸의 '막힌 지점'을 풀어내며 다층적 치유를 돕는다고 느꼈다.

마크와의 롤핑 세션 후, 주니퍼는 요가에서 더 깊은 동작을 더 정확하게 수행할 수 있었다. 자세를 더 오래 유지하고 스트레칭도 깊게 할 수 있었다. 사실 요가를 처음 배울 때는 핫 요가로 시작했다. 뜨거운 열기가 관절과 인대를 데워 가동 범위를 더 넓게 확보해 줄 거라 판단했기 때문이다. 하지만 핫 요가 수업은 26개의 반복 동작이 끝이었고, 그 동작을 모두 익힌 뒤에는 정체된 상태였다.

그 후 주니퍼는 수년에 걸쳐 다양한 요가 스타일을 배우며, 몸의 변화와 치유의 흐름에 맞추어 수련을 조정했다. 롤핑을 깊이 받을수록 요가의 효과가 커졌고, 통증은 줄어들었다. 수업 시간뿐 아니라 일상적으로 아이를 안을 때, 책상 앞에 앉을 때, 산책할 때조차 통증이 사그라들었다. 그리고 롤핑 과정에서 느끼는 고통을 완화하기 위해 소량의 대마를 사용했다. 덕분에 마크는 더 깊숙이 연부조직과 인대를 풀어줄 수 있었다. 롤핑과 요가, 대마의 시너지로 그녀의 몸과 면역체계는 염증성 자가면역질환이 자리 잡기 어려운 상태로 바뀌고 있었다. 그러나 병을 완전히 잠재우기 위해서는 여전히 더 많은 변화가 필요했다.

스타인&스타인 운영은 세계 최대 운송회사의 세무를 총괄하던 이전보다는 유연한 근무 환경이었지만 스트레스는 여전했다. 할리우드 스타들의 재정을 관리하며 24시간 대기해야 했고, 가뜩이나 회사는 신생 기업이었다. 기존 업체와 경쟁하려면 두 배로 열심히 일해야 했다.

"새벽 두 시에 전화가 울려서 깼어요. 어떤 록스타가 '방금 아내와 싸우다가 티파니 램프를 던졌는데, 보험 처리되나요?'라고 묻는 거예요."

결국 그녀는 진정한 회복을 위해 삶을 완전히 재편해야 한다는 사실을 깨달았다. 부부는 회사를 매각하고 샌디에이고로 이주했다. 남편은 샌디에이고 해안가의 한 부동산 개발회사 대표가 되었고, 주니퍼는 세 아이를 키우면서 자신의 치유를 최우선으로 두겠다고 결심했다.

물론 다른 엄마들과 마찬가지로 아이들보다 자신을 먼저 돌본다는 죄책감에서 자유롭지는 못했다. 하지만 그녀는 매일의 요가 시간을 확보했다. 아이들에게는 이렇게 말했다.

"엄마는 요가 수업을 다녀야 좋은 엄마 노릇을 할 수 있단다."

돌이켜보면 정확히 언제 통증이 사라졌는지 알 수 없다. 괜찮은 날이 많아지기 시작했고, 아픈 날이 점점 줄어들었다. 그러던 어느 날 문득 깨달았다. 몸이 가볍고 통증이 느껴지지 않았다. 심지어 통증이 심했다는 사실조차 한동안 잊고 있었다.

병원에 가볼 필요도 없었다. 직감적으로 다 나았다는 걸 알았다. 하지만 확신을 얻고 싶었다. 과거 사형선고 같은 진단을 받았던 바로 그 진료실을 다시 찾은 그녀는, 진찰대에 누워 블루스톤 박사가 다리를 들어 올리며 유연성을 검사하는 것을 지켜보았다. 박사는 다리를 몸쪽으로 천천히 밀어붙이며 고통스러운 기색을 보이는지 얼굴을 살폈다. "괜찮아요?" 박사가 물으며 다리를 더 깊숙이 밀었다. 주니퍼는 고개를 끄덕였다. "지금은요? 이번엔 어떻습니까?" 주니퍼의 다리는 부드럽게 몸쪽으로 접혔다. 블루스톤 박사의 표정에 놀람과 경이로움이 번졌다.

주니퍼는 자기 몸에 맞는 길을 찾는 여정이 기나긴 시행착오의 연속이었다고 한다. "이야기만 들으면 직선으로 쭉 뻗은 고속도로를 탄 것처럼 보일 거예요." 그녀가 덧붙였다. "하지만 잘못된 샛길로 빠진 게 부지기수였죠." 돌이켜보면 시도했던 몇몇 방법은 막다른 길로 끝났다. 여러 방식을 다양하게 시도하다가 몸이 좋아진다는 느낌을 받으면 그쪽으로 밀고 나아갔을 뿐이다. 몸이 보내는 신호를 따라 수없이 경로를 수정했다. 식습관을 바꾸고, 운동법을 바꾸고, 일하는 방식과 하루 일과를 완전히 새롭게 재편했다. 건강을 위해 삶을 근본적으로 바꾼 것이다.

요가, 롤핑, 소량의 대마 사용, 식단의 대대적 변화, 스트레스 완화와 건강을 우선시한 삶의 재편은 누가 시켜서 한 일이 아니다. 주니퍼는 직접 시행착오를 겪으며 이 모든 길을 스스로 찾아냈다. 주니퍼가 통합한 치유 방법은 30년이 지난 지금, 최신 과학으로 뒷받침된다. 예를 들어 대마는 안전하고 효과적인 통증 완화법으로 널리 인정받을 뿐 아니라, 항염 효과가 있는 것으로도 주목받고 있다. 일부 연구자들은 장내 미생물군 불균형이 류머티즘 관절염[19] 같은 자가면역질환의 근본 원인이라 본다. 몸속 미생물군을 건강하고 균형 있게 회복시키면 염증 기반

질환을 되돌릴 수 있다는 것이다. 심지어 미생물군의 건강과 암 사이의 연관성도 제기되고 있다. 이 부분은 뒤에서 더 깊이 다룰 예정이다. 또한 명상과 함께 요가는 만성질환을 이겨내는 데 부인할 수 없는 효과적인 도구로 자리 잡았다. 주니퍼처럼 깊이 수련에 몰입한 예외적인 사람들은 통계에 잡히지 않는다. 전형적인 이중맹검 연구에서는 평균치에 묻혀 그 효과가 희석되기 때문이다. 효용성이 분명함에도 말이다.

주니퍼에게 요가는 치유의 방향을 알려준 북극성이었지만, 모든 사람에게 요가가 해답일 필요는 없다. 요가는 주니퍼에게 단순히 관절의 유연성을 유지하는 수단이 아니었다. 내적 균형을 찾고, 항염증적 생활 방식으로 전환하며, 염증을 부추기는 코르티솔 분비를 멈추는 길이었다.

항염증적 생활 방식은 궁극적으로 몸과 맺는 관계를 바꾸는 데서 시작된다. 몸에 무엇을 넣고, 어떻게 움직일지를 의도적으로 선택해야 한다. 가능한 한 매일 몸을 움직여야 한다. 어떤 건강 문제를 겪든 산책이나 가벼운 스트레칭이 도움이 된다. 연구에 따르면 단 20분의 중등도 운동만으로도 몸속 염증이 줄어드는 것으로 나타났다.[20] 그리고 주니퍼처럼 몸이 뚜렷하게 반응하는 무언가를 발견하면, 그 방향으로 더 깊이 들어가야 한다. 일상에서 그것을 위한 공간을 만들고, 되도록 삶을 재조정해 몸과 건강을 최우선 과제로 두어야 한다.

몸과의 관계를 바꾸는 중요한 요소 중 하나는 스트레스를 되

돌아보는 것이다. 다음 장에서는 스트레스 반응과 그 반응이
질병에 미치는 잠재적 역할, 그리고 만성 스트레스와 염증 상
태에서 벗어나 치유 모드로 전환하는 힘에 대해 더 깊이 살펴
보겠다.

주니퍼는 지금도 블루스톤 박사가 보낸 편지를 의료 기록 파
일에 보관하고 있다. 불가능해 보였던 회복의 증거다. 편지에
는 그가 내린 최초의 진단과 그녀의 강직척추염이 무기한 관해
상태라는 확인이 담겨 있다. 거기에 더해 단순히 질병의 진행이
멈춘 것뿐만 아니라, 질병으로 인한 손상 중 상당 부분이 되돌
아왔다는 사실까지 기록되어 있다. 진단 당시보다 관절의 가동
범위가 넓어졌고, 자가면역질환 지표인 백혈구 수치도 정상으
로 돌아왔다. 블루스톤 박사가 내린 결론은 "독특한 형태의 관
해 상태"였다.

30년이 지난 지금, 주니퍼는 이 말을 떠올리며 웃는다. "아직
도 제 몸은 '독특한 형태의 관해 상태'인 셈이죠." 이제 예순네
살이 된 주니퍼는 30년 동안 질병 없이 지내고 있다. 강직척추
염은 완전히 사라졌다. 하지만 골반에는 여전히 질병의 흔적이
남아 있다. 뼈 스캔을 하면 오래된 흉터가 보인다. 지금은 사라
졌지만, 한때 불치로 여겨지던 질병의 자취다.

5

몸을 '치유 모드'로 리셋하라

"삶의 파도는 잠잠해지지 않는다. 오히려 거세질 뿐이다.
파도를 멈출 수 없다면 헤엄치는 법을 익혀라."

— 허버트 벤슨Herbert Benson

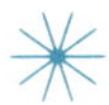

1897년, 하버드대학교에 새로 부임한 젊은 생리학자 월터 캐넌 Walter Cannon은 실험실 쥐들에게서 이상한 점을 발견했다. 연구는 대체로 계획대로 진행됐다. 실험을 마치고 결과를 기록하면, 쥐들은 연구자의 예상대로 반응하거나 그렇지 않거나 둘 중 하나였다. 그러나 실험 과정은 대개 동물들에게 극심한 스트레스를 주었고, 캐넌은 그 속에서 하나의 패턴을 포착했다. 쥐들이 겁을 먹거나 스트레스를 받거나 불안한 상태에 놓이면 소화를 돕는 위의 연동운동, 즉 근육의 파동이 갑자기 완전히 멈춰버렸다.[1] 흥미를 느낀 그는 더 자세히 살폈고, 뇌에서 분비되는 호르몬인 아드레날린이 소화 작용뿐 아니라 다른 생리 과정에도 즉각적인 영향을 미친다는 사실을 알아냈다.

이를 토대로 캐넌은 감정의 생리학을 더 깊이 파고들기 시작했다. 아직 이 영역을 본격적으로 탐구한 사람이 없어 조각들이 쉽게 맞춰지지 않았다. 실험을 거듭하면서 그는 공포나 스트레스가 실험동물의 혈류와 혈액 응고, 심장 박동, 호흡 등에 다양한 생리적 변화를 일으킨다는 사실을 알아냈다. 그러나 그게 무엇을 의미하는지 바로 이해하지는 못했다. 훗날 고군분투했던 시절을 돌아보며 캐넌은 이렇게 적었다.

"더 빨라진 맥박, 가빠진 호흡, 혈당 증가, 부신 호르몬 분비 등의 현상은 매우 다양했고 서로 관련이 없어 보였다. 그러나 어느 불면의 밤, 이것을 '도망치거나 싸우기 위한 신체의 준비'로 보면 거의 완벽하게 들어맞는다는 생각이 불현듯 떠올랐다."[2]

그 순간, 캐넌은 의학사의 흐름을 바꿀 용어를 만들어냈다. 오늘날 누구나 익히 알고 있는 개념, 바로 투쟁-도피 반응이다.

캐넌이 투쟁-도피 반응을 발명한 것은 아니다. 이 반응은 지구상에 동물이 탄생한 이래로 늘 존재해 왔다. 그러나 캐넌은 이를 확인하고 이름 붙였으며, 그 과정에서 마음과 몸, 그리고 만성 스트레스의 영향에 관한 전혀 새로운 문을 열었다.

반세기 후, 같은 하버드대학교 실험실에서 젊은 심장 전문의 허버트 벤슨이 캐넌의 바통을 이어받았다. 캐넌 덕분에 벤슨은 스트레스가 인체에 어떤 반응을 일으키는지 분명히 아는 상태로 연구를 이어갈 수 있었다. 나는 종종 두 거장이 같은 공간에서 60년의 간격을 두고 연구를 이어가는 모습을 상상하곤 한다. 햇병아리 연구자 시절의 두 사람은 심지어 외모도 닮은꼴이다. 한쪽으로 빗어 넘긴 검은 머리칼, 안경, 두툼한 실험실 가운까지 쏙 뺐다.

심장 전문의였던 벤슨의 과제는 흔히들 걸리는 심장질환을 치료할 혁신적인 방법을 찾는 것이었고, 그중 하나가 고혈압이었다. 고혈압은 심각한 심장질환의 전조였는데, 환자를 관찰할

수록 스트레스와 감정이 고혈압에 영향을 미치는 게 눈에 보였다. 그러나 이 주제는 학계 내에서 민감한 사안이었다. 고혈압은 신장질환으로 발생한다는 것이 당시 통론이었고, 벤슨의 연구는 동료들에게 불편함과 의혹만 불러일으켰다. 감정과 스트레스가 개입한다는 이야기가 '너무 비과학적'이라 진지하게 받아들여지지 않은 것이다.

벤슨은 포기하지 않았다. 스트레스가 심장질환의 숨은 주범이라 의심한 그는, 고혈압과 스트레스의 연관성을 확인하기 위한 연구를 설계했다. 다람쥐원숭이 세 마리를 훈련시켜 불이 켜질 때까지 버튼을 계속 누르게 하는 실험이었다. 버튼을 빨리 누르지 않으면 전기 충격을 받았다. 당연히 다람쥐원숭이들은 극도의 스트레스를 받았고, 전기 충격을 피하기 위해 버튼을 누르는 동안 혈압이 급격히 상승했다. 이후 벤슨은 실험 조건을 바꿨다. 버튼을 없앤 것이다. 전기 충격을 멈출 수 있는 유일한 방법은 이전과 같은 혈압 상승이었다. 실제로 다람쥐원숭이들의 몸은 조건화된 대로 반응하며 혈압이 치솟았다.[3] 사실상 혈압을 변화시킴으로써 '보상'을 받은 셈이다. 이 연구는 고혈압의 근본적 원인이 스트레스일 수 있음을 밝혔다. 또한 행동을 바꾸면 혈압도 조절할 수 있다는 사실까지 시사했다. 당시로서는 혁명적인 관점이었다.

이 연구가 발표되자 학계는 큰 충격을 받았다. 당시 서양 의학은 육체적 문제가 정신이나 감정에서 비롯될 수 있다는 생각을 전혀 받아들이지 않았다. 스트레스가 질병을 유발한다는 개념 또한 인정하지 않았다. 그러나 이제는 스트레스와 심장질환 사이의 관계에 대해 재고하지 않을 수 없었다. 만약 영장류가 스스로 혈압을 높여 고혈압 상태를 만들 수 있다면, 반대로 혈압을 낮추도록 훈련할 수도 있을 것이다. 관상동맥질환과 뇌졸중이라는 치명적이고 비용이 많이 드는 질환이 뿌리내리기 전에 막는 길이 열린 것이다.

벤슨은 사람을 대상으로 한 새로운 혈압 연구를 설계했다. 참가자들에게 특정 자극과 깜빡이는 불빛을 이용해, 뇌의 힘만으로 혈압을 낮출 수 있는지 확인한 것이다. 결과는 성공적이었다. 참가자 7명 중 6명이 약물이나 다른 의료적 개입 없이, 조건화된 자극에 반응해 혈압을 스스로 조절했다. 크나큰 성과였지만 오랜 훈련과 외부 자극이 필요하다는 한계가 있었다.

그때 초월명상 수련자들이 벤슨의 연구실 문을 두드렸다(비유가 아니라 실제로 문 앞에 와서 노크했다). 그들은 스스로를 실험 대상으로 내세우며 말했다.

"저희를 연구하세요. 다람쥐원숭이가 해낸 걸 저희도 할 수 있습니다. 아니, 더 잘할 수 있어요."

초월명상은 특정한 구절이나 만트라를 중심으로 집중하는 명상법이다. 이들은 수련을 통해 생리적 변화를 조절할 수 있다고 믿었고, 심지어 혈압을 올리거나 낮출 수도 있다고 주장했다. 하지만 증거는 없었다. 하버드대학교 의사가 주도하는 연구만이 그들의 신념을 정당화하는 유일한 길이었다.

마치 우연이 빚어낸 행운 같았다. 실험 자원자가 그럴듯한 이유를 들며 제 발로 나타났으니 말이다. 그러나 벤슨은 정중하게 거절했다. 당시 명상은 의학계에서 진지하게 다루어지지 않았다. 기껏해야 의심스러운 가십거리였고, 최악의 경우 전혀 근거 없는 허황한 생각이나 위험한 자기기만으로 취급됐다. 벤슨은 이들을 대상으로 연구를 진행하면 지금까지 힘겹게 쌓아온 성과와 경력이 한순간에 무너질 것을 우려했다.

훗날 나 또한 경험하게 된 갈림길이다. 연구를 진전시키려면 반드시 파고들어야 할 주제가 나의 성과와 신뢰, 경력을 무너뜨릴 수 있다는 고통스러운 갈등 말이다. 그야말로 전형적인 진퇴양난이다.

초월명상 수련자들은 벤슨의 거절에도 물러서지 않았다. 끈질기게 설득했고 결국 벤슨은 항복했다. 대신 조심스러운 조건을 내세웠다. 연구실이 텅 빈 늦은 밤에만 진행하도록 일정을 짰고, 참가자들은 눈에 띄지 않게 뒷문으로 들어와야 했다. [4]

이번에는 깜박이는 불빛도, 조건반사 훈련도, 자극-보상 체계도 없었다. 벤슨은 참가자들에게 혈압계를 연결해 명상하는 동안 혈압을 측정했다. 결과는 초월명상 수련자들이 예상한 대로였다. 명상 중 혈압이 실제로 낮아졌다. 그뿐만 아니라 심박수는 떨어지고, 호흡은 느리고 깊어졌으며, 대사가 느려지고 안정됐다. 그들은 신체가 휴식하고 이완하도록 돕는 신경계의 기능을 스스로 활성화할 수 있었다. 이 상태에서 몸은 과거 사바나에서 생존과 번영을 위해 필수적이었던 소화와 생식 같은 생리 기능을 영위했다. 스트레스 호르몬 분비가 차단되고 항상성이 회복되며 재조정과 치유 상태로 들어간 것이다. 이는 사바나뿐만 아니라 현대 사회에서 살아남고 회복하는 데도 이상적인 상태다.

명상 중 혈압이 고작 몇 포인트밖에 떨어지지 않았다며 회의적인 태도를 보인 사람도 있었다. 그러나 벤슨은 이들이 매일 명상하면서 명상 능력을 근육처럼 단련해 온 사람들이라는 점을 강조했다. 고도로 숙련된 이들은 애초에 안정 시 혈압이 평균보다 현저히 낮았다. 사실 이례적으로 낮은 혈압 자체가 바로 부단한 수련 덕분이다. 게다가 혈압 외에도 긍정적인 생리 변화가 다양하게 나타났다는 사실은 벤슨에게 이 현상을 더 깊이 탐구해야 한다는 확신을 주었다. 잠깐의 명상만으로 긍정적 변화가 일어난다면, 장기적으로는 건강에 어떤 영향을 미칠까? 그리고 이런 방법이 다른 사람들에게도 도움이 되지 않을까?

내 머릿속에도 한 장면이 번뜩 떠올랐다. 브라질에서 진행한 환자 인터뷰였는데, 아직도 그때의 기억이 선명하다. 당시 나는 회의적인 태도로 인터뷰를 시작했지만, 점차 마음을 열 수밖에 없었다.

창고에 쌓아둔 상자 안에서 그때의 녹화 테이프를 꺼냈다. 잰의 인터뷰가 첫 번째였음을 기억하고 먼지를 털어낸 뒤 VCR에

넣었다. 화면에는 노트와 펜을 들고 의자에 앉은 내 모습이 보였다. 곧이어 잰이 등장했다. 날씬하고 햇볕에 그을린 건강한 피부를 지닌 잰은 은은하게 미소 짓고 있었다. 그녀는 갈색빛이 감도는 금발을 쓸어 넘기며 내 손을 잡고 자리에 앉았다. 화면 속 내 표정은 잘 보이지 않았지만, 그 순간 받은 충격은 지금도 또렷하다. 그날까지 내가 가진 정보라고는 니키가 전해준 잰에 대한 이야기뿐이었다.

브라질로 떠나기 전, 나를 거기로 초청한 간호사 니키에게 말했다.

"확실한 증거가 있는 사람을 만나고 싶습니다. 명확하고 부정할 수 없는 진단을 받았으며, 이후 완전 관해 상태에 들어갔다는 분명한 증거가 있는 사람들 말이에요. 정말 병을 앓았는데 지금은 의학적 통계에서 벗어난 사람을 원해요."

수십 년 경력의 암 병동 간호사였던 니키라면 그런 사람을 알 것이라 믿었다. 니키는 주저 없이 대답했다.

"잰 쇼를 만나면 돼요."

니키는 잰이 브라질에 도착했을 당시의 상황을 설명해 주었다. 잰은 죽음 직전에 이르러 있었다. 다발성 장기 부전(여러 장기가 제 기능을 하지 못해 생명이 위험해지는 현상으로, 대부분 사망 직전에 발생함-옮긴이) 상태였고, 신장은 기능을 멈추었으며, 심장은 심각하게 손상돼 있었다. 말기 루푸스가 장기와 뇌를 포함해 온몸으로 퍼진 상태였다.

나는 루푸스에 대해 익히 알고 있었다. 일단 장기까지 확산되면 돌이킬 수 없다. 극도로 세심하게 관리하면 생명을 조금 더 연장할 수 있지만, 완전히 회복하는 것은 불가능하다.

그런데 그날 아침, 브라질에서 건강하고 활기찬 모습으로 내 손을 잡고 스스로를 소개한 잰 쇼를 마주했을 때, 나는 말문이 막혔다. 머릿속을 스친 생각은 단 하나였다.

'세상에, 이런 일이 실제로 일어나는구나.'

| 내려놓음의 힘 |

잰은 생기 있고 활력이 넘쳤으며 마음이 열린 사람이었다. 명상실에서 명상을 마치고 온 참이라 평온함과 만족감이 온몸에서 묻어났다. 죽을병에 걸렸던 사람이라고는 믿기 어려울 정도였다. 내가 그렇게 말하자 잰은 가방에서 지갑을 꺼내더니 사진한 장을 꺼내 건넸다.

"이게 나예요. 처음 여기 오기 2년 전에 찍었어요."

사진 속 여성은 과체중이었고 한눈에 보기에도 병색이 짙었다. 게다가 지금의 잰과는 전혀 닮지 않았다. 두 사람이 나란히 서 있으면 같은 사람이라고는 절대 믿지 못할 듯했다.

니키와 잰의 인연은 니키가 브라질에 도착한 첫날부터 시작됐다. 두 사람은 같은 숙소에 묵으며 방을 나란히 썼다.

"니키가 왔을 때는 제 상황이 조금씩 나아지던 참이었어요. 겨우 다시 걷기 시작했죠."

그녀의 말에서 앞으로 이어질 긴 회복의 여정이 비쳤다.

잰은 10대 시절부터 아프기 시작했다. 처음엔 그저 피곤할 뿐이었다. 너무 피곤해서 숙제하다가 엎드려 잠들었고, 데이트를 하려고 늦게까지 깨어 있지도 못했다. 낮에도 기운이 없었다. 친구들은 다들 혈기 왕성한데 잰의 에너지만 바닥을 기었다.

20대에 들어서자 상황은 심상치 않아졌다. 스물다섯 살에 허리 디스크가 파열돼 수술을 받아야 했고, 스물일곱 살에는 등 근육 분리로 또다시 수술을 받았다. 스물여덟 살에는 건성신경근 진단을 받았다. 극심한 통증 때문에 치료를 위해 다시 한 번 허리 수술을 받았고, 그 결과 5년 동안 휠체어에 의지해야 했다. 문제는 계속 이어졌다.

처음에는 이 모든 증상이 서로 관련 없어 보였다. 극심한 피로, 잇따른 척추 손상, 이례적인 감염은 불운의 산물 같았다. 그러나 무너진 면역체계를 축으로, 이름조차 없는 질병들이 거미줄처럼 번성했다. 뭔가 크게 잘못되었지만 아무도 이유를 짐작하지 못했다.

그럼에도 잰은 살아가려 애썼다. 결혼해 아이를 낳았고, 둘을 더 입양했다. 짬짬이 일하며 좋은 아내이자 엄마가 되려고 애썼다. 그냥 이게 자기 인생이라 생각했다. 다른 사람들은 모두 뗏목을 타고 유유히 떠 가는데, 혼자서 얼굴만 간신히 내민 채 몸부림치며 남들이 하는 걸 다 따라 하려 애썼다. 그것이 그녀에게는 '정상 상태'였기 때문이다. 시간이 흐를수록 상황은 더 나빠졌다. 엄마로서의 삶은 점점 더 힘겨워졌고, 부부 사이는 무너져 내렸다.

마침내 전환점이 찾아왔다. 잰이 비교적 간단한 턱 이식 수술을 받았을 때다. 마취에서 깨어나니 의사의 표정이 심각했다. 그도 그럴 것이, 수술 중 출혈이 비정상적으로 많았고 수술 후에는 뇌 감염까지 생겼다고 했다. 몸이 이식체를 거부한 것이다. 면역체계에 심각한 이상이 있다는 신호였다. 의사가 처음으로 제대로 된 진단을 내렸다. 전신홍반루푸스systemic lupus였다.

"이 병은 놓치기 쉬워요. 증상이 제각각이거든요. 허리 치료, 관절 치료, 턱 치료를 각기 다른 의사에게 받다 보면 병의 실체를 파악하지 못하죠. 아무도 전체 그림을 못 보는 거예요."

수십 년간 오진을 틈타 방치된 질병은 몸속에서 맹위를 떨쳤다. 심장 근육은 돌이킬 수 없을 만큼 손상되었고, 장기 곳곳에 이상이 생겼다. 루푸스가 비교적 가볍게 나타나는 사람도 있다. 코와 광대뼈에 나비 모양 발진이 주로 생기는데, 식이요법과 생활습관 조절, 약물 치료로 꽤 정상적인 생활을 유지할 수 있다. 그러나 잰은 달랐다. 의사들이 병명을 알아냈을 때는 이미 심각하게 진행된 상태였다. 병은 심장, 폐, 방광, 신장에까지 번져 있었다.

수년간 치료가 이어졌지만 뚜렷한 효과는 없었다. 프레드니

손prednisone(소염제와 항알레르기 약물로 쓰이는 합성 부신피질호르몬-옮긴이) 복용도 병세를 잠시만 억누를 뿐이었다. 하루 100밀리그램이라는 극도로 높은 용량을 복용했음에도 그랬다. 프레드니손으로 염증을 낮추고 면역체계를 억제하는 치료는 큰 대가를 치른다. 평생 지속되는 부작용이 생기거나 심각한 장애를 초래하는데, 특히 고관절에 위중한 골절이 생길 수 있다.

때는 아직 1990년대 초였고, 지금처럼 효과적인 약물이 개발되기 전이다. 사실 오늘날에도 루푸스를 완치할 방법은 없다. 약물과 여러 치료법 덕분에 고통을 덜어내고 살아가는 사람도 있지만, 잰처럼 병이 악화되는 경우도 허다하다. 루푸스는 여전히 불치병이다.

잰은 수년간 프레드니손을 복용했다. 덕분에 몸의 격렬한 반응을 억누를 수 있었지만, 결국 루푸스는 약물로 감당할 수 없는 상태가 됐다. 그녀의 뼈와 관절은 영구적인 손상을 입었다. 1992년에는 심장이 정상 크기의 두 배로 부풀어 올랐다. 의료진은 심장 근육을 생검해 루푸스가 부종의 원인임을 확인하고, 심장 조직을 보호하기 위해 세포독소cytotoxin(특정 장기의 세포에 선택적으로 작용하는 항체나 독소 약물-옮긴이)를 투여했다. 잰은 심장 이식 대기 명단에 올랐지만, 루푸스 진단 때문에 이식 승인을 받지 못했다.

다행히 루푸스의 급성기는 어렵사리 넘겼다. 그러나 1998년 고통스러운 이혼을 겪으며 다시금 병세가 악화됐다. 이번에도 심장이 영향을 받았고 생명이 위태로워졌다. 의료진은 다시 한 번 심장 생검을 진행했다. 잰의 심장에는 영구적인 상처가 패였다.

잰은 병원을 들락날락했다. 시간이 갈수록 입원 기간이 길어졌다. 병과 여타 문제들로 부부 관계는 완전히 무너졌고, 종국에는 병을 키우는 스트레스의 원인이 됐다. 10대가 된 아이들은 비행과 약물 문제로 골치를 썩였다. 마약 중독, 재활, 재발이라는 끔찍한 악순환은 그녀와 아이들 사이를 갈라놓았고, 아이들은 부모의 이혼이 전적으로 잰의 책임이라 몰아세웠다. 그리고 단 한마디도 말을 섞지 않았다. 잰은 그 시기를 이렇게 표현했다.

"심장이 내 몸 밖으로 튕겨 나가 나뒹구는 것 같았어요. 어딘가에 덩그러니 버려져 아프고 고통스러운데, 다시는 되찾을 수 없는 느낌이었죠."

당시 병세 악화로 입원해 있던 순간을 떠올리면 '외로움'이라는 감정만 선명하다고 한다.

"아무도 찾아오지 않았어요. 꽃을 가져오는 사람도 없었고요. 전화 한 통 없었죠."

결국 루푸스는 뇌로 퍼졌다.

중추신경계로 침투한 전신홍반루푸스는 기억 상실과 발작부터 척수 염증에 이르기까지 수많은 증상을 유발한다. 많은 환자들이 '루푸스 두통'이라 불리는 편두통을 겪고, 극심한 통증이 없을 때조차 '브레인 포그brain fog', 즉 머릿속이 멍해지는 심각한 인지 장애를 호소한다. 잰에게는 이 병이 몸을 하나하나 무너뜨린 끝에 마지막으로 그녀 자신까지 앗아가는 잔혹한 존재로 여겨졌다. 생각하고 표현하며 존재할 수 있는 능력마저 허락하지 않는 것이다.

2002년 초여름, 그녀는 등의 한가운데에서 오른쪽으로 비껴난 부분에 통증을 느꼈다. 의사들은 곧 원인을 찾아냈다. 수차례의 감염으로 담낭이 손상된 것이었다. 담낭 제거 수술을 받았지만, 이후 전신성 패혈증을 앓았다. 생명을 위협하는 치명적 감염이었다. 이어 루푸스가 신장으로 번지며 신부전 위험까지 높아졌다.

신부전은 전신홍반루푸스 환자의 주요 사망 원인 중 하나다. 면역체계가 주요 장기를 공격하면 신장이 염증으로 손상된다. 이렇게 '루푸스 신염'이 생기면 신장은 체내 독소를 배출하거나 체액을 조절하지 못하고, 결국 몸에 독소가 쌓인다. 그날 잰은 진료실에 앉아 의사에게 신장뿐 아니라 몸의 주요 장기가 손상됐다는 소식을 들었다. 잰은 다발성 장기 부전에 들어서고 있었다.

그때 한 친구가 불쑥 전화를 걸어 '영적 치유'에 대해 들어본 적 있느냐고 물었다. 자신이 직접 다녀온 브라질의 한 센터를 언급하면서 말이다.

"처음엔 코웃음 쳤어요. 미친 소리 같았거든요."

하지만 몇 차례의 설득 끝에 잰은 일단 알아나 보기로 했다.

영적 치유를 지지하는 입장과 비판적인 입장 모두를 확인한 그녀는 심사숙고한 끝에 브라질에 가기로 결심했다. 하지만 문제가 있었다. 당시 잰은 인생 최고로 쇠약한 상태였다. 뇌부종이 심해 혼자서 씻거나 먹지도 못했다. 의자에 앉으면 몸이 옆으로 기울어 픽 쓰러졌다. 의료진은 그녀가 브라질까지 가는 여정을 버틸 수 있을지 크게 우려했다. 제 역할을 못 하는 신장 때문에 몸에 수분이 차올라 언제든 패혈성 쇼크가 올 수 있는 상황이었다. 의료진은 한목소리로 말렸다. "비행기에 타면 안 돼요. 그러다 죽습니다." 잰의 대답은 단호했다.

"비행기 안 타도 어차피 죽잖아요."

검은 소가 점점이 흩어진 푸른 들판과 유칼립투스 방풍림을 지나 버스가 덜컹거리며 치유 센터를 향했다. 그때 버스에 앉은 잰의 생명은 열다섯 가지가 넘는 약물로 가까스로 유지되고 있었다. 전신 장기 기능이 거의 멈출 지경이었고, 엄청난 수분이 차올랐으며, 패혈성 쇼크 직전이었다. 그러나 죽지는 않았다.

브라질에 도착했을 때 잰은 죽음의 문턱에 선 느낌이었다. 한 가닥 실 같은 생명은 작은 힘에도 뚝 끊어질 듯 아슬아슬했다. 그러나 브라질에는 사람을 온전하게 회복시키는 무언가가 있었다. 그녀는 곧 치유 센터의 일상에 녹아들었다. 긴 시간 명상에 몰입하고, 건강한 식사와 음료를 즐기며 같은 과정을 겪는 이들과 교류했다. 병마와의 여정에서 처음으로 혼자가 아니라는 안도감이 들었다.

　잰은 복용 중인 약을 모두 챙겨 들고 명상실로 향했다. 루푸스를 억제하는 프레드니손, 심장약, 루푸스 치료에 흔히 쓰이는 항암제까지 그 종류가 다양했다. 그런데 어느 날 상주하는 치유사가 다가와 눈을 마주치며 말했다. "그건 당신 것이 아니에요." 잰은 옆에 놓아둔 약 가방을 보고 하는 말이라 생각했다. "아니에요, 제 것 맞아요. 제 이름이 적혀 있잖아요." 그러자 치유사가 이렇게 답했다. "아뇨, 아이들이요. 자녀는 당신 소유물이 아니에요. 신의 피조물이죠."

　잰은 명상실에서 나와 울음을 터뜨렸다. 눈물이 멈추지 않아 며칠 동안 계속 울었다. 치유사의 말은 마음속 깊이 알고 있었지만 애써 외면했던 진실을 끄집어냈다. 아이들을 놓을 때가 왔다. 스스로를 갉아먹던 집착, 끝없는 돌봄, 가족 트라우마에 대한 책임감을 내려놓아야 했다. 더는 몸과 마음을 불안과 공포에 몰아넣으며 아이들을 향한 끈을 쥐고 있을 필요가 없었다. 세 아이는 이미 저마다의 여정을 걷고 있고, 앞으로 각자 스스로 길을 찾아야 한다. 그 순간, 잰은 마음속으로 아이들을 놓아주었다. 세 척의 조각배가 물살에 흘러가는 모습이 눈에 선했다. 깊은 슬픔과 동시에 끝없는 해방감이 밀려왔다.

　잰은 항암제를 변기에 버렸다. 그리고 프레드니손도 끊기 시작했다. 놀라울 만큼 빠른 속도였다. 하루에 10밀리그램씩 줄였다는 말을 듣고 나는 기절할 뻔했다. 그런 속도는 극도로 위험하다. 그렇게 높은 용량의 프레드니손을 오래 복용했다면, 부신이 적응할 시간을 주며 서서히 줄여야 한다. 몸이 다시 균형을 잡고 줄어든 프레드니손이 만든 공백을 채워야 하기 때문이다.

"그건 대부분의 사람에게 치명적이에요. 부신 부전으로 쓰러졌어야 정상입니다."

내가 놀라며 말하자 잰은 어깨를 으쓱하더니 답했다.

"글쎄요, 저는 오히려 나아졌어요."

잰의 회복 속도는 점점 더 빨라졌다. 단 열흘 만에 수십 년 동안 복용해 온 약을 완전히 끊었다. 기분이 좋아졌다. 일주일 정도 지나자 스스로 걸을 수 있게 됐다. 몇 달 후 니키가 브라질에 도착했을 때 잰은 걷는 것을 넘어 등산을 하고 있었다. 약 하나 없이 행복하고 건강한 몸으로. 어떻게 이런 일이 가능했을까?

| 이완, 휴식 그 이상의 치유 모드 |

허버트 벤슨은 명상 연구를 통해 이완 반응이 교감신경의 투쟁-도피 모드를 끄고 '치유 모드'를 활성화해 즉각적 생리 효과를 낸다는 사실을 입증했다. 단발성 스트레스는 그럴 수 있다. 몸의 긴장이 잠시 풀리고 일시적으로 항상성 상태에 도달하며 몸의 치유 모드가 작동하기 쉽다. 그러나 오래된 스트레스와 트라우마는 어떨까. 과연 진정한 치유 모드로 들어가 오래 머무르

214

는 게 가능할까?

명상 연구에서 성과를 거둔 벤슨은 『이완반응』이라는 베스트셀러를 출간했다. 연구에 활용된 초월 명상을 누구나 쉽게 따라 할 수 있도록 단순한 방법으로 재구성한 책이었다. 매일 짧게나마 명상을 실천하면 일반인도 상당한 건강 효과를 얻을 수 있으며, 생각보다 쉽게 할 수 있다는 게 요지였다.

벤슨이 제안한 이완 반응의 핵심은 이렇다. 조용한 상태에서 편안히 앉는다. 눈을 감고 전신의 근육을 이완한다. 코로 천천히, 고르게 숨을 들이쉬고 내쉬며 마음속에서 하나의 단어, 구절, 혹은 소리를 떠올린다. 이는 반복되는 잡념과 두려움, 이른바 '원숭이 마음monkey mind(불교에서 비롯된 말로, 마음이 원숭이처럼 날뛰는 불안한 상태를 뜻함-옮긴이)'을 잠재우고 집중을 돕는 만트라다. 마음을 안정시키거나 개인적, 종교적, 영적 의미가 있는 단어를 사용하면 된다. 벤슨은 원치 않는 생각이 떠오르는 것은 실패가 아니라고 강조했다. 중요한 것은 다시 집중하고 계속하는 것이다. 그리고 10~20분 정도 명상할 것을 권장했다. 그게 전부다.

매우 단순해 보이지만 효과는 분명했다. 매일 몇 분씩 따라 하는 것만으로도 혈압이 개선될 뿐 아니라, 만성 두통, 부정맥, 월경전증후군, 심지어 불안과 우울에도 긍정적 변화가 나타났다. 이렇게 기본적인 이완만으로도 개선된다면, 더 깊고 포괄적인 수행은 과연 어떤 '기적 같은' 효과를 불러올까?

브라질의 치유 센터에서는 하루 중 상당 시간을 깊이 명상하며 지낸다. 공동체적 유대감이 강해서 단 며칠 만에 서로 깊고 끈끈한 관계를 형성할 수 있다. 이전 일상에서 누리던 그 어떤 인간관계보다 넓고 깊은 유대감이다. 명상실에는 사람들 사이에 흐르는 특유의 에너지가 있는데, 명상을 제대로 해본 적 없는 외부인인 나조차 그 전류를 느낄 수 있을 정도였다.

오늘날 우리는 명상이 실제로 뇌 구조를 바꾼다는 사실을 안다. 하버드대학교 연구자 세라 라자르Sara Lazar는 8주간의 마음챙김 기반 스트레스 감소MBSR 프로그램을 진행한 후, 기억, 감정, 정서 조절을 담당하는 해마의 피질 두께가 유의미하게 증가하는 것을 발견했다. 더불어 공포 호르몬을 분비하고 투쟁-도피 반응을 촉발하는 편도체는 축소되었다. 치유 센터의 생활 방식 자체가 일상의 만성적 스트레스와 불안을 해소하는 역할을 하는 것이다.

잰은 브라질에서 13개월을 머물렀다. 물론 쉽지만은 않았다. 부유하지도 건강하지도 않은 데다 집안 사정도 복잡했기 때문이다. 다행히 부모님이 집세를 대신 내주셨고, 새로운 사랑이자 인생의 동반자가 될 사람이 나타나 그녀의 결정을 지지했다. 1년 후, 새 연인과 함께 집으로 돌아온 잰은 연대하고 봉사하는 새로운 삶을 개척했다. 지금의 그녀는 이전과는 완전히 다른 사람이다. 외모와 마음가짐, 영혼까지 바뀐 듯했다.

인터뷰가 끝날 무렵, 나는 무릎 위에 놓인 사진을 다시 내려다보았다. 지금 내 앞에 앉아 있는 사람과 사진 속 여인이 얼마나 다른지 새삼 놀라웠다. 평생 병마에 시달렸던 잰은 열다섯 가지 약을 끊고 죽음의 문턱에서 살아 돌아온 다음 탈바꿈했다. 이제는 생기 넘치고 활기차며 눈부시게 살아 있다. 누가 봐도 놀라울 정도다. 사진을 건네며 그렇게 말했더니 잰은 웃으며 고개를 끄덕였다.

"고향에서는 평생 알고 지내던 사람을 마주쳐도 저를 못 알아보는 경우가 많아요."

'영적' 치유 센터에서 무슨 일이 일어나는지에 대해서는 사람마다 해석이 다르다. 의사로서 나는 회의적인 입장이지만, 아직 모르는 게 많다는 사실을 인정할 만큼은 겸손하다. 자연 치유를 연구하면서 '진심으로 귀 기울여 듣기'가 얼마나 중요한지 매 순간 깨닫는다. 이렇게 중요한 걸 의대에서도 병원에서도 가르쳐주지 않는다. 심지어 경청이 핵심이라 여겨지는 정신의학계조차 질병이나 진단명에 급급한 나머지 환자의 이야기를 제대로 듣지 않는다. 이제는 문진의 개념을 확장할 필요가 있다. 자연 치유라는 복잡한 실타래를 풀려면, 수많은 실 가닥을 하나하나 들여다보고 서로 어떻게 얽혔는지 이해해야 한다. 나는 한 사람의 인생 이야기를 커다란 태피스트리를 보듯 살피기로 했다.

잰의 인생 태피스트리는 시사하는 바가 명확했다. 삶을 근본적으로 바꿈으로써 몸이 바뀌었다. 스트레스가 핵심이라는 것은 확실하나, 문제는 우리가 의식적으로 조절할 수 있는 스트레스 반응에 한계가 있다는 것이다. 어떤 스트레스가 어떻게 작용했는지 이해하려면 의식하지 않아도 스트레스를 처리해 주는 자율신경계의 작동 원리부터 들여다봐야 한다. 그래야 잰과 같은 생존자들에게 무슨 일이 일어났는지 온전히 파악할 수 있다.

| 몸의 기어 변속 장치 |

신경계는 몸 구석구석을 뇌와 연결하는 전기 회로다. 체성신경계, 즉 수의隨意신경계는 감각과 운동 정보를 중추신경계와 주고받는다. 약 860억 개의 뉴런이 손발 끝에서 뇌로 메시지를 전달하면 뇌는 손을 뜨거운 것에서 재빨리 뗄지, 부드러운 고양이를 계속 쓰다듬을지 판단한다. 메시지는 번개처럼 빠르게 몸 속을 오간다. 피부에 무언가 닿는 순간 정보가 뇌에 도착한다. 체성신경계의 일부는 의식적으로 통제할 수 있다. 의자에서 일어나기로 마음먹는 순간, 뇌에서 척추를 따라 중추신경계에서 말초신경계로 이어지는 43쌍의 신경에 복잡한 전기·화학 반응이 초고속 도미노처럼 연쇄적으로 발생하고, 약 80억 개의 신경 말단이 동시에 활성화되며 몸이 일으켜진다.

그러나 자연 치유를 이야기할 때 우리의 초점은 주로 자율신경계에 맞춰진다. 이 신경계는 뇌에서 주요 장기로 뻗어 있으며, 수십억 개의 뉴런과 신경섬유로 이루어져 있다. 자율신경계는 의식적으로 거의 조절할 수 없다. 손을 들겠다고 결정하고 실제로 드는 동작과 달리, 자율신경계가 담당하는 장기, 혈관, 분비샘 등은 무의식의 지시를 따른다.

자율신경계를 자동차 엔진에 빗대 보자. 자동차는 상황에 따라 여러 '기어'로 전환할 수 있다. 수동 차량을 몰아본 사람이라면 속도에 맞게 기어를 넣는 것이 얼마나 중요한지 알 것이다. 나는 트랙터로 운전 연습을 하며 수동 기어를 다뤘던 기억이 있다. 저속 주행용 기어, 고속도로용 기어, 그 사이 여러 단계의 기어가 있었는데, 저속 기어로 추월 차선을 달리거나 고속 기어로 집 앞 진입로에 들어서려 하면 엔진이 과열되거나 연기가 났고, 심하면 멈추거나 클러치가 망가졌다.

오늘날 대부분의 차는 자동 변속기로, 엔진의 컴퓨터가 알아서 기어를 바꾼다. 훨씬 편리하지만 예전처럼 엔진의 움직임을 직접 느끼며 차의 작동 원리를 이해하던 감각은 사라졌다. 자동 변속에 익숙해진 지금은 뭔가 고장이 나면 원인을 파악하기도, 어떻게 손봐야 할지도 모르는 경우가 많다.

우리 몸도 비슷하다. 몸이 알아서 자율적으로 기어를 올리고 내리며 조절해야 하지만, 그렇지 못한 경우도 종종 있다. 몸속 컴퓨터가 고장 난 것이다. 그런데도 우리는 그 사실조차 모른다.

자율신경계는 크게 두 가지로 모드로 나뉜다. 교감신경계와 부교감신경계다. 교감신경계, 즉 '투쟁-도피 모드'는 위험하거나 스트레스를 받을 때 작동한다. 반대로 부교감신경계는 '휴식과 소화 모드'로, 위협이나 문제가 없을 때 경계를 풀고 긴장을 완화한다.

교감신경계는 몸의 비상 스위치와 같다. 위험을 감지하면, 차에 시동을 거는 순간 엔진이 돌듯 바로 작동해야 한다. 호랑이와 맞닥뜨렸다고 상상해 보자. 감정을 조절하는 뇌 속 아몬드 모양의 편도체가 즉시 경보를 울리고, 몸 안에서 연쇄 반응이 일어난다. 스트레스 호르몬과 각종 화학물질이 혈액으로 쏟아져 나온다. 혈관은 급격히 수축되고, 팔다리로 혈액이 몰려 손을 휘두르거나 달리거나 즉각 반응할 수 있게 된다. 소화는 멈추고 심박수가 오르며 호흡이 얕고 가빠진다. 청각이 둔해지고 시야가 좁아질 수도 있다. 몸이 주위의 다른 자극을 차단하고 오직 눈앞의 위협에만 집중하도록 하는 것이다.

투쟁-도피 반응은 뇌의 일부 영역, 즉 비판적 사고와 판단을 담당하는 부위를 차단한다. 몸은 이런 상황에서 생각을 길게 하도록 내버려두지 않는다. 호랑이의 기분을 살피거나, 도망갈지 싸울지 따질 때가 아니다. '호랑이'라는 단어를 인식하기도 전에 이미 반대 방향으로 달리고 있어야 한다.

과거의 인류는 위협이 사라지면 투쟁-도피 반응을 스스로 끌 수 있었다. 교감신경계가 서서히 진정되고, 휴식과 회복을 담당하는 부교감신경계가 주도권을 넘겨받는 것이다. 이때 뇌는 아세틸콜린이라는 물질을 혈류로 퍼뜨려 온몸에 신호를 보낸다. 혈관과 모세혈관, 동맥이 이완되고 확장되며 팔다리로 몰렸던 혈액이 몸속 깊은 곳까지 돌아온다. 심장은 느리게 뛰고, 멈췄던 소화 작용이 시작되어 면역체계가 필요로 하는 에너지와 영양소를 더욱 효율적으로 흡수한다. 이렇게 혈액과 산소, 면역 자원이 충분히 공급되면서 몸이 가진 중요한 기능 중 하나인 '치유'가 본격적으로 이루어진다.

바로 이것이 부교감신경계가 하는 일이다. 인체 설계상 우리는 대부분의 시간을 이 상태에서 보내야 한다. 그러나 현실은 정반대다. 대부분 교감신경계가 흥분한 상태로 산다.

균형을 맞추기가 왜 이리 어려운 걸까? 건강과 생존에 필수적이라면, 본능적으로 잘 조절되어야 하는 거 아닌가? 우리 몸은 원래 치유 모드로 쉽게 전환되도록 설계됐는데, 왜 지금은 교감신경계 흥분에서 벗어나지 못하는 걸까?

| 만성 스트레스라는 늪에 빠질 때 |

솔직히 요즘 세상에 갑자기 호랑이가 나타날 일은 없다. 투쟁-도피 반응이 실제로 필요한 순간이 거의 없다는 얘기다. 그러나 우리 몸은 여전히 원시적 생존 본능에 따라 작동한다. 이제 낡은 프로그램을 현대적 삶에 맞게 조율할 필요가 있다.

투쟁-도피 반응은 경이로울 만큼 정교하고 빠르다. 몸은 눈 깜짝할 사이에 '정상'에서 '비상'으로 치닫는다. 스트레스는 눈에 보이지 않는 호랑이 노릇을 하며 우리 몸의 비상 스위치를 켠다. 연이어 몰려드는 스트레스는 켜진 비상 스위치를 끌 틈조차 주지 않는다. 뉴스는 좋은 소식보다 나쁜 소식을 열 배는 더 내보낸다. "피 흘리면 1면을 장식한다If it bleeds, it leads"는 말이 괜히 나온 게 아니다. 출근길 교통 체증, 자녀의 독감, 촉박한 업무 마감. 개인적으로도 사회적으로도 우리는 위기와 불안, 불길한 소식에 더 주목하도록 학습되었다. 사회학자들은 이를 '부정 편향negativity bias'이라 부른다. 아프리카 초원에서 맹수의 위협을 감지해야 했던 시절에는 부정 편향이 생존을 보장했지만, 지금은 그렇지 않다.

오늘날 사람들은 낮은 수준의 만성적인 투쟁-도피 반응 상태로 대부분의 시간을 보낸다. 휴식과 소화를 돕는 치유 모드로 전환하는 일은 드물고, 그마저도 불완전하다. 현대 사회에서 우리의 교감신경계는 항상 '켜진 상태'다. 엔진은 하루 종일, 밤낮없이, 일 년 내내 고속으로 돌며 연료를 소모하고, 기어를 마모시키며 온갖 고장을 낸다. 문제는 엔진이 아니라 우리의 운전 방식에 있다.

자연의 설계대로라면 생존 모드와 치유 모드 사이를 유연하게 오가며 호르몬 균형을 유지해야 한다. 하지만 현대 문명과 고도로 발달한 기술은 진화의 속도를 가뿐하게 뛰어넘었다. 인류는 원시 자연 생태계에 맞추어 진화했지만, 이제 지구상의 대다수는 그런 환경에 살지 않는다.

얇은 노트북 앞에 앉아 스마트폰 화면에 쌓인 앱 알람을 확인하는 디지털 세대 젊은이 속에도 선사시대를 누비던 자아가 있다. 편도체 깊은 곳에 웅크린 선사시대 자아는 여전히 초원과 정글에서 살아남기 위해 싸운다.[5] 그래서 본능적으로 스트레스와 불안, 공포를 예리하게 찾아낸다. 주변은 끝없는 위험으로 가득해 보이고, 주변 사람들 역시 비슷한 생각을 하는 탓에 모두가 자연스레 나쁜 쪽을 더 쉽게 믿는다. 오래전 생존을 돕던 본능은 지금 인류를 서서히 무너뜨리고 있다.

만성 스트레스가 몸에 해롭다는 건 새로운 이야기가 아니다. 1970년대에 벤슨이 이를 대중에 알렸고, 점점 더 많은 책과 미디어가 이 문제를 조명했다. 아직 의학계에서는 완전히 받아들이지 않았지만, 관련 연구는 이미 수천 건에 이르며 결과는 상상했던 것보다 더 심각하다. 만성 스트레스는 오늘의 건강만 해치는 게 아니라 내일, 그리고 평생의 건강까지도 위협한다. 하지만 연구는 한 줄기 희망을 놓치지 않는다. 우리에게 이 흐름을 바꿀 힘이 있다는 것이다.

벤슨이 고안한 이완 반응이 건강을 개선하고 질병을 예방하는 이유는 명확하다. 의자에 앉아 호흡 명상을 하는 동안, 우리 몸은 투쟁-도피 반응에서 치유 모드로 전환하는 동시에 만성 스트레스가 손상시킨 세포를 복구한다. 치유란 결국, 투쟁-도피 반응으로 기울어진 기어를 다시 중립으로 돌려 항상성homeostasis을 회복하는 과정이다.

그렇다면 실제로는 어떻게 해야 치유 모드로 들어갈까? 먼저 이완 반응을 연습하며 그때 몸이 어떤 느낌인지 세심히 살핀다. 근육은 어떤지, 호흡과 심장 박동은 어떤지, 몸의 어디에 긴장이 쌓이는지, 또 그 긴장이 풀릴 때 어떤 기분이 드는지 느끼는 것이다. 그리고 이런 감각을 주는 활동이 또 있는지 살펴본다. 어떤 사람은 숲길을 걸을 때, 어떤 사람은 사랑하는 이들과 함께할 때 이 감각을 느낀다. 요리하거나 그림을 그리거나 차창을 연 채로 음악을 크게 틀어놓고 질주할 때 느끼는 사람도 있다. 아이러니하게도 이런 순간이야말로 바쁠 때 가장 먼저 일정에서 밀려난다. 하루 중 가장 중요한 시간인데 말이다. 의자에 앉아 이완 반응만 연습하며 살 수는 없다. 대신 삶 속에서 이런 감각을 되찾게 해주는 활동을 찾아내고, 그걸 기적의 치료제처럼 소중하게 여기며 따로 시간을 마련해 행해야 한다. 그것이야말로 우리가 미처 깨닫지 못한 가장 강력한 치유의 약일지 모른다.

| 연못 부유물에서 찾은 세포 재생의 단서 |

혁신은 언제나 예상치 못한 곳에서 시작된다. 의학의 역사에도 실수나 우연, 혹은 잘못된 길처럼 보였던 선택이 중요한 발견으로 이어진 사례가 적지 않다. 고등학교 과학 시간에 한 번쯤 들어봤을 법한 대표적인 일화가 있다. 깔끔하지 못하기로 유명한 세균학자가 황색포도상구균을 배양한 페트리접시를 싱크대에 쌓아둔 채 방치했다. 실험실은 늘 분주하고 어수선했기에 이런 일은 흔했다. 한참이 지난 뒤 접시를 소독하기 위해 하나씩 열던 그는 한 접시 앞에서 손을 멈췄다. 어떤 곰팡이가 주변 세균을 모조리 죽이고 있었다.

다른 사람 같았으면 그냥 접시를 마저 소독액에 던져 넣고 하던 일을 마쳤을 것이다. 그러나 알렉산더 플레밍Alexander Fleming은 달랐다. 그는 접시를 현미경으로 가져가 관찰했고, 거기서 페니실리움 노타텀penicillium notatum을 발견했다. 이것이 바로 세계 최초의 항생제, 페니실린의 기원이다. 모든 것이 철저히 '우연'이었다. 훗날 플레밍은 그 순간을 떠올리며 이렇게 말했다.

"1928년 9월 28일 새벽녘 눈을 떴을 때, 내가 인류의 의학을 송두리째 바꾸는 발견을 할 거라고는 꿈에도 몰랐습니다. 하지만 내가 해낸 게 바로 그거였죠."[6]

페니실린으로 목숨을 구한 사람의 수는 정확히 알 수 없지만, 연구자들은 최소 2억 명으로 추정한다. 플레밍이 페트리접시를 그냥 싱크대에서 씻어버렸다면 우리는 얼마나 더 오랫동안 치명적인 전염병에 시달렸을까? 그로 인해 희생된 생명은 또 얼마나 될까? 말기 루푸스에서 회복한 잰의 사례와 다른 자연 치유 사례 역시 마찬가지다. 우리는 '우연'을 단순한 예외로 치부하지 말고 더 깊이 들여다볼 필요가 있다.

노벨상을 받은 분자생물학자 엘리자베스 블랙번Elizabeth Blackburn의 '통찰의 순간' 역시 뜻밖의 존재, 바로 연못 속 부유물에서 찾아왔다.

블랙번은 염색체의 끝을 보호하는 '텔로미어telomere'를 연구하고자 했다. 신발 끈 끝을 감싸는 플라스틱 캡처럼, 텔로미어는 염색체가 마모되거나 손상되지 않도록 보호한다. 그녀가 선택한 연구 대상은 단세포 원생생물인 테트라히메나tetrahymena, 일명 '연못 부유물'이었다. 이유는 단순했다. 이 생물에 텔로미어가 풍부했기 때문이다. 플레밍과 달리 블랙번은 애초에 뭔가를 발견하기 위해 연구를 시작했지만, 그 과정에서 전혀 예상치 못한 사실을 밝혀냈다. 건강과 노화의 비밀을 풀 단서가 될지도 모르는, 미지의 생물학적 물질이었다.

고등학교 생물 시간에 배웠듯, 염색체는 DNA 저장소이자 세포 기능을 알려주는 '설명서'다. 심장세포에는 '심장세포처럼 작동하라'는 지침을, T세포에는 'T세포로서의 역할을 수행하라'는 지침을 담는다. 대부분의 세포는 인간의 수명만큼 살지 못한다. 우리가 살아가기 위해서는 이 세포들이 스스로를 끊임없이 복제하고 새로 만들어내야 한다. "사람의 몸은 7년마다 새로 교체된다"라는 말을 들어봤을 것이다. 세포가 7년마다 모두 교체되니 7년이 지나면 완전히 새로운 사람이 된다는 이야기다. 이 말은 진실과는 다소 거리가 있지만, 그럴듯한 비유로 널리 퍼졌다. 실제로는 세포마다 수명이 다르므로 딱 맞는 이야기는 아니다. 피부세포, 대장세포, 정자처럼 며칠만 사는 세포도 있고, 몇 년 동안 교체되지 않는 세포도 있다. 근육세포나 신경세포는 드물게 재생되고, 일부 뇌세포는 교체되지 않고 평생 남는다. 그러나 이 말이 꼭 틀린 얘기만은 아니다. 우리 몸은 끊임없이 새로운 세포를 만든다. 추산치에 따르면, 인간의 몸은 37조 2천억 개의 세포로 이루어져 있다. 이들 세포는 각각 숨을 쉬게 하고, 심장을 뛰게 하고, 신경을 따라 전기 신호를 전달하며 매 순간 복제된다. 세포가 스스로를 복제할 때마다 염색체의 '설명서'도 반드시 정확하게 복제되어야 하는데, 이 과정을 텔로미어가 보호한다.

그러나 시간이 지날수록 텔로미어도 닳는다. 신발 끈의 플라스틱 캡이 닳듯, 세포가 분열하고 DNA를 복제할 때마다 텔로미어의 일부분이 조금씩 사라진다. 시간이 지나 텔로미어가 짧아지다 보면 끝내 완전히 닳아 염색체가 노출되는데, 그러면 세포는 염증을 유발하거나 죽는다. 그리고 죽은 세포는 다시 대체되지 않는다.

텔로미어가 빠르게 닳을수록 노화가 빨라지고, 노화가 빠를수록 노화 관련 질병에 취약해진다. 피부세포가 죽으면 굵은 주름과 잔주름이 생기고, 모발세포가 사라지면 흰머리가 생긴다. 면역세포가 줄어들면 감기나 독감뿐 아니라 심혈관질환, 알츠하이머, 당뇨병, 암 같은 심각한 질환에 쉽게 노출된다.

텔로미어가 닳고 세포가 죽는 과정을 피할 수 없을까? 그렇기도 하고, 아니기도 하다. 블랙번은 사람마다 텔로미어가 닳는 속도가 다르다는 사실을 발견했다. 어떤 이들은 오래 버티지만,

어떤 이들은 훨씬 빨리 닳아 노화를 앞당긴다. 말 그대로 누군가는 다른 사람보다 '더 빨리 늙는다.' 왜 그럴까?

답은 테트라히메나, 즉 연못 부유물에 있었다. 블랙번과 동료 캐럴 그라이더Carol Greider는 염색체가 특히 많은 이 생물을 연구 대상으로 삼았다. 그런데 테트라히메나의 염색체는 복제될 때 텔로미어가 닳지 않았다. 어떤 경우에는 오히려 길어지기까지 했다.

이들은 아무도 발견하지 못한 정체불명의 효소를 찾아냈다. 텔로미어를 '불멸' 상태로 만드는 단백질 효소였다. 여기에 '텔로머레이스telomerase'라는 이름이 붙었고, 이것이 인간의 몸에도 존재한다는 사실이 밝혀졌다. 다만 인간의 보유량은 매우 적었다.

여기까지 보면 답은 간단해 보인다. 우리 몸을 텔로머레이스로 가득 채우면 되지 않을까? 하지만 현실은 다르다. 인간 몸속의 텔로머레이스는 단세포 생물과는 전혀 다른 방식으로 작동한다. 텔로머레이스가 지나치게 많아지면 심각한 암에 노출된다. 한때 노화와 죽음을 막는 '기적의 열쇠'처럼 보였던 텔로머레이스는 뚜껑을 열어보니 양날의 검에 가까웠다. 핵심은 '균형'이다. 너무 많지도, 너무 적지도 않게 유지해야 한다.

결국 이 이야기의 결론은 이렇다. 인위적으로 텔로머레이스를 늘리면 위험한 질병에 걸릴 가능성이 높아진다. 그러나 우리 몸이 스스로 만들어내는 자연스러운 텔로머레이스는 반드시 지켜야 한다. 블랙번과 그라이더의 연구는 텔로머레이스를 불안정하게 만들어 텔로미어를 조기 손상으로 내모는 가장 큰 요인이 스트레스라는 사실을 밝혀냈다.

호르몬은 어떻게 노화의 속도를 결정하는가

스트레스 호르몬인 코르티솔은 소량일 때는 몸에 이롭지만, 텔로머레이스와 마찬가지로 지나치게 많거나 지속적으로 분비되면 치명적인 독으로 변한다. 코르티솔이 끊임없이 분비되면 텔로머레이스를 급격히 소모시키고, 세포가 분열하며 복제될 때 텔로미어가 훨씬 더 빠르게 닳는다. 같은 나이라도 체내에 존재하는 텔로머레이스와 코르티솔의 양에 따라 생물학적 나이가 크게 달라진다. 우리가 얼마나 빨리 늙고, 얼마나 빠르게 병에 걸리는지는 스트레스 수준과 깊은 연관이 있다. 이 발견은 허버트 벤슨과 같은 선구자들이 수년간 주장해 온 내용을 결정적으로 증명해 냈다. 만성 스트레스가 노화와 질병의 전조이며, 부교감신경계로 전환할 수 있는 능력이 곧 생사를 가른다는 것이다.

알렉산더 플레밍은 이렇게 말했다. "나는 페니실린을 발명하지 않았습니다. 그건 자연이 만든 거예요. 그걸 우연히 발견한 게 나였을 뿐이죠." 블랙번의 연구실에서 벌어진 일은 페니실린처럼 완전한 '우연'은 아니었지만, 그녀 역시 예상치 못한 발견을 했다. 이전까지 보이지 않던 효소, 텔로머레이스를 찾아낸 것이다. 이는 세포 수준에서 질병을 억제할 열쇠였다. 그러나 우리는 이 놀라운 자연의 선물을 보존하기보다 무심코 흘려보내며 소모해 왔다. 블랙번의 발견에서 얻은 교훈을 의학적으로 실천한다면 언젠가 페니실린이 구한 수많은 생명만큼 많은 사람을 살릴지도 모른다.

불멸을 추구하거나 수명을 극적으로 늘려 영생하자는 이야기가 아니다. 블랙번이 말하듯, '건강 수명health span'을 연장하자는 것이다. 블랙번은 인간의 삶을 두 시기로 나눈다. 활기차고 생기 넘치며 에너지가 충만한 건강 수명, 그리고 병으로 쇠약해지고 죽음을 향해가는 '질병 수명disease span'이 그것이다. 블랙번은 만성 스트레스를 줄이고 코르티솔을 낮춰 텔로머레이스의 균형을 유지하면 건강 수명을 크게 늘리고 생물학적으로 더 젊으며 질병에도 강한 몸을 유지할 수 있다고 한다.

이쯤에서 아마 이렇게 걱정할지 모른다. '이미 건강 수명을 되돌릴 수 없을 정도로 망쳐버린 건 아닐까? 수년간 투쟁-도피 상태로 살아오면서 텔로미어는 닳고 염색체는 손상된 거 아냐?' 희소식이 있다. 일상과 생활습관의 비교적 간단한 변화만으로도 손상을 늦추고 회복의 길로 들어설 수 있다는 것이다.

블랙번은 이 연구로 노벨상을 함께 받은 심리학자 엘리사 에

펠Elissa Epel과 함께, 짧지만 꾸준한 마음챙김과 명상이 만성적인 교감신경 활성화 상태를 끊고 세포 노화를 거의 즉시 늦춘다는 사실을 확인했다. 텔로머레이스가 재생되기 시작했고 세포는 더 건강해졌으며 몸도 서서히 회복됐다.

수십 년 전 초월명상이 이완 반응을 일으킨다고 주장한 벤슨은, 스트레스 완화가 건강에 막대한 영향을 미친다는 것을 이미 알고 있었다. 이제는 그 근거가 명확해졌다. 블랙번과 에펠에 따르면, 일상에 이완 반응을 포함하거나 규칙적인 운동, 기타 스트레스 완화 활동을 몇 주만 지속해도 텔로미어가 개선됐다.[7] 말 그대로 최소한의 노력만으로 가능한 변화다. 자연 치유 사례는 그것을 넘어 더 큰 변화를 선택했을 때 나타나는 결과일 것이다.

자연 치유를 경험한 사람들은 대개 삶의 방향을 크게 바꾸는 결정을 내린다. 이런 변화 덕분에 스트레스가 눈에 띄게 줄고, 예상치 못한 완화가 나타난다. 이는 매우 공통적인 경험이다. 말기 암 진단을 받고 공격적 치료 대신 사랑하는 이들과 시간을 보내기로 한 클레어, 바쁜 직장 생활이 자가면역질환을 악화시킨다는 사실을 깨닫고 요가와 롤핑, 아이들과의 시간을 중심으로 새로운 일과를 짠 주니퍼, 상처뿐인 가족관계를 놓고 불안감에서 해방된 잰까지 모두 그랬다.

인생을 바꾼 결정이 자연 치유 시점과 맞물린 것은 결코 우연이 아니다. 물론 가장 단순한 해법은 스트레스 요인을 없애는 것이다. 하지만 현실적으로 불가능하다. 누구나 카드값을 내고, 출퇴근을 감당하며, 일상의 여러 문제를 해결해야 한다. 심지어 어떤 스트레스는 애정에서 비롯된다. 힘들지만 보람 있는 직업, 생각만 해도 신경이 곤두서지만 사랑으로 돌보는 어린 자녀나 노부모가 대표적인 예다.

소중히 여기는 것들이 스트레스 요인일 때는 어떻게 해야 할까? 삶을 지탱해 주는 '건강한 스트레스'가 무엇인지는 어떻게 구분할 수 있을까?

| 스트레스, 독이 되거나 혹은 약이 되거나 |

스트레스는 피할 수 없다. 게다가 스트레스 호르몬은 건강한 신체 기능을 위해 꼭 필요하다. 스트레스와 건강에 관한 논의를 보면, 스트레스를 받을 때 쏟아지는 신경화학물질, 즉 코르티솔, 에피네프린, 특정 엔도르핀 등이 마치 독성 물질처럼 느껴지기 쉽다. 하지만 스트레스 호르몬은 인간의 생존에 필수적이다. 말 그대로 우리는 이 호르몬 없이 살아갈 수 없다.

코르티솔, 아드레날린, 노르에피네프린은 부신(신장 위에 위치한 작은 내분비샘)에서 생성되는 대표적인 스트레스 호르몬이다. 만약 어떤 이유로 스트레스 호르몬의 분비가 극단적으로 줄어들면 '부신 피로adrenal fatigue' 상태에 빠진다. 아침에 일어날 기운조

차 없고, 극심한 피로감, 어지럼증, 체중 감소, 두근거림이 나타
날 수 있다. 보통 부신 피로는 다른 질환에 의해 유발된다. 케네
디John F. Kennedy 전 대통령은 애디슨병Addison's disease(부신 기능 장애
로 생기는 병으로 빈혈, 소화 장애, 신경 장애가 나타나고 피부와 점막이 흑갈색
으로 변함-옮긴이)을 앓으며 만성 피로, 복통, 근력 저하, 두통 등에
시달렸다. 증상 조절을 위해 복용한 스테로이드 때문에 합병증
의 위험도 안고 살아야 했다. 혈중 코르티솔 수치가 너무 낮아
지면 실신이나 발작이 일어나기 때문이다.

스트레스 호르몬이 근본적으로 나쁜 것은 아니다. 만물의 이
치가 그렇듯, 중요한 것은 적절한 양이다. 일상 속 스트레스가
오래 지속되거나 본질적으로 해롭다면 과감한 변화가 필요하
다. 예컨대 늘 긴장 상태를 강요하는 직장이나 독이 되는 관계
는 바꿀 필요가 있다. 그러나 진짜 중요한 것은 스트레스를 바
라보는 시각과 그에 반응하는 방식이다. 스트레스를 받을 때 투
쟁-도피 반응에서 어떻게 벗어날지 익혀야 한다.

만성적인 투쟁-도피 반응은 마치 브레이크를 밟으면서 운전
하는 것과 같다. 제대로 나아가지도 못하는데 엔진과 브레이크
는 동시에 망가진다. 이제 저속 기어로 전환하는 법을 배워야
한다. 필요할 때는 속도를 높이되, 가능한 한 빠르게 저속으로
전환하는 것이다.

스트레스 호르몬을 아예 차단할 수는 없고, 그럴 필요도 없
다. 스트레스는 변화의 계기가 되고, 학습이나 성취 능력을 높

이며, 삶의 근본적인 문제를 드러내는 등 긍정적인 역할도 한다. 사이클 선수였던 환자는 훈련 중 겪는 근육의 물리적 스트레스를 이렇게 설명했다.

"강도 높은 운동은 몸에 주는 일종의 스트레스입니다. 근육에 미세한 파열이 생기죠. 그러면 나중에 휴식할 때 몸이 진짜 일을 합니다. 미세한 파열 덕분에 모세혈관이 근육 속 깊숙이 침투하면서 근육이 더 커지고, 강해지고, 유연해지는 거예요. 심장도 마찬가지입니다. 운동 중에는 스트레스를 받지만 자는 동안 다시 회복되고 더 튼튼해집니다."

훈련 중 받은 스트레스가 '좋은 스트레스'가 되는 조건은 휴식에 있다. 휴식 속에서 성장과 회복이 일어난다. 스트레스를 끄고 치유 모드로 전환하는 능력이 있어야 회복되면서 강해진다.

자연 치유 사례는 스트레스와의 관계 개선이 가능하다는 사실을 보여준다. 물론 잰처럼 해로운 관계에서 벗어나는 것이 절실히 필요한 경우도 있다. 그러나 대부분은 스트레스를 없애기보다는 그걸 바라보는 시각을 근본적으로 바꾸는 일이 더 시급하다.

한때 나는 대학생을 대상으로 리더십 개발을 위한 야외 탐험 프로그램을 이끈 바 있다. 그곳에서 우리는 스트레스를 성장의 발판으로 삼는 법을 배웠다. 절벽을 오르거나 밤낮을 가리지 않고 36시간 동안 산속을 헤치고 나아가는 극한의 여정 속에서 참가자들은 각자의 스트레스 '임계점'을 찾아냈다. 성장을 위한 극한의 경계선이자 넘어서면 독이 되는 지점은 사람마다 달랐다. 참가자들은 스트레스에 대한 인식을 바꾼 뒤 더 단단하고 유연한 리더로 거듭날 수 있었다.

1967년, 런던유니버시티칼리지 국제보건사회연구센터장이자 역학 및 공중보건학 교수인 마이클 마멋Michael Marmot은 영국 공무원을 대상으로 스트레스와 건강의 관계를 재정의하는 10년간의 연구를 시작했다. 이른바 '화이트홀 연구whitehall study'는 소득, 직장 내 계급, 행동 양식, 질병 사이의 복잡한 관계를 풀어내는 것이 목적이었다. 당시에는 높은 직급에 있는 사람들이야말로 책임이 크기 때문에 스트레스가 심하고, 그로 인해 심장병 발병률도 높을 것이라는 가정이 일반적이었다.

그러나 연구 결과는 놀라웠다. 20세에서 64세 사이의 남성 1만 8천 명을 대상으로 10년간 추적 조사한 결과, 하위 직급일수록 심혈관질환 발병률이 더 높았다. 식습관, 흡연, 운동 부족, 여가 시간의 제약 등 사회경제적 조건에서 비롯된 생활습관이 어느 정도 영향을 미치긴 했지만, 이러한 요인은 직급 간 건강 격차의 40%만 설명해 주었다. 나머지 60%는 스스로 생각하는 직장 내 위치와 스트레스 인식에서 기인했다. 상위 직급은 직무 스트레스를 덜 유해하게 느꼈다. 심지어 같은 공무원 조직이라도 직급 차이가 미묘하게 다르면 심장병 발병률이 분명하게 차이 났다. 결론적으로 스트레스를 객관적으로 얼마나 받는지보다 스트레스를 어떻게 인식하는지가 더욱 중요했다.

흔히 화이트홀 연구 결과를 자율성과 연관 지어 해석하곤 한다. 조직 내에서 더 높은 위치에 있을수록 자율성이 높아 업무 스트레스가 적다는 것이다. 하지만 핀란드에서 진행된 비슷한 연구에서는 자율성보다 자기 인식이나 자존감이 더 관련 있다는 결과가 도출되었다. 자신을 '남보다 못한 사람'이라고 인식할수록 스트레스 수치가 높아졌다.

결론이 자율성과 통제력이든 자기 존재에 대한 존중이든 간에, 스트레스와 맺는 복잡한 관계는 유동적으로 조절할 수 있다. 스트레스를 '유해한 것'이 아니라 '도전이자 동력'으로 받아들이는 것이 치유 모드를 유지하는 핵심이다. 어떤 의미에서는 우리의 인식이 전부다.

스트레스와 텔로미어의 관계를 연구하던 블랙번은 만성질환 자녀 및 장애 자녀를 돌보는 어머니를 대상으로 실험을 진행했다. 장기간 지속되는 고강도 스트레스의 영향을 살피기에 이보다 더 적절한 집단은 없었다. 결과는 놀라웠다. 같은 집단 안에서도 텔로미어 길이는 예상보다 편차가 훨씬 컸다. 객관적으로 보았을 때 실험 참가자들은 유사한 수준의 스트레스를 유사한 기간 동안 겪었다. 따라서 텔로미어 길이도 비슷해야 마땅했다. 하지만 실제 결과는 천차만별이었다. 무엇이 그 차이를 만든 걸까?

블랙번은 스트레스에 대한 해석, 즉 인식 방식이 생리적 반응에 영향을 미친다는 걸 발견했다. 한 집단은 스트레스를 극복해야 할 도전으로 여겼고, 다른 집단은 자신의 건강을 위협하는 요소로 인식했다. 자녀 돌봄을 '위협 스트레스'로 여긴 어머니들은 텔로미어가 현저히 짧았고, '도전 스트레스'로 여긴 어머니들은 텔로미어 길이가 잘 유지됐다.[8] 결정적인 변수는 스트레스의 '양'이 아니라, 주관적인 '인식'이었다.

과학은 인간의 몸이 위협 스트레스와 도전 스트레스를 서로 다르게 처리함을 보여준다. 위협 스트레스를 도전 스트레스로 전환하려면 어떻게 해야 할까?

스트레스를 바라보는 관점을 바꾸려면 결국 자기 자신을 바라보는 시각부터 바꿔야 한다. 스트레스가 위협처럼 느껴지는 이유는, 밑바탕에 '나는 감당할 수 없다'는 감정이 깔려 있기 때문이다. 위협을 느끼면 본능적으로 사냥감이 된 듯한 감각을 경험한다. 스스로를 작고, 약하고, 무력한 존재로 인식하는 것이다. 몸이 '맞서 싸우거나 도망치라'는 신호를 보내는 건, 지금 마주한 문제가 너무 거대해서 '나처럼 약한 사람'은 버티지 못할 거라 여기기 때문이다.

나는 환자들이 이런 상황에 빠질 때, 스스로 가진 자원을 떠올리라고 조언한다. 누구나 자기만의 기술과 경험, 지혜를 갖고 있다. 너무 익숙해져 하찮게 여길 뿐이다. 내 안에 어떤 자원이 있는지 구체적으로 떠올려 보자. 나는 재빠른 사람인가, 융통성이 있는가, 낙관적인가? 나는 공감 능력이 뛰어나고 꼼꼼한가? 필요하다면 직접 목록으로 써보자. 그리고 부족한 부분이 있다면 누구에게 도움을 요청할지도 생각해 본다. 대부분 타인에게 무언가를 도와달라고 요청하기 꺼린다. 그러나 힘들 때는 아주 작은 친절이나 도움도 큰 힘이 된다는 걸 기억하자.

그리고 마지막으로 하나 더 당부하겠다. 스트레스를 피하지 말기 바란다. 회피는 문제를 더 크게 만든다. 문제를 정면으로 마주하는 모습을 상상하고, 실제로 행동하는 것이 답이다. 막상 문제를 찬찬히 들여다보면 별일 아닐 수도 있다. 반복해서 스트레스 상황을 헤쳐 나가다 보면, 앞으로 닥칠 인생의 격랑도 해볼 만한 도전이라고 받아들이게 된다. "할 수 있어. 내게는 그럴 만한 능력이 있거든." 나는 스트레스를 마주하면 '배움의 기회로군' 하며 잠시 감사한 마음을 갖는다. 그렇게 생각하면 더 큰 사람이 되는 기분이고, 스트레스로 인한 마음의 부담이 줄어든다. 그리고 경험을 통해 지혜를 얻겠다는 의지에 집중할 수 있다.

물론 스트레스와 트라우마가 아무런 영향을 주지 않는다는 뜻은 아니다. 세상일이 그렇게 단순하지만은 않다. 하지만 우리는 생각보다 더 많은 주도권을 쥐고 있다. 싸우거나 도망치라는 반응은 우리의 생물학적 설계도에 깊숙이 새겨진 원시적 코딩, 일종의 본능적인 소프트웨어다. 이 프로그램을 완전히 지울 수는 없다. 그러나 새로운 소프트웨어를 덧깔고 운영 체제를 업그레이드해 지금 세상에 잘 맞는 방식으로 유도할 수 있다. 우리의 뇌는 아직도 만 년 전 프로그램을 따른다. 내면의 경고등은 이제 프로그램을 업그레이드할 때라는 신호일지 모른다. 위협 스트레스를 도전 스트레스로 전환하는 관점을 갖는 것, 그것이 바로 업그레이드다.

스트레스와 불안은 무언가 시급하게 다뤄야 할 일이 있다는 경고다. 스트레스를 외면하거나 약으로 억누르기보다 뚫고 지나갈 대상으로 여기고 배움의 기회로 삼자. 그래야 성장하고 변화하며 진정한 나로 살아갈 수 있다. 소라게는 몸집이 커지면 껍데기에 짓눌려 통증과 불편함을 느낀다. 고통은 더 큰 껍데기로 옮길 시점이라는 신호다. 오늘날의 의학은 때로 사람들을 '작은 껍데기' 안에 가두고 진통제를 주거나 통증 치료만 제공한다. 껍데기를 벗어던지는 것이 더 나을 수 있음을 기억하자.

잰 쇼는 낡은 껍데기에서 벗어나 완전히 새로운 삶을 선택한 대표적인 인물이다. 요즘 어떻게 지내는지 궁금해져 전화를 걸었더니 놀랍게도 개명했다는 소식부터 전해주었다. 새 이름은 '재닛 로즈'라고 한다. 새로운 인생에 어울리는 멋진 이름이다. 재닛은 현재 아이다호주 쿠르들레인 근처 깊은 산속에서 살고 있다면서, 마지막으로 만난 지 벌써 15년이 흘렀다는 잡담을 나누었다. 그녀는 어디서 어떻게 사는지 말로 설명하다 힘에 부쳤는지, 한 장의 사진을 이메일로 보내주었다. 사진 속에는 남편과 함께 지내는 황금빛 통나무 오두막이 보였다. 처마에 고드름이 주렁주렁했고 사방은 뽀얀 눈으로 덮여 있었다. 차갑고도 청아한 천국 같았다.

이제 예순네 살인 재닛은 더 이상 루푸스로 고통받지 않는 건강한 사람이다. 그러나 여전히 주의를 기울여야 하는 부분이 있다. 2012년에 여러 번 실신했는데, 알고 보니 심장에 문제가 있었다. 루푸스가 치유되기 전, 돌이킬 수 없는 손상을 입은 심장이 약해진 것이다. 간헐적으로 염증이 다시 생기기도 한다. 아마도 루푸스가 다시 고개를 들려는 징조일 것이다. 그 신호는 심장이 먼저 부정맥과 두근거림으로 알려준다. 그러면 대개 스트레스를 관리하고 조율함으로써 상태를 되돌릴 수 있다.

재닛은 지금도 심장 전문의 진료를 정기적으로 받는다. 큰 이상은 없지만, 건강에 별다른 문제가 없어도 진료받으러 가는 일은 늘 즐겁다. 철학과 의학에 대해 의사와 마음껏 대화를 나누기 때문이다. 재닛은 늘 맨 마지막 진료 시간을 배정받는다. 실컷 이야기를 나누도록 병원 측에서 배려해 준 덕이다.

자신의 건강이 극적으로 호전된 이유를 누구보다도 잘 아는 재닛은 담담하게 말한다.

"지금의 나는 완전히 다른 사람이에요."

재닛은 모든 것을 바꿨다. 관계도, 일도, 세상을 바라보는 시선도, 자신을 대하는 방식도, 심지어 이름까지도. 재닛에게는 바로 그 변화가 투쟁-도피 반응에서 벗어나 치유 모드로 들어가는 열쇠였다.

어떤 이는 재닛이 스트레스에서 벗어나며 호르몬이 달라져 회복했다고 할 것이다. 반대로 깊은 영적 치유 덕분이라는 사람도 있을 터다. 하지만 굳이 그 둘을 나눌 필요가 있을까? 두 요소가 서로 깊이 얽혀 있는데 말이다.

지금 재닛은 자녀 중 한 아이와만 좋은 관계를 유지 중이다. 아직 다른 자녀들과는 거리가 있다. 그러나 그 점에 대해서도 마음의 평화를 찾았다.

"아이들에게는 자기만의 여정이 있겠죠. 나는 내 길을 걷고 있고요."

재닛에게 심장은 루프스를 상기시키는 존재인 동시에 몸과 긴밀하게 대화를 나누는 통로다. 특히 그녀처럼 귀 기울일 줄 아는 사람에게는 더없이 효과적인 소통 수단이다. 그 모든 일을 겪고도 재닛의 심장은 여전히 생생히 뛰고 있다.

자연 치유를 경험한 이들의 스트레스 대처법에는 공통점이 있다. 불필요한 스트레스는 과감히 덜어내고, 감수해야 하는 스트레스는 위협이 아닌 도전으로 받아들이며, 때로는 기존의 삶 자체를 완전히 뒤바꾼다. 삶을 송두리째 바꾸는 급진적인 변화는 결코 말처럼 쉽지 않다. 다음 장에서는 껍데기를 벗는다는 것이 구체적으로 어떤 의미인지, 난치병 생존자들이 그 과정을 어떻게 밟았는지, 그리고 그것이 어떻게 일시적인 치유 모드를 넘어 삶에 파고들었는지 깊이 들여다볼 것이다.

6

뇌는 당신이 믿는 대로 구성된다

"몸은 마음이 드러나는 통로고
마음은 가슴에서 흘러나온 울림이다."

— 하즈랏 이나야트 칸Hazrat Inayat Khan

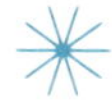

　천체물리학자들은 생명체가 존재할 수 있는 미지의 별을 '골딜록스 행성'이라고 부른다. 너무 뜨겁지도 너무 차갑지도 않고, 생명이 뿌리내리고 자라 꽃필 수 있는 조건이 잠시나마 완전하게 갖춰진 곳을 뜻한다. 건강과 치유에 가장 이상적인 조건이 갖추어진 부교감신경 상태는 우리 몸의 골딜록스 행성과 같다.

　천체물리학자라면 누구나 골딜록스 행성이 얼마나 드문지 안다. 우주에 존재하는 수십억 개의 별 중에서 골딜록스 행성으로 판별된 것은 고작 열두 개에 불과하다. 현대인의 삶에서 부교감신경 상태를 유지하는 것도 비슷한 확률이지 않을까 싶다. 그럼에도 불구하고 일부 뛰어난 사람들은 이 상태에 머무는 법을 터득했다.

　앞서 언급했듯, 이완 반응은 자율신경계의 바늘을 잠시 부교감신경 쪽으로 기울이며, 그것만으로도 일정한 효과가 있다. 그러나 부교감신경에 오래 머무르며 진정한 치유를 불러오지는 못한다. 우리는 보다 다양한 사람들에게 맞는 전략, 무엇보다 부담되지 않는 편안한 방법을 찾아야 한다.

　예를 들어 명상은 모든 사람에게 맞는 방법은 아니다. 실제로 꾸준히 실천하는 사람도 매일 진득하게 앉아 의식적으로 명상하는 데 어려움을 겪는다. 나 역시 그랬다! 명상과 이완 반응은 관심이 가는 이들에게는 훌륭한 첫걸음이 될 수 있다. 그러나 진정한 치유는 단순한 이완 그 이상이다.

부교감신경과 교감신경은 자율신경계의 일부로, 의식적인 조절이 불가능하다. 따라서 단순히 마음먹는 걸로는 부교감신경 상태로 진입할 수 없다. 그렇다면 어떻게 기어를 전환해 치유 모드로 들어가고 또 그 안에 머물 수 있을까?

| 인생의 핸들을 잡다 |

스트레스를 조절하거나 스트레스에 대한 인식을 바꾸면 부교감신경 모드로 전환할 수 있다. 하지만 전환 후에도 쭉 유지하려면 '연료'가 필요하다. 연료가 바닥나면 치유 모드에 머물지 못한다. 이 연료는 다름 아닌 사랑과 관계다.

어이없을 수 있다. 처음엔 나도 그랬다. 너무 단순한 진리라 믿기 어려웠다. 그러나 수년 동안 다양한 연구가 꾸준히 이 결론에 힘을 실어주었다. 자신과 타인을 향한 사랑과 사람들과의 유대감이 몸을 더 건강하게 만들어준다. 반대로 사랑과 관계가 결여되면 면역체계에 문제가 생긴다. 여기서 말하는 관계는 꼭 깊은 유대감만을 뜻하지는 않는다. 만나는 모든 사람과 사랑에 빠질 필요는 없다. 일상의 짧은 순간, 아주 사소한 '미세 연결 micro-connection' 또한 강력한 사랑의 불꽃처럼 작용해 부교감신경계를 활성화하고 오래 유지한다.

내가 브라질에 다녀오고 몇 달 뒤, 미국의 한 청년이 브라질로 향했다. 삭발한 머리 아래로 희미하게 방사선 수술 흉터를 내보인 그는, 옷 가방 하나와 얼마 안 되는 돈, 그리고 시한부 3개월이라는 진단을 안고 있었다. 2003년, 매트 아일랜드는 막 대학을 졸업한 스물세 살 청년이었다. 그는 콜로라도주 텔루라이드에 있는 한 스포츠 투어 회사에 취직해, 겨울엔 스키 투어를, 여름엔 산악자전거 투어를 이끌었다. 손님이 없을 땐 산 위에서 쓰러진 나무를 치우는 일을 했다. 정말 아름다운 곳이었고 처음엔 꽤 만족하며 지냈다. 그러나 어느 순간부터 마음이 가라앉기 시작했다. 함께하는 동료들과 사이가 좋았지만, 이유 없는 외로움이 밀려왔다. 예상치 못한 우울감에 빠져들었다.

"한 번도 그런 감정을 느껴본 적이 없었어요. 보통은 너무 밝은 성격이라 놀림받을 정도였거든요."

돌이켜보면 기분의 급격한 변화는 뇌에 심각한 문제가 있다는 초기 경고였다. 오전 열 시, 동료들과 함께 산으로 올라갈 준비를 할 때면 두통이 찾아왔다. 처음 며칠은 무시했다. 평범한 두통은 아니었지만 그렇게 심하진 않았다. 그러나 진통제를 먹어도 가시지 않았고, 평소 느끼던 두통과는 완전히 달랐다. 머릿속 깊은 곳, 이전엔 한 번도 감각을 느낀 적 없는 부위가 아팠다. 총알처럼 자리 잡은 통증은 시간이 지날수록 점점 심해졌다. 결국 매트는 산에 오를 수 없게 되었다. 어지럽고 메스꺼웠으며 몸에 힘이 쭉 빠졌다. 두통은 정확히 24시간 간격으로 반복됐고, 매번 점점 더 심해졌다. 구토하거나 통증을 견디지 못해 쓰러지기도 했다. 그즈음에 동료들이 병원에 가보라고 강권해 마침내 두려운 마음으로 병원을 찾았다.

MRI 검사 결과, 시신경을 누르고 있는 커다란 종양이 발견되었다. 종양의 정체는 알 수 없었으나 즉시 제거하지 않으면 생명이 위태롭다는 진단이 내려졌다.

머리를 밀고 수술 준비를 마친 뒤 수술실로 옮겨졌다. 마취과 의사는 파란 마스크를 쓴 채 그에게 숫자를 세어보라고 했다. "100부터 거꾸로 세어보세요." 그가 마지막으로 떠올린 생각은 '이제 죽겠구나'였다.

놀랍게도 그는 다시 깨어났다. 머리에는 뇌척수액을 배출하는 션트(뇌 안에 인공 관을 집어넣어 뇌척수액의 압력을 낮추는 장치-옮긴이)가 삽입되어 있었고, 진통과 마취에서 오는 어지러움으로 메스꺼웠다. 수술은 잘 끝났다고 했다. 종양의 상당 부분을 제거했으며 조직은 생검을 할 예정이었다. 이제 두통이 사라질 거라며 의사는 낙관적인 태도를 보였다. 초기 진단은 뇌종양이었지만 심각한 단계는 아니었고 1기나 2기일 가능성이 높으며 치료가 가능하다고 했다.

하지만 불과 며칠 만에 상황이 급변했다. 회복 중에 종양이 다시 자라기 시작한 것이다. 생검과 뇌척수액 검사가 재차 진행되었고, 2주 후 최종 진단이 나왔다. 다형성아교모세포종

glioblastoma multiforme 4기. 일말의 희망도 남기지 않는 사형선고 였다.

이 암은 완치가 불가능하다. 암세포의 촉수가 뇌 조직 깊숙이 퍼져 완전히 제거할 수 없다. 평균 생존 기간은 12~18개월이고 5년 이상 생존할 확률은 고작 2~5%에 그친다. 의료계에서는 생존자가 없다고 알려진 병이다. 의사는 항암 치료와 레이저 치료를 권했다. 완치가 아니라 병의 진행을 조금이나마 늦춰 시간을 벌려는 목적이었다. 시간. 로키산맥 고지대에서 나무가 그린 지평선을 바라볼 때만 해도 영원할 것만 같은 자원이었다. 그러나 이제 남은 시간이 너무도 짧았다.

계절노동자로 일하던 매트는 건강보험이 없었다. 수술비는 전 재산으로도 모자랐다. 친구들이 모금을 통해 돈을 마련해 주었지만, 천문학적인 병원비를 치르고 나니 손에 남은 것이 거의 없었다. 결국 버몬트주에 있는 본가로 돌아갔다. 어떤 치료를 받든 고작 몇 주나 몇 달의 시간을 연장할 뿐이고, 그마저도 심각한 부작용이 따랐다. 그걸 알면서도 매트는 가능한 한 모든 시간을 사들이려 했다. 방사선 치료와 항암 치료를 동시에 시작했고, 다트머스대학병원의 최신 실험 치료인 감마나이프 수술까지 예약했다.

항암 치료는 독약을 먹는 것 같았다. 몸을 구석구석 망가뜨리고 감각을 무디게 만들었다. 급격히 체중이 줄었고, 무엇을 먹든 맛이 전혀 느껴지지 않았다.

"설탕 한 숟갈이나 소금 한 숟갈이나 맛이 똑같았어요. 그냥 잿더미 같았죠."

매트는 식이요법으로 눈을 돌렸다. 『영양으로 암을 이긴다 Beating Cancer with Nutrition』라는 책에 암 환자 5명 중 1명은 암 때문에 죽는 것이 아니라 영양실조로 사망한다고 적혀 있었다. 실제로 근육이 극심하게 소모되는 악액질cachexia은 암에 대항하는 신체 능력을 심각하게 떨어뜨린다. 미국 국립암연구소는 악액질로 사망하는 암 환자가 전체의 20%에 달한다고 추정한다. 말라 죽기 전 암이 몸을 무너뜨렸을지, 아니면 악액질이 생명을 먼저 앗아갔을지는 알 수 없다. 하지만 영양실조 때문에 더 빨리 목숨을 잃고 싶진 않았다. 매트는 살아남으려면 영양이 풍부한 음식을 먹는 것이 유일한 길이라고 판단했다.

식이요법을 시작한 지 2주 후에는 항암 치료를 포기했다. "그게 남은 삶마저 망치고 있었거든요." 매트는 항암제를 변기에 버렸다.

사실 그는 항암 치료보다는 감마나이프 수술에 큰 기대를 걸고 있었다. 의료진 또한 새로운 수술이 교모세포종의 혁신적 치료법이 될 거라 예측했다. 감마선 레이저로 빠르게 자라는 종양을 정밀하게 타격하는 수술은, 안타깝게도 기존 방사선 치료에 비해 크게 나은 효과를 보이지 못했다.

그러던 어느 날, 한 이웃이 전화를 걸어왔다. 마을 사람들에게서 매트의 사정을 들었다며, 도움이 되고픈 마음에 전화했다고 하더니 자신의 경험을 털어놓았다. 본인도 암을 앓았지만 브라질의 치유 센터에 다녀온 뒤 회복되었다는 것이다. 이웃은 그곳의 따뜻한 공동체, 사랑받는 느낌, '정말 나을 수 있다'는 믿음이 가져온 변화에 대해 들려주었다. 그러고는 매트를 집으로 초대해 수술 흉터를 보여주었다. 그녀 또한 매트처럼 말기 암 환자였다.

매트는 관심이 가지만 브라질에는 가고 싶어도 못 간다고 말했다. 비용을 감당할 수 없었기 때문이다. 그때 이웃이 매트의 말을 자르며 제안했다.

"변명은 이제 그만! 마음을 비워봐요. 정말 가야 한다는 마음이 들면 내가 비행기 표를 사줄게요."

정적이 감도는 부엌 싱크대 위에서 시곗바늘이 째깍거렸다. 매트는 곰곰이 그녀의 말을 곱씹었다. 지금껏 많은 사람들이 뭘 해야 한다는 둥, 무슨 방법을 써보라는 둥, 끊임없이 제안했다. 하지만 돈도 보험도 없는 현실이 늘 가로막았다. 이건 기회였다.

"좋아요." 드디어 매트가 결심했다. "가고 싶어요. 아니, 가야겠어요."

그는 브라질행을 택했고, 실험 치료는 종료되었다. MRI 결과, 종양의 성장 속도는 다소 느려졌지만 여전히 확산 중이었다. 의사는 그의 생명을 몇 달 연장했다고 말했고, 흉터가 아물면 떠나도 좋다고 했다.

브라질에서 허탕을 칠 수도 있는데 걱정되지 않았을까? 매트는 당연히 그랬다고 했다.

"헛수고일 수도 있었죠. 하지만 뭐라도 해야 했어요. 그냥 집에 앉아서 죽기만 기다릴 수는 없잖아요."

브라질에 도착한 매트는 마을 외곽의 저렴한 숙소에 방을 얻었다. 나무 덧문 너머로 새들이 지저귀는 소리가 들렸다. 첫날 밤, 그는 이상할 정도로 또렷한 꿈을 꾸었다. 꿈이라고 하기엔 너무도 현실 같고 선명해서 진짜 겪는 일 같았다. 어쩌면 그건 꿈이 아니라 예지였는지도 모른다.

한밤중에 침대에서 몸을 일으킨 그는 욕실 불이 켜진 것을 보았다. '젠장, 불 꺼야 하는데' 하고 생각한 순간, 불빛이 출렁이며 깜빡였다. 누군가 욕실 안을 돌아다니는 듯하더니 어느덧 여성의 형체가 나타났다. 강렬한 빛에 휩싸여 윤곽마저 흐릿한 여성이 매트에게 다가오더니 머리에 손을 얹었다. 순간, 정수리에서 어깨를 거쳐 발끝까지 온몸을 따라 강렬한 감각이 내달렸다.

"순수한 사랑, 완전함, 빛, 신…… 뭐라 부르든 간에 그런 느낌이었어요. 소름이 끼칠 때와 비슷한데, 그것의 오만 배는 더 강한 느낌이었죠."

여인은 손을 거두더니 천천히 물러나 사라졌다. 매트는 어둠 속에서 침대 끄트머리에 앉아 멍하니 있었다.

"그게 뭔지 모르겠어요. 그런 환영을 본 건 태어나서 처음이

자 마지막이었거든요. 뭐, 그냥 꿈이었을 수도 있고요. 판단은 당신에게 맡길게요.”

브라질에 머무는 동안, 매트는 그 감각을 계속해서 느꼈다. 빛과 사랑, 그리고 깊은 수용의 울림이 공동체 곳곳에 퍼져 있었다.

버몬트로 돌아온 뒤, 그는 어떤 치료도 받지 않았다. 다트머스대학병원에 정기적으로 검진을 받으러 가긴 했지만 뇌 검사는 하지 않았다. 종양이 자란 걸 굳이 확인하고 싶지 않았기 때문이다. 죽음에 대한 두려움이 평온한 마음을 어지럽히길 원치 않았다. 병원에서는 MRI 검사를 강하게 권유했지만 거절했다. 대신 의료진은 수술 부위가 얼마나 회복되었는지 확인하고 기본적인 신체검사만 진행했다. 겉보기엔 충분히 건강해 보였다. 죽어가고 있다는 사실만 빼면 말이다.

그렇게 몇 달이 흘렀다. 진단 당시 내려진 ‘사형선고’ 기한을 넘긴 상황이었다. 병이 더는 진행되는 것 같지 않았다. 오히려 훨씬 나아진 기분이었다. 하지만 동시에 불안하기도 했다. 외줄타기하는 것 같았다. 도착지는 생일까, 죽음일까.

매트는 소중한 사람들과 최대한 함께하려 애썼다. 그냥 같이 시간을 보내며 마음을 나누는 게 좋았다. 본능적으로 그게 도움이 되리라 느꼈다. 친구들은 물심양면으로 도와주었다. 침 치료와 두개천골요법 치료비를 대신 내주기도 했다. 때때로 부정적인 생각이 밀려들기도 했다. 몇몇 사람들에게서 느껴지는 에너지 역시 부정적이었다. 브라질에서 경험했던 희망 가득한 공동체의 분위기와는 사뭇 달랐다. 어머니의 친구는 끊임없이 매트에게 병원에 가서 항암 치료를 다시 시작해야 한다고 강요했다. 매트는 너무 지친 상태라, 할 수 있는 치료는 모두 했음에도 아무런 효과가 없었다는 사실을 설명할 힘조차 없었다. 병원에서 마지막으로 감마나이프 수술을 받은 뒤 의료진이 했던 말이 떠올랐다. "이제 우리가 해줄 수 있는 게 아무것도 없습니다." 매트는 운명을 직시할 날이 왔다고 생각했다. MRI를 찍을 테니 병원에 데려가 달라고 어머니께 부탁했다.

검사 결과는 놀라웠다. 종양이 줄어든 것이다! 전례 없는 결과에 의료진도 깜짝 놀랐지만 곧 조심스럽게 선을 그었다. 이런 변화는 단지 일시적인 관해에 불과하며, 이 병에는 '완치'라는 개념이 존재하지 않는다고 설명했다. 실제로 교모세포종은 생존자가 없는 병으로 유명하다.

그런데 어머니의 또 다른 친구가 자초지종을 듣더니 조심스레 한마디 던졌다.

"들어보니 잘 낫고 있는 것 같은데? 다시 브라질로 가는 게 좋지 않을까?"

기운을 차린 매트는 어렵사리 돈을 모아 비행기 표를 끊었다.

브라질로 되돌아가니 마치 따뜻한 물에 몸을 담근 듯한 편안함이 밀려왔다. 공항에 도착하자마자 공동체의 푸근한 품에 안기듯 마음을 놓을 수 있었고, 작은 마을의 온기가 자연스레 스머들었다. 어느 밤, 어머니께 이메일을 쓰러 인터넷이 연결된 카페를 찾았다가 한 여성과 마주쳤다. 특유의 존재감과 에너지가 느껴지는 그녀는 강렬한 눈빛으로 그와 시선을 맞추었다. 두 사람은 통성명하고 대화를 나눴다. 우울증을 겪고 있는 그녀는 삶의 의미를 잃어 브라질에 왔다고 했다. 얼마 전 루게릭병으로 오빠를 잃었고, 얼마 지나지 않아 암으로 아버지마저 떠나보낸 처지였다. 아버지의 암은 바로 매트가 앓고 있는 교모세포종이었다. 두 사람은 자석처럼 서로에게 끌렸다. 둘 다 직감적으로 상대가 서로를 위해 존재하는 사람이란 걸 깨달았다.

둘은 처음 만난 그날 밤부터 함께했다. 매트는 버몬트로 돌아가지 않았다. 그 대신 브라질에 머물면서 잡다한 일을 맡았다. 둘은 결혼해 마을 안에 집을 얻었고, 아내는 동네 약국에서 일하기 시작했다. 그로부터 약 2년 후, 매트는 다시 MRI 검사를 받았다. 그런데 처음 진단받았을 때와는 딴판이었다. 이전에는 회색 뇌에 커다란 흰 덩어리가 뚜렷이 자리 잡고 있었다. 그런데 이번 영상에는 거의 아무것도 보이지 않았다. 단지 아주 작은 흰 점 하나가, 마치 새끼손가락으로 살짝 찍은 지문처럼 희미하게 남아 있을 뿐이었다. 그게 축소된 종양의 마지막 흔적인지, 아니면 그냥 흉터 조직인지도 확실치 않았다. 어느 쪽이든 불가능이 현실이 된 건 분명했다. 암이 호전되었고 종양은 사라졌다.

지금도 매트는 인생의 동반자인 아내와 함께 브라질에 살고 있다. 방사선 치료를 받을 당시, 의료진은 치료 후에는 불임이 될 거라고 경고했다. 매트는 아버지가 되고 싶었지만, 살아남아야 한다는 절박함에 치료를 결심했다. 정자를 냉동 보관해 두었으나 몇 년간 보관료를 지불하다가 결국 비용을 감당할 수 없어 포기했다. 친자식을 갖는 꿈도 접었다.

하지만 지금 매트에겐 세 살과 다섯 살 난 두 아들이 있다. 감사하게도 아이를 가질 수 있었다. 아내가 새로운 생명을 품고, 두 사람을 반씩 닮은 아이를 두 번이나 안겨준 것이다. 국제 전화의 고르지 못한 통화 음질 사이로 아이들의 밝고 경쾌한 웃음소리가 섞여들었다. 매트는 겸연쩍게 웃었다.

"요즘 집이 좀 정신없어요."

교모세포종 진단을 받은 지 어언 15년이 흘렀다. 공격적인 형태의 뇌종양이라 치료하지 않으면 4개월밖에 못 살거라 했는데, 그는 지금 가정을 꾸리고 행복하게 살고 있다. 매트의 회복은 기적에 가까운 일이었다. 지금의 의학 지식과 기술로는 그런 회복이 왜, 어떻게 일어났는지 명확히 설명할 수 없다.

물론 앞선 장에서 살펴본 것처럼 다양한 요인들이 작용했을 수 있다. 식단의 대대적인 변화, 스트레스 감소, 삶에 대한 관점 전환과 미래에 대한 기대감이 그 원인일 수 있다. 그러나 매트는 자기만의 확고한 신념을 가지고 단호히 말했다.

"저를 치유한 건 사랑이에요. 제게 사랑은 곧 신이고, 삶이고, 치유입니다."

사랑을 느낄 때, 우리 뇌는 다양한 호르몬과 화학물질을 혼합한 일종의 '칵테일'을 분비한다. 이 칵테일에 어떤 호르몬이 얼마나 들어 있는지는 사랑의 형태에 따라 다르다. 끌림, 낭만적인 사랑, 우정, 사회적 유대감 등 각기 다른 유형의 사랑은 고유한 혼합물을 만들어낸다. 대부분 도파민, 테스토스테론, 에스트로겐, 바소프레신, 그리고 가장 중요한 옥시토신을 포함한 조합이다.

옥시토신은 모유 수유하는 산모에게서 처음 발견된 호르몬으로, 흔히 '사랑의 호르몬'이라 부른다. 이 호르몬은 관계, 매력, 사랑, 유대를 만들어내고 강화하는 데 관여할 뿐 아니라, 이와 같은 감정에 의해 활성화되기도 한다. 옥시토신은 건강에도 긍정적인 영향을 미친다. 스트레스 호르몬과 싸워 투쟁-도피 반응을 상쇄하는 항스트레스 작용을 하고, 항염 작용도 있으며, 부교감신경계를 활성화한다.

'사랑의 묘약'을 방출하는 곳은 어디일까? 바로 미주신경vagus nerve이다. 미주신경은 심박수를 포함해 수십 가지 중요한 생리 작용을 조절한다. '미주vagus'는 라틴어로 '방랑자'라는 뜻인데, 이름처럼 우리 몸 곳곳을 방랑하듯 지나간다. 두개골 아랫부분, 척추뼈 뒤쪽 목 깊숙한 곳에 있는 뇌간에서 나온 미주신경은 경동맥을 따라 내려간다. 목에서 맥박이 뛰는 지점을 손으로 짚을 수 있는가? 미주신경은 바로 그 아래를 지나 심장을 거쳐 몸 아래로 뻗어 나간다. 마음과 몸이 정말로 연결되어 있는지 의심스럽다면 미주신경을 증거로 들겠다. 뇌와 장을 직접 잇는 굵은 전선처럼 생긴 미주신경은, 실제로 그 둘을 빠르게 연결시키는 통로 역할을 한다.

미주신경은 위쪽 뇌와 아래쪽 몸 사이에서 정보를 주고받는데, 이런 기능은 마치 나무 속 물과 양분이 오가는 통로와 비슷하다. 우리 몸이 한 그루의 나무라면 미주신경은 나무 속 깊은 곳에서 물과 양분을 실어 나르는 물관과 체관이다. 물관은 뿌리에서 흡수한 물을 잎으로 끌어올리고, 체관은 잎에서 만들어진 영양분을 뿌리로 내려보낸다. 미주신경도 비슷한 방식으로 작동한다. 하루에도 수백만 번씩 뇌와 몸 사이를 오가며 메시지를 주고받는다.

미주신경에서 전달되는 정보의 약 80%는 몸에서 뇌로 올라가고, 나머지 20%는 뇌에서 몸으로 내려간다. 다시 말해, 우리 몸은 끊임없이 감각 정보를 수집해 뇌에 전달하고, 뇌는 그 정보를 바탕으로 내린 결정을 온몸에 전달한다. 심장 박동, 호흡, 소화, 면역 반응, 호르몬 분비 같은 중요한 기능이 정보 교환을 통해 실시간으로 조절된다.

우리가 '애간장이 탄다', '가슴이 아프다', '심장이 간질간질하다' 같은 신체적 표현을 자주 쓰는 것도 다 이유가 있다. 감정은 뇌에서만 느끼는 게 아니다. 실제로 심장이나 장 같은 몸의 다른 부위에서도 감정을 느낀다. 여기에 감정을 감지하는 신경 수용체가 밀집해 있기 때문이다. 최근 연구에 따르면 인간에게는 세 개의 뇌, 즉 두뇌, 심장, 장이 있다고 한다. 이 세 부위가 균형을 이루어야 건강하게 살 수 있다. 미주신경은 이 세 개의 뇌를 연결하는 다리이고, 감정은 미주신경을 따라 위아래로 오간다. 어떤 생각과 감정을 느끼자마자 곧바로 몸 전체에 영향이 미치는 것이다.

앞서 이완 반응이 왜 효과적인지 설명했다. 하지만 미주신경에 대해서는 아직 다루지 않았다. 벤슨이 권하는 방식대로 복부까지 내려가는 깊은 호흡을 하면 미주신경이 자극된다. 심지어 한 번의 깊은 날숨만으로도 잠시 미주신경이 활성화될 수 있다. 마치 손가락으로 기타 줄을 한 번 스치기만 해도 깊은 울림이 퍼지는 것처럼 말이다. 사랑이나 정서적 유대감은 미주신경을 따라 선율처럼 감각을 자극한다. 몸속 코르티솔 수치는 점점 낮아지고, 텔로머레이스의 농도도 균형 잡힌 수준으로 회복된다. 계속해서 음악을 연주하듯 미주신경을 자극하고 부교감신경 상태를 유지할 수 있다면 건강이 눈에 띄게 회복될 것이다.

다양한 병의 공통 원인이 염증이라는 사실은 이미 잘 알려져 있다. 하지만 신경외과 의사이자 면역학자, 발명가로도 명성이 높은 케빈 트레이시Kevin Tracey는 젊은 여성 환자가 패혈증으로 사망한 뒤, 중요한 사실을 발견했다. 미주신경은 만성 염증의 악영향을 상쇄하거나 반전하는 방향으로 작동하는 일종의 '염증 반사inflammatory reflex' 역할을 한다는 것이다.[1] 활성화된 미주 신경은 체내 염증을 감지해 그 정보를 뇌와 중추신경계로 전달한다. 그러면 반사적으로 작동한 면역체계가 염증을 억제하고 장기 손상을 예방한다. 현재 미주신경 자극이 관절염, 대장염, 간질, 울혈성 심부전, 패혈증, 크론병, 두통, 이명, 우울증, 당뇨병, 그리고 기타 자가면역질환을 포함한 다양한 염증성 질환을 예방하거나 치유할 수 있는지에 대한 연구가 진행 중이다. 그러면 어떻게 해야 미주신경을 활성화할 수 있을까?

미주신경은 기본적으로 신경이지만, 어떤 면에서는 근육에 더 가깝다. 자주 자극하고 사용하면 그만큼 더 강해지고 유연해지기 때문이다. 심호흡하거나, 누군가와 깊이 교감하는 일상적인 순간이 미주신경을 자극하는 데 도움이 된다. 마치 아령을 들고 이두박근을 단련하는 것과 같다. 반복할수록 근육이 강화되고, 그만큼 건강에도 좋은 영향을 미친다.

앞서 나는 "만나는 모든 사람과 사랑에 빠질 필요는 없다"고 했다. 일상의 작은 마주침과 소통도 꽤 도움이 된다는 뜻이었다. 그러나 긍정심리학의 권위자인 바버라 프레드릭슨Barbara Fredrickson은 약간의 이견을 보인다. 한 사람과의 거대한 사랑보다 여러 사람들과의 작은 접점과 교감이 더 중요하다는 것이다. 노스캐롤라이나대학교 채플힐 캠퍼스에서 수십 년간 관련 연구[2]를 이어온 그녀는 매일 스치듯 나누는 아주 짧은 교감의 순간, 말하자면 '사랑에 빠지는 순간'이야말로 미주신경을 가장 효과적으로 단련시킨다고 한다. 여기서 말하는 '사랑'은 꼭 낭만적인 감정만을 뜻하지는 않는다. 가족은 물론이고 동네 커피숍 바리스타나 길에서 마주친 낯선 사람과 나누는 따뜻한 눈인사까지 모두가 교감이다. 이런 일상의 교감이 쌓이면 미주신경이 자연스럽게 활성화된다고 한다.

그녀의 연구 결과가 머릿속을 맴돌던 어느 아침, 나는 케임브리지 거리를 따라 미팅 장소로 향하고 있었다. 스쳐 지나가는 사람들은 대부분 이어폰을 끼고 자기만의 세계에 몰입한 채 시선을 마주치지 않았다. 찰스강을 건너는 다리 위에서 나는 유모차를 밀고 가던 한 중년 여인과 발걸음을 맞추게 되었다. 자연스럽게 아기에게 미소를 지었고, 그걸 본 여인은 손자에게 미소를 지은 내게 환한 웃음으로 화답했다. 여인은 캠퍼스 내 어떤 건물을 찾고 있다며 먼저 말을 걸어왔고, 우리는 어느새 아이와 가족, 육아에 대해 활기차게 대화를 이어갔다. 우리 아이들이 갓난아기였을 때를 떠올리니 그 시절의 기쁨과 고단함이 생생히 되살아났다. 여인과 나는 아기의 천진난만한 표정에 웃음을 터뜨리며 찰나의 깊은 공감을 나누었다.

프레드릭슨은 우리가 이런 순간을 너무 과소평가한다고 말한다. 이런 교감의 순간이야말로 우리에게 놀라운 영향을 미친다는 것이다. 통성명 없이 나눈 짧은 대화였지만, 나는 진심으로 몰입했고 눈을 맞추며 웃었다. 덕분에 추운 아침 출근길이 훌쩍 지나갔다. 건물에 도착한 나는 여인이 유모차를 밀고 들어가도록 문을 잡아주었다. 그녀는 손을 흔들며 복도로 사라졌다. 여운에 젖어 돌아서면서 생각했다. 방금 그 짧은 순간이야말로 진정한 교감의 경험이었다고. 더불어 미주신경이 '단련'되었을 거라고. 마치 달리기를 통해 하체 근육과 심장이 단련되는 것처럼 말이다.

운동이 근육의 탄력을 길러주듯, 미주신경도 자극을 통해 '탄성tone'을 얻는다. 탄성이 좋을수록 스트레스에서 빠르게 회복하며 치유 모드에 더 빨리 진입할 수 있다. 그리고 미주신경의 탄성을 높이는 열쇠는 바로 사랑과 정 같은 긍정적인 감정이다.

여기서 말하는 사랑이란 흔히 생각하듯 낭만적 관계에서 영원을 약속하는 게 아니다. 프레드릭슨에 따르면, 사랑은 인생을 살아가며 반복적으로 경험하는 '긍정적 공명positivity resonance'의 연속이다.[3] 버스 정류장에서 처음 본 사람과 단 한 번 교감하는 것도 사랑이고, 평생 함께하는 배우자와 수백만 번의 교감을 나누는 것도 사랑이다. 우리는 흔히 배우자나 가족 간의 사랑이 가장 '중요한' 사랑이라 여긴다. 그러나 건강과 생물학적 관점에서는 모든 교감이 동등한 가치를 지닌다. 상대가 배우자이든, 친구이든, 방금 만난 택시 기사이든 말이다.

하루 일과를 밤하늘에 펼친다고 상상해 보자. 짧은 교감의 순간은 해가 지고 하나씩 떠오르는 별과 같다. 각각의 별은 독립적인 빛을 발하고, 어느새 밤하늘이 별빛으로 가득해진다. 배우자나 아이와의 대화는 별자리처럼 무리를 이루고, 엘리베이터

안에서 동료와 나눈 웃음은 외로운 별처럼 중간중간 홀로 떠 있다. 하지만 무리 지어 있든 혼자 있든, 모든 별이 맡은 바 소임을 다한다. 별 하나가 탄생할 때마다 미주신경이 환히 빛났기 때문이다.

어쩌면 낭만적 사랑이라는 개념이 우리를 병들게 하는지도 모른다. 프레드릭슨은『러브 2.0: 연결의 순간에서 행복과 건강 찾기Love 2.0: Finding Happiness and Health in Moments of Connection』에서, 사랑을 오직 낭만적 관계에서만 가능한 감정으로 여기는 것이야말로 "상상력의 전 지구적 붕괴"라고 과감하게 지적한다.

"사랑을 오직 로맨스나 헌신의 감정, 즉 단 한 사람과 나누는 특별한 감정으로만 여긴다면 일상의 짧은 '긍정적 공명'의 순간은 빛이 바래고 건강과 행복은 요원해질 겁니다. 사랑에 대해 품고 있는 잘못된 믿음이 현실에 반영되는 거죠."

핵심은 이렇다. 더 건강하고 행복해지기 위해서는 사랑의 정의를 넓혀야 한다. 일상에서 스치듯 오가는 짧은 교감의 순간도 의미 있는 찰나라고 받아들여야 타인과 더 쉽게 연결되고, 사랑과 연민, 공감 같은 긍정적인 감정을 더 자주 느낀다. 이러면 미주신경이 반복해서 자극되며 그 효과가 누적되어 점점 더 강력하게 작용한다. 프레드릭슨은 이 과정을 '마음의 상승 나선upward spiral of the heart'이라 부른다. 놀랍게도 사랑, 연민, 교감을 자주 느끼는 능력과 미주신경의 탄성은 서로 맞물려 함께 성장한다. 즉, 미주신경의 탄성이 높을수록 타인과 더 잘 교감하고,

더 많이 교감할수록 미주신경 역시 튼튼해진다.

이쯤 되면 이런 생각이 들 것이다. "나는 사람들과 잘 어울리는 성격이 아닌데, 이미 망한 건가?" 다행히도 그렇지 않다! 이건 일종의 '선순환' 구조다. 한번 시작하면 점점 익숙해지고 건강도 덩달아 좋아지며 다시 시도하기도 쉬워진다. 프레드릭슨은 이를 '안 쓰면 사라지는 능력use it or lose it'이라 부른다. 오랜만에 자전거를 타면 조금 어색하고 힘들지만 금방 익숙해져 속도가 붙는 것처럼 말이다.

선순환 구조가 실제로 존재하는지 확인하기 위해 프레드릭슨은 실험을 단행했다.[4] 참가자들은 자애 명상 프로그램에 무작위로 배정되었고, 6주간 이 명상법을 익혔다. 자신과 타인을 향한 사랑과 연민, 선의의 감정을 키우는 데 초점을 둔 명상이었다. 실험은 강도 높은 몰입을 요구하지 않았다. 참가자들은 배운 명상법을 원하는 시간에 원하는 만큼 자유롭게 실천하면서 명상 활동과 사회적 상호작용 일지를 작성했다.

프레드릭슨과 공동 연구자 베서니 콕Bethany Kok은 실험 전후로 참가자들의 미주신경 탄성을 측정했다(측정 방법은 뒤에서 다루겠다). 결과는 명확했다. 자애 명상을 통해 긍정적 감정이 증가할수록 사회적 상호작용도 늘어났고, 상호작용이 많아질수록 미주신경 탄성도 향상되었다. 특히 실험을 시작할 때 미주신경 탄성이 높았던 사람일수록 더 큰 향상을 보였다. 선순환 구조가 실제로 입증된 셈이다.

희소식은 상승 나선의 어디에 있든 회복과 치유를 향한 '사다리 타기'를 시작할 수 있다는 점이다. 보드게임처럼 정해진 칸에 도달해야 올라갈 수 있는 구조가 아니다. 프레드릭슨은 "진입 지점은 여러 군데"라고 강조한다. 그리고 올라갈수록 가속도가 붙는다. 사랑은 나선을 따라 위로 올라가는 힘이다. 세상에 흩어진 모든 사랑에 마음을 열면 열수록 그 힘은 더욱 빠르고 강하게 작용한다.

아름다운 기타 선율을 자아내는 건 꾸준한 기타 연습이다. 미주신경도 자주 '연주'할수록 탄성을 되찾는다. 연습을 멈추지 말자. 아주 작은 실천이 큰 변화를 만든다.

앞 장에서 우리 몸이 진화적으로 얼마나 쉽게 투쟁-도피 반응에 빠지도록 설계되었는지 살펴보았다. 우리가 지금 살아 있는 이유는 수많은 조상이 투쟁-도피 반응에 적응해 생존하고 번식했기 때문이다. 그러나 현대에는 이 반응이 오히려 건강에 악영향을 미친다. 그러니 이 반응을 의식적으로 꺼야 한다는 게 앞선 설명이었다.

사실 여기에는 더 깊고 복잡한 진실이 도사리고 있다. 투쟁-도피 반응만큼 오래된 또 하나의 프로그램이 존재하기 때문이다. 바로 부교감신경 모드로 되돌리는 생존 메커니즘이다. 우리는 스트레스 반응에 익숙한 조상의 후손이다. 그러나 동시에 거기서 벗어날 줄 아는 사람들의 후손이기도 하다.

호랑이에게 쫓기면서 사회적 교류를 떠올릴 여유는 없다. 그러나 위협이 사라지면 그 생각이 가장 먼저 떠올라야 한다. 생존과 직결되기 때문이다.

투쟁-도피 반응이 활성화되면 몸은 싸우고, 때리고, 도망치고, 숨을 준비를 한다. 사회성은 뒷전으로 밀릴 수밖에 없다. 실제로 몸은 생리적으로 또는 호르몬을 통해 사회성을 차단하는데, 이는 스스로를 보호하기 위한 본능이다. 이후 투쟁-도피 반응이 꺼지고 휴식과 소화 모드로 전환되면 교감, 연민, 유대, 사랑이 스며들 틈이 생긴다. 이런 흐름이 발달한 것은 생존에 필수적이기 때문이다.

조금 더 넓은 시야로 바라보자. 초원에 살던 조상에게 있어 부교감신경계로의 전환은 진화된 방어기제였다. 아무리 위협적인 사람이라도 정서적 유대감이 쌓인 대상에게는 함부로 분노를 폭발하지 않는다. 따라서 친밀감과 유대감은 고도로 진화한 선제적 방어 전략이다.

부교감신경계가 활성화되면 미주신경은 얼굴과 감정을 동기화한다. 은유적으로는 마음을 여는 것이고, 생리적으로는 특정 안면 근육을 이완하거나 수축시켜 미소를 짓고, 눈을 맞추며 온정과 관심을 표하는 것이다. 이렇게 상대와 교감할 준비가 갖춰진다. 반대로 만성적인 투쟁-도피 상태에서는 무의식적으로 표정이 굳거나 인위적으로 바뀐다. 이 반응은 몸을 경직시키고, 따뜻한 눈 맞춤을 억제하며, 자연스러운 미소를 방해해 상대와의 교감 능력을 전반적으로 떨어뜨린다. 평소에 이렇게 살면 짧은 교감의 순간을 놓치게 된다. 사람들은 무의식적으로 상대방의 미주신경이 활성화되어 있는지 감지한다. 진심 어린 친절과 다정함이 있는지, 아니면 냉대하는지 금세 눈치챈다. 투쟁-도피 상태에서 타인과 교류하는 것이 훨씬 어려운 이유다.

타인이 안전한지 위험한지 판단하는 뇌의 무의식적 처리 과정을 신경지각neuroception이라 한다. 아기가 익숙한 사람에게는 미소 짓고, 낯선 사람을 보고 우는 것도 이 때문이다. 인디애나대학교와 노스캐롤라이나대학교 심리학자이자 미주신경 전문가인 스티븐 포지스Stephen Porges는 사회적 유대감과 신경지각에 대한 연구를 했다. 그 결과 트라우마를 겪은 외상 피해자들의 신경계는 위험 탐지에 과도하게 집중했으며, 사회성이 심각하게 손상되었음을 발견했다. 외상, 불안, 만성 스트레스는 우리를 투쟁-도피-경직fight-flight-freeze 반응 중 경직 상태로 밀어 넣는다. 일상에서 마주치는 사람들, 심지어 오랫동안 사랑해 온 사람들과도 긍정적인 유대감을 나누지 못하는 것이다. 블랙번의 표현을 빌리자면, '질병 구간disease span'으로 더 빠르게 진입한다.

18만 명 이상을 대상으로 한 28편의 연구는 사회적 단절이 얼마나 치명적인지를 여실히 보여준다. 외로움과 사회적 고립은 심근경색을 29%, 뇌졸중을 32% 증가시킨다. [5] 이는 엄청난 수치다. 사회적 관계가 적다고 답한 사람들은 수면 패턴이 불규칙했고, 면역체계가 약했으며, 염증 수치와 스트레스 호르몬 수치가 높았다. 미국이라는 나라의 사회학적 현실을 직시하자. 65세 이상 인구의 3분의 1이 혼자 살고 있다. 맨해튼에 사는 160만 명 중 절반 이상이 1인 가구다. 영국에서는 2001년부터 2011년 사이 60만 명이 새롭게 1인 가구로 편입되며 전체 인구의 10% 이상을 차지했다.

물론 '혼자 사는 것'과 '외로움', '사회적 고립'은 구분되어야 한다. 그러나 선진국마다 마치 유행병처럼 독거 인구가 늘어난다는 건 심히 우려되는 일이다. 연구자들은 이를 '외로움의 팬데믹'으로 명명할 정도다. 건강을 위협하는 요소라는 점에서 외로움은 영양 부족, 운동 부족, 비만, 심지어 흡연과 동등한 위치다.[6,7] 하지만 버스 정류장 광고판에서 이런 경고문을 본 사람은 없을 것이다. 그저 가까운 사람의 사례로 실감할 뿐이다. 배우자를 잃고 갑작스레 혼자가 된 사람이 급격히 쇠약해지는 건 어제오늘 일이 아니다.

프레드릭슨은 짧지만 다정한 교감의 순간은 반드시 얼굴을 마주하는 상황에서 발생한다고 강조했다. 행복이나 평온 같은 긍정적 감정도 스트레스 호르몬의 흐름을 늦추고 부교감신경 모드로 전환하는 데 도움이 되지만, 대면 상호작용이야말로 미주신경에 가장 강력한 연료를 공급한다. 전화나 문자로 어머니와 소통하는 것도 꽤 괜찮은 효도다. 하지만 어머니의 건강에 더 도움이 되는 건 택배 기사와의 짧은 대화나 이웃과의 티타임일 것이다.

오래도록 고립되거나 사회적 관계를 맺지 않고 지내면 점차 미주신경이 약해지고 염증이 늘며 면역체계가 억제된다. 그러면 평소 닫혀 있던 질병 경로가 서서히 열리기 시작한다. 과학은 이제 그 이유를 조금씩 밝혀내고 있다. 따뜻한 사회적 교류가 줄어들면 건강을 지탱하는 상승 나선에서 벗어나게 된다. 오랜 외로움과 고립은 '하강 나선downward spiral'을 만들고, 외로움이 더 깊은 외로움을 부르며, 그 감정은 시간이 지날수록 눈덩이처럼 불어난다. 프레드릭슨이 말한 상승 나선과 정확히 반대의 구조다. 시카고대학교 사회심리학자 존 카시오포John Cacioppo는 외로움이 건강에 미치는 영향을 연구했는데, 사회적으로 고립된 사람은 심장병과 뇌졸중은 물론 암의 위험성까지 높아진다고 밝혔다. 원인은 면역체계였다.

카시오포와 UCLA의 공동 연구자 스티브 콜Steve Cole은 외로운 사람들의 면역세포가 유전자 발현 단계에서부터 달라진다는 사실을 발견했다. 사회적 교류가 적은 외로운 사람들은 면역세포의 작동 방식이 뚜렷하게 변했다. 세상을 위협적으로 인식하는 경향이 강한 이들은(위협 스트레스와 도전 스트레스의 차이를 상기하자) 염증성 면역세포를 더 많이 활성화했고, 이 세포는 24시간 순찰대처럼 끊임이 몸을 돌며 전투태세를 유지했다. 그러다 마침내 자기 조직을 공격하는 데 힘을 쏟아버린다. 자가면역질환의 발병이다.

면역체계의 전투력은 한정돼 있다. 병력의 상당 부분이 계속 염증 반응에 투입되면 바이러스나 감염, 심지어 돌연변이 세포에 대처할 여력이 줄어든다. 2장에서 말했듯, 면역체계는 예리하고 건강하게 유지해야 한다. 그래야 돌연변이 세포가 암으로 자라기 전에 기민하게 찾아내 제거할 수 있다. 면역체계를 건강하게 유지하는 가장 좋은 방법은 매일매일 진심으로 사랑을 느끼는 것이다. 배우자, 자녀, 친구, 이웃, 동료와 함께하는 사랑 말이다. 만약 그런 사람이 곁에 없다면 독서 모임이나 생활체육관의 운동 수업처럼 즐겁고 활기찬 사회적 교류를 만들어야 한다. 약국에서 구급약을 사는 것만큼이나 중요한 일이다.

카시오포는 《가디언》과의 인터뷰[8]에서 외로움의 특성을 이렇게 설명했다. 외로움은 전염되고(눈을 마주치지 않고 교류를 피하는 외로운 사람과 접촉하면 전염될 수 있다), 유전되며(유전자 발현의 변화가 자손에게 이어질 수 있다), 전 세계 인구의 4분의 1이 겪고 있는 명백한 팬데믹이다. 그는 외로움이 조기 사망 위험을 20% 높인다고 경고하며 이렇게 덧붙였다. "만약 인간 동물원을 만든다면 팻말에 반드시 '단독 수용 금지'라는 문구를 써야 할 겁니다."

사회적 연결은 식품의 영양소처럼 꼭 필요하다. 영양이 풍부한 음식을 먹어야 몸이 회복되듯, 미주신경을 깨우는 자잘한 교감이 있어야 마음도 회복된다. 사랑과 교감의 순간은 가장 강력한 치유제다. 약을 처방하듯, 우리는 회복을 위한 시간을 처방해야 한다. 친구나 가족, 혹은 낯선 이와 나누는 정감 있는 순간 말이다. 그리고 물어야 한다. "지금 감정적 영양 상태는 어떠신 가요?"

생각해 보면 사회적 연결은 투쟁-도피 반응보다 훨씬 진화한 대처 전략이다. 투쟁-도피 반응은 인류가 태초의 바다에서 기어 나왔을 무렵 쓰던 오래된 생존 반응이다. 이른바 '파충류의 뇌'라 불리기도 한다. 반면 부교감신경 반응은 더 진화된 뇌 영역에서 맡는다. 인류는 유대감과 우정, 동맹 같은 고도화된 생존 전략을 발전시켰고, 이 전략이 실패할 때만 원시적인 방식으로 되돌아갔다. 지금도 마찬가지다. 유대감과 교감이 부족하면 파충류의 뇌가 작동하면서 사회적 동물에서 적대적인 동물로 퇴행한다.

투쟁-도피 반응은 유전자에 각인된 강력하고 즉각적인 반응 이다. 그래서 본능적으로 극복하기 힘든 저주처럼 느껴질 수 있다. 그러나 사랑과 연대, 즉 부교감신경의 불씨 역시 유전자 속에 새겨져 있다. 우리는 본능적으로 타인을 사랑하고 연대하도록 설계된 존재다. 그것이 진화의 최전선이다. 이제 인류는 한 단계 더 나아가 만성적인 투쟁-도피 반응이 주된 전략이 되지 않도록 조율하는 법을 배우고 있다.

인간 아기를 떠올려보자. 첫 아이를 품에 안은 날이 지금도 생생하다. 파란색과 분홍색 줄무늬 담요에 싸여 단잠에 빠진 아이의 얼굴을 내려다보았을 때, 그 연약함과 절대적인 의존성에 잠시 숨이 막혔다. 농장에서 자란 나는 갓 태어난 송아지가 비틀거리며 일어나 제 어미 곁에 네 발로 서는 모습을 자주 보았다. 그러나 인간은 다르다. 먼 옛날, 인류가 영장류에서 진화해 두 발로 걷게 되면서 골반은 좁아지고 뇌는 무거워졌다. 다른 포유류처럼 태어나자마자 서고 걷는 아이를 낳으려면 최대 2년을 품어야 했다. 여성의 몸에는 큰 부담일 수밖에 없다. 그래서 인류는 아기가 완전히 자라기 전에 출산하도록 진화했다. 직립 보행과 높은 지능을 위한 필연적 선택이었다.

진화는 언제나 그렇듯 기발한 방식으로 관계와 생존을 엮었다. 품에 안긴 연약한 존재를 향한 사랑은 인류의 가장 중요한 생존 전략이 되었다. 아기를 돌보며 주고받는 연민과 교감, 보살핌은 미주신경을 자극해 우리의 건강을 증진시키고, 동시에 아기의 생존을 돕는다. 모두에게 이익인 완벽한 상리공생이다. 육아로 심신이 고단한 초보 부모라면 실감 나지 않겠지만, 밤새 잠을 설치며 모유 수유를 하는 중에도 어머니의 몸속에는 옥시토신이 넘치고 미주신경이 활발히 작동한다.

캘리포니아대학교 심리학 교수 대커 켈트너Dacher Keltner는 인간의 연민, 생존, 건강의 연결 고리를 평생 연구해 왔다. 그는 연민이야말로 인류라는 종이 살아남고 진화하는 데 핵심적인 능력이었으며, 오늘날 우리의 건강과 치유력을 비약적으로 향상시키는 비결이 될 수 있다고 말한다.

"우리는 초超돌봄 종으로 진화했습니다. 서로를 돌보는 행동이 몸을 더 건강하게 만들고 수명을 늘리죠. 서로를 돌보도록 태어난 겁니다."

찰스 다윈Charles Darwin은 '적자생존survival of the fittest'이라는 자연선택 이론으로 유명하다. 나 역시 의대 시절까지 그 말을 절대적 진리로 신봉했다. 그러나 『종의 기원』에서 말한 적자생존은 '누가 살아남아 진화했는가'와 '그 이유는 무엇인가'에 대한 다윈의 복합적인 사상을 단순화한 표현이었다. 최근 학자들은 그의 메시지가 오히려 '가장 다정한 자의 생존survival of the kindest'에 가깝다고 해석한다.

『종의 기원』이 동물 집단의 진화를 다뤘다면, 800쪽이 넘는 후속작 『인간의 유래』는 인간 진화에만 집중했다. 여기서 다윈은 싸움보다 서로를 돌보고 우정을 쌓는 것이 인류에게 준 이점을 설명한다. 책을 통틀어 적자생존이라는 표현은 단 두 번 등장한 반면, '사랑'은 무려 95회나 언급됐다.

최근 연구들은 사랑, 연민, 교감이 단순한 생존 전략을 넘어 우리 몸속에서도 변화를 일으킨다는 사실을 보여준다. 서로를 돕고 돌보며 공감하는 행위는 사회와 종을 발전시키는 힘이자, 건강과 활력의 상승 나선을 만드는 주체다. 미주신경을 자극하면 염증이 줄고 면역체계가 강화된다. 미주신경 탄성이 높은 사람은 부상이나 질병에서 더 빨리 회복된다. 프레드릭슨의 연구에 따르면, 미주신경 탄성은 전반적인 건강을 가늠하는 매우 정확한 지표다. 그럼 미주신경 탄성이 좋은지는 어떻게 알아볼까? 팔근육처럼 거울 앞에서 힘을 주어 확인할 수는 없지만, 빠르고 간단하게 알아보는 방법이 있다. 사랑처럼 결국 심장과 관련된 방법이다.

| 몸의 지도를 바꾸는 마음의 지혜 |

미주신경을 들여다보는 창은 심박 변이도heart rate variability, HRV라는 생체 지표다. 심박 변이도는 분당 심장 박동 수만 보는 단순 심박수나 혈압과는 다르다. 박동과 박동 사이의 간격이 어떻게 변하는지를 측정해 심장이 자극에 얼마나 유연하게 반응하는지 가늠한다. 심장은 늘 같은 속도로 뛰지 않는다. 활동량과 감정, 환경에 따라 박동 속도가 달라져야 한다.

심박 변이도가 높다는 건 좋은 신호다. 몸이 상황에 맞춰 심박수를 조절하는 능력이 뛰어나고 스트레스에 잘 대처한다는 뜻이다. 반대로 심박 변이도가 낮으면 시스템이 경직되어 반응성이 떨어진 상태다. 만성 스트레스 호르몬 과다, 염증으로 인한 동맥경화 등 여러 가지 원인이 있다. 중요한 건 낮은 심박 변이도가 불안과 우울, 혈관질환 및 조기 사망 위험 증가와 연관이 있다는 사실이다.

심박 변이도는 미주신경 탄성의 탁월한 지표다. 심박 변이도가 높을수록 미주신경이 잘 작동하며, 부교감신경계가 활성화된다. 즉 심박 변이도는 전반적인 건강과 미주신경 건강을 동시에 가늠하는 중요한 지표다.

예전에는 심박 변이도를 확인하려면 병원에 가서 심전도 장비를 연결하고 전문 분석을 받아야 했다. 요즘은 비교적 저렴한 기기와 무료 앱이 등장해 손쉽게 확인할 수 있다. 기기마다 정밀도에 차이가 있을 수 있지만, 지금의 흐름으로는 심박 변이도를 파악하고 이를 건강과 치유의 지표로 활용하기가 더욱 쉬워질 전망이다.

심박수 측정기나 앱이 잘 맞지 않더라도 걱정할 필요는 없다. 몸의 신호를 기민하게 알아차리고, 염증을 낮추며, 부교감신경 상태로 전환하는 연습이 심박 변이도를 높이고 미주신경 탄성을 높일 것이다.

심장은 매우 중요한 전달자다. 감정과 스트레스가 일으키는 생리적 변화는 심장에서 먼저 느껴진다. 그래서 시인들은 사랑과 상실의 상징으로 심장을 선택해 왔다. 의학적으로 심장은 단순한 혈액 펌프지만, 어쩌면 사랑의 상징이면서 동시에 펌프일지도 모른다. 우리는 '가슴이 찢어지는' 심정을 비유적으로 표현하면서도 실제로 심장이 찢어진다고는 생각하지 않는다. 그러나 극심한 감정은 때로 치명적인 심장 문제를 일으킬 수 있다. 다코쓰보 심근병증takotsubo cardiomyopathy 또는 스트레스성 심근병증이라 불리는 드문 합병증, 이른바 '상심 증후군broken heart syndrome'이 그렇다. 불과 몇 해 전까지만 해도 의학계에서는 이

증후군의 실재 여부를 두고 논쟁을 벌였다. 그러나 2016년, 부인할 수 없는 명확한 사례가 나타났다.

조애니 심슨이라는 여성이 극심한 흉통으로 헬리콥터를 타고 휴스턴의 한 병원으로 이송됐다. 전형적인 심근경색 증상이라 의사들은 즉시 심장에 카테터를 넣어 막힌 혈관을 찾고 스텐트를 삽입할 준비를 했다. 하지만 정작 그들이 마주한 것은 조애니의 "수정처럼 깨끗한" 혈관이었다.[9]

의사들은 방향을 바꿔 최근 특별한 스트레스가 있었는지 물었고, 조애니는 가족사와 재정 문제 등 여러 사정을 이야기하다가 마지막에 가장 크게 충격받은 일을 털어놓았다. 바로 전날, 자식처럼 아끼던 반려견이 고통 속에서 세상을 떠난 것이다. 충격이 너무 커서 심장 근육이 제 기능을 하지 못했고, 그 때문에 조애니는 문자 그대로 죽을 뻔했다.

조애니의 사례가 의학계의 권위지 《뉴잉글랜드 의학 저널》에 실리면서 상심 증후군이 실재한다는 논쟁에 종지부가 찍혔다.[10] 연구진은 강렬한 스트레스 호르몬이 한순간에 심장을 '기절'시켜 심근경색과 비슷한 상태를 만들었다고 보고했다. 이후 《워싱턴 포스트》와의 인터뷰에서 그녀는 "나는 다른 사람들보다 더 마음에 담아두는 편"이라고 말했다. 우리는 감정 상태를 나타내는 표현을 그저 비유로 여기지만, 때로는 그게 진실일 때도 있다. 적어도 조애니에게는 그랬다. 그녀는 말 그대로 고통을 '마음(심장)에 담아둔' 것이다.

남편이 떠난 뒤 심방세동으로 응급실에 실려온 아일린의 사례와 달리 조애니의 경우, 정서적 격변과 신체적 반응 간의 연결 고리를 의사들이 곧바로 주목했다. 무시하거나 대수로이 넘기지 않은 것이다. 미주신경은 심장을 그대로 관통하며, 양쪽의 신경 말단은 촘촘히 얽혀 끊임없이 정보를 주고받는다. 심장에는 4만 개가 넘는 신경세포가 밀집해 있다. 뇌와 장 다음으로 많은 숫자다. 즉, 심장은 또 하나의 '작은 뇌(심장 뇌heart brain)'로서 고유의 감정과 감각, 인식을 지닌다. 우리 몸과 마음이 잘 연결되었는지, 그리고 그것이 치유를 돕는지 방해하는지를 들여다보는 특별한 창이다.

수천 명의 환자를 돌보며 배운 게 있다. 심장은 단순한 펌프 이상의 존재라는 사실이다. 심장은 온몸에 피를 순환시키는 기관이자, 깊은 갈망과 기쁨, 치명적인 슬픔을 담아내는 상징이다. 때로 심장은 우리가 쉽게 인정하지 못하거나 말로 표현하기 어려운 내면의 결핍을 반영한다. 그 목소리에 귀 기울이면 진정으로 원하고 마땅히 누려야 할 삶으로 나아갈 길을 찾을 수 있다. 그리고 그 길이 치유로 이어진다.

매 순간 치유를 선택하라

우리는 오랫동안 치유 모드를 잊고 살아왔다. 미주신경이 드문드문 쓰이는 바람에 어쩌면 전기 배선처럼 수리가 필요할지도 모른다. 브라질로 떠나기 전의 재닛처럼, 스트레스나 불안, 혹은 트라우마가 건강을 악화시켰을 수 있다. 지속적이고 과도한 코르티솔 분비가 텔로머레이스를 고갈시켜 세포 속 텔로미어가 짧아졌을 수도 있다. 혹은 마치 컴퓨터 코드에 숨어 있는 바이러스처럼, 병이 이미 DNA에 새겨져 발병할 날만 기다리고 있다고 느낄 수도 있다.

심각한 병에 걸리면 운명이 정해진 것처럼 절망하기 쉽다. 하지만 늦은 때란 없다. 건강과 회복을 위한 '골딜록스 행성'은 누구에게나 열려 있다. 어린 시절의 역경이나 평생 이어진 스트레스는 텔로미어와 건강 수명을 단축시키지만, 그 영향을 축소하거나 되돌릴 수 있다는 연구도 있다. 앞서 언급한 재닛에게는 치유를 가능하게 만든 여러 조건이 동시에 갖춰져 있었다. 그녀는 불행한 결혼 생활을 끝내고 사랑과 지지를 주는 관계를 찾았다. 자녀를 향한 과도한 책임을 내려놓았고 자신의 가치를 인정하며 진정한 삶을 만끽하기 시작했다.

우리는 이제 미주신경이 자신과 타인을 향한 연민, 그리고 긍정적 감정에 의해 활성화된다는 사실을 안다. 이완 반응도 한몫하지만 결국 이 회로를 환하게 밝히는 것은 사랑이다. 친밀한 사람과의 유대감, 혹은 잘 모르는 사람과 나누는 짧은 교감의 순간이 그것이다. 투쟁-도피 반응은 매우 강력해서 스트레스 화학물질이 즉각 분출된다. 그러나 삶을 재구성해 사랑과 긍

정적 감정을 자주 경험하면 만성적인 투쟁-도피 반응에 면역을
키울 수 있다.

요즘 세상에서 부교감신경계를 활성화하는 조건을 갖추기란
쉽지 않다. 마치 벼락 맞을 확률로 느껴질 수도 있다. 그러나 하
늘에서 떨어지는 벼락과 달리 치유의 조건은 우리 손안에 있다.
무엇을 먹을지, 스트레스를 어떻게 바라볼지, 타인과 어떻게 관
계 맺는지에 따라 세포 속 텔로미어까지 변화시킬 수 있다.

30여 년 전 허버트 벤슨이 초기 연구를 시작할 때, 감정이나
정신 상태가 인체에 영향을 미친다는 생각은 다소 황당한 이야
기로 여겨졌다. 연구자들은 편견 때문에 이 영역을 제대로 탐구
하지 않았다. 오늘날에 이르러 몸과 마음이 서로 영향을 미친다
는 사실이 조금씩 받아들여지고 있지만, 아직은 주류 의학이나
실제 진료 현장보다는 대중문화에 더 깊이 스며든 상태다.

본질적으로 의학과 정신의학은 여전히 17세기에 머물러 있
다. 17세기 철학자이자 수학자였던 르네 데카르트René Descartes
는 몸과 마음이 별개라는 '심신 이원론'을 주장했다. 물질세계에
는 몸이, 의식 세계에는 마음이 존재하며, 두 세계는 서로 영향
을 주지 않는다는 것이다. 이 사상은 기존 의학 체제에 대한 반
발에서 비롯됐지만, 아이러니하게도 지금은 이것이 기존 의학
이 되어 발목을 잡고 있다.

17세기에는 종교와 의학이 단단히 얽혀 있었다. 인간은 몸과
영혼이 하나인 영적 존재로 여겨졌고, 마음·몸·영혼·의식 사이

에 경계가 없었다. 사람이 죽으면 영혼을 보존하기 위해 시신도 온전히 보존해야 한다고 믿었다. 시신을 해부하면 영혼도 함께 조각나 천국에 가지 못한다고 여겼다. 질병은 개인이나 공동체의 잘못, 혹은 신의 심판으로 간주되었다.[11] 뱃속에 종양이 자라 살이 빠지고, 피부가 누렇게 뜨며, 구토로 아무것도 못 먹는 여성을 보면 죄를 지었다고 생각했다. 영혼이 벌을 받으니 몸도 고통받는다는 논리였다. 마을에 역병이 퍼져 아이들이 설사와 탈수로 죽어가면 주민들은 스스로를 탓했다. 신앙심이 부족하거나 일을 게을리해서 생긴 결과라고 믿었다.

당시의 '치료'는 기도와 고해, 영혼 정화 의식이었다. 의사들은 병사한 여성의 몸을 해부해 종양을 찾아내거나, 마을 우물이 위험한 박테리아로 오염됐는지 살펴보지 않았다. 질병의 원인은 미신과 두려움에 가렸고 고통은 신의 형벌로 받아들여졌다.

데카르트는 마음과 몸을 분리하는 것으로 시대상을 극복했다. 덕분에 몸은 드디어 연구와 해부, 실험의 대상이 될 수 있었다. 철학적 변화는 인체를 과학의 영역으로 끌어들이는 혁신적인 전환이었다. 해부학의 시대가 열리면서 의사와 과학자는 인체 구조와 질병의 메커니즘을 자유롭게 탐구할 수 있게 됐다.

지난 200년간의 의학적 진보는 데카르트의 심신 이원론에서 비롯된 발전이다. 하지만 이원론의 틀 안에서 할 수 있는 진전은 이미 다 이뤘다. 이제는 몸과 영혼을 하나로 보던 시절의 긍정적인 부분을 되찾아야 한다. 아마도 진보는 직선이 아니라 상승 나선일 것이다. 같은 곳으로 돌아오는 듯하지만, 새로운 지식과 기술을 갖고 더 높은 차원으로 나아가는 것이다.

브라질에서의 연구는 나를 여기까지 이끌었다. 그곳에서는 흥미로운 사례를 대거 접할 수 있었다. 엄격한 검증을 거쳐 모두 입증된 건 아니지만, 자연 치유가 자주 나타나는 '핫 스폿'임은 분명했다. 사례들을 한데 모아 보니 자연 치유가 정말 '순간적으로' 일어나는 일인지 의문이 들었다. 몇몇은 하루아침에 종양이 사라지는 극적인 회복을 보였지만, 대부분 몇 주나 몇 달, 심지어 몇 년에 걸쳐 서서히 치유됐다. 의사나 환자가 보기엔 갑작스러운 회복 같아도 실제로는 오래전 심어둔 씨앗이 어느 날 문득 싹을 틔우고 꽃을 피운 것일 수도 있다.

자연 치유의 윤곽이 드러나는 듯했다. 그러나 대학 시절 겪었던 산행처럼, 정상에 다다른 듯하다가도 구름이 걷히면 더 높은 봉우리가 보였다. 여전히 가야 할 길이 남았다. 나에겐 또 다른 '핫 스폿'이 필요했다.

CURED

마음의 혁명: 병을 이기는 정체성의 힘

7

생각은 어떻게 치유의 스위치를 켜는가

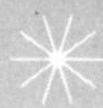

"믿는 것이 믿지 않는 것보다 낫다.
믿음은 모든 것을 가능성의 세계로 이끈다."

— 알베르트 아인슈타인

클리블랜드 보고서

한겨울의 오하이오주에 도착했다. 3월이라 달력상으론 봄이 시작될 무렵이건만 도시는 여전히 꽁꽁 얼어붙어 있었다. 며칠 전 내린 폭설이 쌓인 눈 위에 또다시 쌓였고, 제설차가 지나간 자리에는 층층의 흔적이 남았다. 차들은 얼어붙은 진창을 헤치며 지나갔다. 나는 매서운 추위에 몸을 웅크린 채 머릿속으로 인터뷰 질문을 정리했다. 그러다 문득, 이 모든 것이 시작된 10년 전을 떠올랐다. 비행기에서 내려 브라질의 뜨겁고 습한 공기 속으로 걸어 들어갈 때, 무엇을 맞닥뜨릴지 전혀 몰랐던 그때의 내가 지금의 나와 겹쳤다. 그때는 모든 것이 안개처럼 흐릿했지만, 세월이 흐른 지금은 무엇을 해야 할지 명확히 안다. 나는 여기 무언가를 증명하거나 반박하려고 온 게 아니다. 그 단계는 이미 넘어섰다. 나는 믿음이라는 신비가 치유와 어떻게 맞닿는지 깊이 탐구할 것이다.

얼음과 제설용 염화나트륨이 바스락거리며 밟히는 길을 지나 이삼 네메Issam Nemeh 박사의 진료실 건물로 들어섰다. 그는 정식 의사이지만 '신앙 치유사'라 불리기도 한다. 눈 덮인 클리블랜드의 회색 거리 풍경은 브라질 시골 흙길과 극명하게 대조

되었다. 그의 진료실은 여느 미국 의사의 사무실과 다르지 않았다. 베이지색 카펫, 화분, 주차장이 보이는 큰 창. 닭과 염소가 뛰놀던 브라질의 광장과는 딴판이었지만 두 곳 모두 자연 치유 사례가 모여드는 자석 같은 곳이었다. 대체 공통점이 무엇일까? 그것이 내가 품은 가장 원초적인 질문이었다.

나는 2011년 〈닥터 오즈 쇼The Dr. Oz Show〉에서 네메 박사를 처음 만났다. 출연을 앞두고 솔직히 망설였다. 방송에서 다뤄지는 '기적의 치유' 이야기는 늘 피상적이다. "이게 진짜라고?"를 검증하는 차원에만 머무르고, 정작 사람들에게 도움이 될 만한 정보에는 무관심했다. 그럼에도 나는 자연 치유 사례를 세상에 알려야 한다고 생각했다. 의료 현장에 번지는 절망적 분위기를 중화시키는 해독제가 되길 바랐다.

희망이 정말 병을 낫게 해줄까? 아니면 의학계에서 흔히 경험하는 신기루 같은 환상에 불과할까? 헛된 희망을 줄까 두려워, 의사들은 환자에게 모든 가능성을 다 이야기해 주지 않는다. 대신 보수적이고 신중한 태도로 안전하게 평균치만 말한다. 하지만 헛된 희망을 경계하다가 정작 어떤 희망도 주지 않는 실수를 범하는 건 아닐까? 희망을 앗아가는 게 환자의 병에는 어떤 영향을 미칠까? 그래서 오하이오의 '신앙 치유사'를 다루는 프로그램에서 의료 전문가로 참여해달라는 제안이 왔을 때, 나는 거절할 수 없었다.

제작진이 보내준 자료에 따르면 네메 박사는 마취과 및 외과를 전공한 정식 의사였다. 내가 막연히 떠올린 신앙 치유사의 모습과는 전혀 달랐다. 실제로 그를 처음 만난 순간도 그랬다. 무대 뒤 대기실에서 악수를 나눈 그는 셔츠에 갈색 체크 스웨터를 덧입은, 어디서나 볼 수 있는 평범한 가정의학과 의사 같았다. 하지만 나는 곧 그가 모순된 면모를 지닌 인물이란 걸 알아챘다. 시리아에서 태어나 클리블랜드 교외에 터 잡고 가톨릭 신앙을 바탕으로 대가족을 꾸린 그는, 60대 초반에도 정정했고 담배를 피웠으며 먹고 싶은 것을 마음껏 즐겼다. 거의 쉬지 않고 일주일 내내 일하며 새벽까지 환자를 돌봤음에도 대기자 명단은 줄어들지 않았다. 사람들은 첨단 전자 침술 치료나 주말마다 전국을 돌며 하는 또 다른 형태의 치유를 경험하기 위해 몰려들었다. 네메 박사는 신이 자신의 손을 통해 일한다고 믿었지만, 스스로를 신앙 치유사라고 부르지는 않았다. 오히려 그는 과학과 영성을 잇는 다리 역할이 자신의 소명이라 말했다. 그를 통해 시력을 되찾고, 부러진 뼈를 붙이고, 종양이 사라지는 기적을 경험한 사람들은 그가 진실로 의학과 신앙을 잇는 중간자라고 굳게 믿었다.

가짜 예언자, 환상을 팔아넘기는 사기꾼이라 비난하는 이들도 있다. 하지만 치료받기 위해 몰려드는 수많은 환자를 직접 눈으로 확인하고, 그들의 희망과 회복 이야기를 듣다 보면 그속에 어떠한 진실성이 담겨 있음을 부정하기 어렵다. 무엇보다 그는 매우 현실적 태도를 가지고 있었다. 기도의 힘을 굳게 믿으면서도 환자들에게 기존의 병원 치료를 계속 받으라고 권했다. 그리고 자신의 치유 방식이 모든 사람에게 통하는 건 아니라고 솔직히 인정했다. 그와의 첫 대화 몇 마디만으로도 분명해졌다. 그는 사람과 깊이 있게 소통하는 천부적인 능력이 있었다. 환자와 단둘이 마주 앉자마자 진심을 털어놓게 만들 타입이었다.

녹화가 시작되자 진행자인 오즈는 네메 박사의 손길 아래 일어난 믿기 힘든 회복에 대해 집요하게 질문을 던졌다. 네메 박사는 치유는 신이 행한 것이고, 자신은 단지 통로에 불과하다며 겸손하게 대답했다.

무대로 나와 치료받을 사람이 있는지 묻자, 관객석의 여성이 손을 들었다. 심한 허리 통증을 호소하는 사람이었다. 네메 박사가 그녀의 등에 손을 얹고 기도를 시작하자 스튜디오가 삽시간에 고요해졌다. 사람들은 그의 목소리를 놓치지 않으려 몸을 앞으로 기울였지만, 소리가 너무 나지막해 바로 옆에 있던 나도 알아듣기 힘들었다. 네메 박사는 관객을 의식하지 않았다. 오직 그와 여인만이 부대에 님은 듯했다.

나는 관객의 표정을 살폈다. 기도와 치유에 대해 어떻게 생각할지 궁금했다. 대부분 조용하고 경건하게 지켜보고 있었다. 놀랍지는 않았다. 갤럽 조사에 따르면 미국인의 10명 중 9명은 기도를 한다고 답했고, 4명 중 3명은 매일 기도한다고 한다. 80%는 스스로의 치유를 위해 기도해 본 적이 있으며, 90%는 타인을 위해 기도한 경험이 있었다.[1] 그러니 이 스튜디오에 모인 사람들 대부분은 기도의 힘을 믿고 있을 가능성이 컸다.

아무리 그래도 몸에 손을 얹고 기도하는 행위는 무척 낯설고 이질적으로 보일 수 있다. 나 역시 기도의 힘을 중시하는 가정에서 자랐지만, 네메 박사가 고개를 숙이고 낮은 목소리로 기도하자 익숙한 거부감과 의심이 고개를 들었다.

내가 자라온 세계에는 지켜야 할 규칙이 많았다. 판단과 규율도 많았다. 기도는 죄를 고백하거나 바라는 것을 청하는 행위였고 어린 시절의 나는 기도를 그저 이유 없는 의식, 하라고 시키니 하는 행동으로 여겼다. 하지만 기도 자체를 불신한 건 아니다. 당시 내게 주어진 방식의 기도를 믿지 않았을 뿐이다. 어른이 되어서야 그걸 깨달았다.

네메 박사가 여인의 등에서 손을 떼자, 그녀는 안도한 듯 얼굴이 밝아졌다.

"기분이 어떠신가요?" 진행자가 물었다.

"놀랍네요. 사라졌습니다. 통증이 없어졌어요."

관객석에서 박수가 터져 나왔다. 나도 따라 손뼉을 쳤지만 과연 이 효과가 얼마나 갈지 의문이 들었다. 허리 통증에 관한 연구는 상반된 결과가 많다. 여러 개의 추간판 탈출증이나 중대한 이상이 있어도 통증이 전혀 없다는 사람도 있고, 검사 결과는 깨끗함에도 만성 통증을 호소하는 사람도 있다. 나는 이 상황이 전형적인 플라세보 효과일 수도 있다고 판단했다. 실제로 좋아진 것이 아니라 좋아졌다고 '느낀' 것이다. 기적의 약이라 믿고 설탕 알약을 복용한 환자들이 실제로 호전되는 경우도 많다.

주류 의학에서는 플라세보를 오래도록 '눈속임 효과'로 치부해 왔다. 실제로 낫는 것이 아니라 단지 기분만 나아진 거라는 이야기다. 하지만 자연 치유를 추적하면서 나는 믿음과 마음이 지닌 치유력이 얼마나 강력한지 목격했다. 이제는 믿음이 몸에 미치는 생리적 효과를 진지하게 살필 차례다. 기분이 좋아진 것과 실제 회복 사이에는 어떤 차이가 있을까. 치유되었다고 믿는 것과 실제 치유의 분기점은 어디일까.

이제 무대에는 네메 박사의 환자들이 차례로 올라오고 있었다. 그들은 자신의 치유 과정을 돌아가며 이야기했다. 폐암과 악성 종양으로 폐 절제 수술 직전까지 갔던 캐시는 네메 박사와 만난 후 종양이 줄어들더니 사라졌다고 했다. 라임병으로 침대에서 일어나지 못하던 메러디스는 회복해 학교로 돌아가 승마를 시작했다. 수십 년간 유독성 화학물질에 노출돼 뼈가 녹아내리던 레너드는 직장 동료 다수가 백혈병과 암으로 사망했음에도 독야청청 살아남았다. 네메 박사가 "신이 당신을 치유하고 싶어 하신다"라고 말한 순간, 오랜 통증이 사라지고 힘과 유연성을 되찾았다고 했다.

마지막으로 무대에 오른 이는 퍼트리샤 케인Patricia Kaine 박사였다. 강렬한 조명 아래에서도 곧은 자세로 앉아 차분히 이야기를 풀었다. 수십 년간 가정의학 분야에서 의사로 일해온 그녀는 어느 날 특발폐섬유증idiopathic pulmonary fibrosis을 진단받는다. 이 병은 진행성이고 치료 방법이 없으며 결국 죽음에 이른다. 폐가 판지처럼 딱딱하게 굳어 숨을 쉬지 못하는 것이다.

진행자인 오즈는 곧장 질문을 던졌다. "정확한 진단명 맞습니까?" 자연 치유 사례에서 가장 흔한 설명은 오진이다. 불치병이 아니라 다른 병이었을 가능성 말이다. 퍼트리샤는 고개를 끄덕였다. 의사인 그녀 역시 이미 그 가능성을 철저히 검토했을 것이다.

"제가 직접 폐 조직을 생검했습니다. 결과는 명백히 섬유화였어요. 현미경으로 뻔히 보이는 걸 다른 이름으로 부를 순 없죠."

섬유화된 조직이 어떻게 건강한 폐 조직으로 바뀌었을까? 의학적으로는 불가능한 일이다. 하지만 퍼트리샤와 다른 환자들 모두 한결같이 신이 네메 박사를 통해 자신들을 치유했다고 믿었다. 그의 기도가 신의 에너지를 불러온 덕분이라는 것이다. 사실일까? 쉽게 답할 수는 없다. 그렇지만 기도와 치유, 그리고 플라세보 효과에 관해 깊이 파고들어야 한다는 사실만은 분명했다. 기도와 플라세보는 서로 다른 개념이지만, '믿음이 치유를 일으킨다'는 공통점이 있다. 신이나 공동체의 에너지를 믿느냐, 아니면 자신의 마음과 인식을 믿느냐의 차이일 뿐이다. 중요한 건 그 둘을 관통하는 믿음의 힘이다.

쇼는 박수 속에 끝났지만, 내 여정은 그때부터 시작이었다. 퍼트리샤를 비롯해 더 많은 환자들을 직접 만나야 했다. 결국 오하이오에 찾아가기로 결심했다. 어쩌면 그곳이 내가 찾아 헤맨 새로운 '핫 스폿'일지도 몰랐다. 브라질이 문화와 사람들 덕분에 자연스럽게 치유 성지가 된 거라면, 오하이오 역시 다른 이유로 성지가 되었을 터였다.

| 삶과 죽음의 경계가 뒤바뀌는 장소 |

네메 박사의 진료실도 겉으로 보기엔 다른 병원과 다르지 않았다. 종이 덮개가 씌워진 진찰대, 벽에 걸린 의료 기구들, 세면대, 의사가 앉는 회전의자까지 모두 익숙한 풍경이다. 하지만 눈길을 끄는 차이가 있었다. 한쪽 선반에 경이로운 회복을 경험한 환자들이 남긴 기념품이 빼곡했다.

네메 박사는 환자들을 어떻게 대하는지 설명했다. 핵심은 '교감'이었다. 그는 환자와 대화를 나누고 귀 기울여 들으며 아픈 부위나 온몸에 손을 얹고 기도했다. 진료 시간은 딱히 정해져 있지 않았다. 금방 끝나는 사람도 있지만 두세 시간씩 걸리기도 했다. 대기실은 목 빠지게 자기 차례를 기다리는 사람들로 문전성시였다. 네메 박사는 밤늦게까지 진료를 보고 아침이면 다시 하루를 시작했다.

진료실 한편에서 기록을 하고 있던 내게 네메 박사가 불쑥 말했다.

"허리에 문제가 있군요."

맞는 말이다. 어릴 적 나는 농장에서 무거운 건초 더미와 물통을 날랐다. 키가 작아 20리터짜리 물통이 땅에 끌리지 않도록 높이 들고 다녀야 했다. 그때의 과중한 노동 때문에 허리에 고질병이 생긴 듯했다. 통증은 일상이 되어 크게 신경 쓰이지 않았지만, 극심한 스트레스를 받을 때면 더욱 고통스럽게 도졌다.

그는 내 등을 살피더니 뭔가가 어긋나 있다고 했다. 그리고 낮게 중얼거리며 짧게 기도했다. 그의 손이 등에 닿자 뜨거운 기운이 퍼지며 등이 고무처럼 부드럽고 유연해지는 느낌이 들었다. 틀어졌던 어딘가가 바로잡힌 듯했고, 오랫동안 익숙했던 통증이 흔적도 없이 사라졌다. 그날 하루 종일 통증이 언제 다시 시작될지 기다렸다. 하지만 통증은 끝내 돌아오지 않았다. 몇 년이 지난 지금까지도 마찬가지다.

다음 날 나는 네메 박사의 환자들을 인터뷰하기 시작했다. 호텔의 작은 회의실에 의자를 놓고 자원봉사로 온 사진작가에게 삼각대를 설치할 자리를 알려주었다. 나는 환자들의 입을 통해 회복 경험을 듣고 싶었다. 기준은 명확했다. 반드시 불치병 진단을 받은 사람일 것, 그리고 그 진단과 회복에 명백하게 입증된 증거가 있을 것.

네메 박사의 아내 캐시는 활발하고 추진력이 넘치는 여성이었다. 실질적으로 네메 박사의 진료실을 진두지휘하는 그녀는 스물다섯 명의 환자를 보내주며 필요하면 더 데려올 수 있다고 자신 있게 말했다.

　창밖으로 매서운 눈발이 흩날리는 이틀간, 환자들은 차례로 들어와 이야기를 풀어놓았다. 인터뷰는 쉴 틈 없이 이어졌고, 나는 속기하듯 메모를 남겼다. 대화가 예상치 못한 방향으로 흐르면 즉석에서 적절한 질문을 고안해 던져야 했다. 밤이 되어 호텔 방으로 돌아가면 하루 종일 모은 증거를 다시 검토했다. 대부분 설득력 있는 사례였지만 몇몇은 애매했다. 환자가 완전히 회복한 것인지, 아니면 해당 질병 특성상 흔히 나타나는 일시적 관해 상태인지 분간하기 어려웠다. 림프종이나 백혈병 같은 병이 특히 그랬다. 이런 병은 사람마다 진행 속도가 제각각이고 증상 또한 들쭉날쭉해 쉽게 자연 관해를 판단할 수 없다. 너무 희귀해서 가늠이 안 되는 병도 있었다. 진단과 회복이 명확하게 기록되어 있었지만, 워낙 드물고 생소한 병이라 자연 관해가 맞는지 확인이 불가능했다.

　그럼에도 불구하고 몇몇 사례는 도저히 설명하기 힘들 만큼 놀라웠다. 류머티즘 관절염으로 고통받던 가이의 경우가 그랬다. 그는 관절을 공격하는 불치의 자가면역질환 때문에 몸이 망가져 정상적인 생활이 불가능했지만, 네메 박사의 치료 후 다시 일상으로 돌아왔다. 가이는 자신의 회복을 네메 박사뿐 아니라 '용서' 덕분이라고 했다. 수십 년 전 자신을 깊이 상처 입힌 가족을 용서하는 순간, 몸속의 독이 빠져나가는 듯했고 실제로 관절이 풀리듯 가벼워졌다고 했다.

믿기 어려울 만큼 극적인 이야기지만 전혀 터무니없는 말은 아니다. 용서가 건강에 긍정적 영향을 준다는 연구는 이미 여럿 있다. 학자들은 용서가 뿌리 깊은 스트레스와 불안을 완화해 스트레스 호르몬의 균형을 되돌린다고 보았다. 실제로 타인을 더 잘 용서하는 사람들은 혈압이 낮고, 심장마비 위험이 낮으며, 면역 반응도 강하다는 결과가 있다. 반대로 분노와 원한을 오래 품으면 몸속에서 분비되는 복잡한 호르몬과 화학물질이 면역 기능을 억제해 바이러스와 세균에 대한 저항력이 떨어진다.[2] 가이의 이야기를 들으며, 나는 과학이 밝혀낸 결과가 빙산의 일각일지도 모른다는 생각을 했다.

캐런의 이야기도 놀라웠다.[3] 그녀와 쌍둥이 언니는 뇌성마비로 태어났다. 뇌성마비는 뇌와 근육에 영구적 손상을 일으키는 불치병이다. 하지만 캐런은 병을 떨쳐냈다. 네메 박사를 만나기 전까지만 해도 휠체어에 의지하는 시간이 많았고, 학교에서는 난간을 잡고 간신히 계단을 오를 정도였다. 하지만 지금은 혼자서 걷는 것은 물론 달릴 수도 있다.

나는 깜짝 놀라 그게 정말인지 시시콜콜 물었다. 그러다 문득 어제의 경험이 떠올랐다. 네메 박사의 손길에 허리가 갑자기 유연해지면서 오래된 통증이 사라진 순간 말이다.

기도의 힘을 확신할 수는 없었다. 하지만 기도가 환자를 바버라 프레드릭슨이 말한 '상승 나선'의 상태로 이끈다는 것은 분명했다. 타인과의 연결, 공동체와 소속감 같은 긍정적인 감정은 스트레스를 완화하고 부교감신경을 활성화할 수 있다. 하지만 기도에 그 이상의 무언가가 또 있을까? 연구 결과는 무엇을 보여줄까? 더 깊이 파고들어야 했다. 그리고 무엇보다 나를 오하이오까지 오게 만든 인물, 퍼트리샤 케인 박사와 반드시 이야기를 나눠야 했다.

| 기도가 일으키는 생물학적 변화 |

네메 박사의 환자들은 자신들의 치유가 신에게서 비롯되었고, 네메 박사는 그저 통로일 뿐이라고 믿었다. 네메 박사 자신도 스스로를 '에너지 치유사'라 불렀다. 기도가 하나의 에너지라는 것이다. 기도와 치유에 관한 연구 결과는 모순과 논란으로 가득하다. 연구 자금을 확보하기가 쉽지 않은지 연구 자체도 많지 않고, 그나마 있는 연구도 뒤죽박죽의 결과를 보인다. 주요 연구를 종합한 메타분석에 따르면, 통제가 느슨한 연구에서는 긍정적인 효과가 나타났지만, 엄격하고 정밀한 연구에서는 기도와 치유 사이의 뚜렷한 상관관계를 찾지 못했다. 전체적으로 봤을 때 기도가 치유에 긍정적 영향을 준다는 연구와 그렇지 않다는 연구가 반반이었다. 나는 연구 방식에 의문이 생겼다. 우리가 흔히 사용하는 이중맹검, 위약 대조군 같은 과학적 설계에 발목을 잡히는 바람에 기도의 고유한 힘이 발휘되지 못한 건 아닐까?

2006년, 100만 달러의 연구비를 지원받은 허버트 벤슨은 역사상 가장 큰 규모의 기도 연구를 단행했다. 연구 주제는 '대리기도intercessory prayer'가 수술 결과에 미치는 영향이었다. 즉, 오클라호마에서 누군가 기도했을 때 오하이오에서 수술을 받는 환자의 결과가 달라질 수 있는가 하는 것이었다. 이 연구는 무작위 배정, 이중맹검, 위약 대조군까지 빈틈없이 설계했다. 대상은 관상동맥우회술을 받는 1,500명의 환자였다. 벤슨이 심장 전문의이기도 했고, 기존의 기도 연구 상당수가 심장질환자를 대상으로 했기에 이들을 대상으로 삼았다고 한다. 이 수술은 매년 미국에서만 35만 건, 전 세계적으로는 80만 건 이상 시행되는 흔한 수술이라 표본을 확보하기도 용이했다.

환자는 세 그룹으로 나뉘었다. 첫 번째 그룹은 "기도를 받을 수도, 받지 않을 수도 있다"는 설명을 듣고 실제로는 기도를 받았다. 두 번째 그룹은 같은 설명을 듣고 실제로는 기도를 받지 않았다. 세 번째 그룹은 "반드시 기도를 받는다"는 안내를 받고 실제로 기도를 받았다. 이 수술에서는 절반가량이 합병증을 겪는 것이 일반적이어서, 벤슨은 합병증 발생률을 주요 지표로 삼았다.

연구는 3년에 걸쳐 진행됐다. 매일 밤 환자들의 수술 전날, 환자 명단이 세 곳의 기도 모임에 전송됐다. 미네소타의 성바울 수도원, 매사추세츠의 카멜수녀공동체, 그리고 미주리의 사일

런트 유니티라는 기도 단체였다. 이들은 환자의 이름과 성의 첫 글자를 전달받고 "수술이 성공적으로 끝나고 빠른 회복과 합병증 없는 치유가 이루어지기를"이라는 동일한 문구로 기도했다.

결과는 기대했던 것과는 달랐다. 첫 두 그룹, 즉 "기도를 받을지 모른다"는 설명을 들은 환자들의 합병증 발생률은 각각 52%, 51%로, 통계적으로 유의미하지 않을 만큼 평소와 거의 같았다. 기도를 받든 받지 않든 결과가 달라지지 않은 것이다. 게다가 "반드시 기도를 받는다"고 안내받은 세 번째 그룹에서는 합병증 발생률이 오히려 59%로 높게 나타났다.

도대체 무슨 일이 벌어진 걸까? 왜 기도를 받은 환자들이 오히려 합병증을 더 많이 겪었을까? 기도가 도움은커녕 해가 되는 걸까?

벤슨은 두 가지 해석을 내놓았다. 첫째는 단순한 통계적 변동이라는 것이다. 합병증 발생률이 9% 높게 나타난 것은, 수천 건의 데이터를 기반으로 한 평균치에서 벗어나지 않는 자연스러운 오차일 수 있다. 둘째는 연구에 포함되지 않은 '다른 기도'의 영향이었다. 환자들에게는 평소처럼 수술을 준비하라고 안내했기 때문에 이미 가족과 친구들이 환자를 위해 기도하고 있었고, 스스로 기도한 환자도 많았다. 이를 금지하는 것은 "비현실적이고 비윤리적"일 수밖에 없었다. 벤슨은 "따라서 환자들은 상당한 양의 '연구 외' 기도에 노출되었을 수 있으며, 이는 대리기도자들이 제공한 기도의 효과를 감지하기 어렵게 만들었을 수 있다"고 썼다.

그럼에도 기도를 받는다는 사실을 알고 있던 사람들이 오히려 합병증 비율이 더 높았다는 점은 꽤 놀라웠다. 벤슨의 해석은 타당했지만, 나는 더 깊은 이유가 있지 않을까 생각했다. 혹시 어떤 사람들은 기도와 신을 자기와 관련 없는 외부적인 것으로만 여기고, 그것을 마치 만병통치약처럼 기대한 것은 아닐까? 약을 전지전능하게 여기는 태도에 위험이 따르듯, 기도를 그런 식으로 받아들일 때도 위험할 수 있다. 스스로는 아무것도 하지 않고 누군가의 기도만 기다리는 것은 지나치게 수동적인 행위일지 모른다. 게다가 네메 박사는 기도를 '에너지'라 설명하며 그 질적 차이를 강조했지만, 이번 연구에서는 기도의 '질'이라는 요소가 전혀 고려되지 않았다.

나는 이 연구가 아무리 정교하게 설계되었다 해도 기도의 힘에 대한 최종적 답을 주지는 못한다고 생각했다. 오히려 드러난 것은 과학적 연구 방식의 한계였다. 과학은 오직 '바깥에서 관찰하는 것', 즉 우리의 오감으로 측정 가능한 것에만 초점을 맞춘다. 하지만 기도에는 정신적·정서적·영적 요소가 얽혀 있다. 현재의 과학적 방법론으로는 포착하지 못하는 부분도 존재할 수 있다. 이 연구는 기도의 강도나 기도자의 영적 성숙 수준 같은 중요한 변수를 전혀 반영하지 못했다.

기도가 어떤 방식으로 이루어졌는지, 기도를 얼마나 깊이 믿는지, 혹은 단순한 사회적 의식으로 여기는지, 아니면 진심 어린 행위로 받아들이는지가 중요한 변수일 수 있다. 운동선수마다 기량이 다르듯, 기도에도 질적 차이가 있다. 그럼에도 벤슨의 연구를 포함한 대부분의 연구는 단순히 사람들이 '기도를 했다'는 사실만 확인할 뿐, 그 너머를 살피지 않았다. 명상이나 요가 연구도 처음에는 단순히 수행 여부만 확인했지만, 최근 들어 수행의 몰입도와 깊이를 측정하려는 추세로 돌아섰다. 명상을 처음 접한 초심자와 숙련자 사이에 큰 차이가 있는 것처럼, 기도 역시 마찬가지다.

벤슨의 연구는 과학적 설계 면에서는 흠잡을 데 없이 완벽했다. 그러나 기도에 치유의 힘이 있는지를 말해주지는 못했다. 답은 결국 기도하는 사람이 무엇을 생각하고, 무엇을 느끼며, 어떤 경험을 하는가에 달려 있다. 기도는 약처럼 성분과 용량을 수치로 규정할 수 없다. 어떤 이에게는 기도가 삶을 송두리째 바꾸는 경험이 되지만, 다른 이에게는 아무런 힘이 없을 수 있다. 그 차이를 가르는 것은 개인의 믿음이다.

신앙도 마찬가지다. 우리는 흔히 내메 박사 같은 이를 '신앙 치유사'라 부른다. 신앙은 "바라는 것들의 실체요, 보지 못하는 것들의 증거"라고 정의된다. 역경과 고통 속에서도 끝끝내 붙드는 것이 신앙이라면, 중요한 것은 결국 무엇을 믿느냐에 달린 게 아닐까?

기도와 신앙은 모두 믿음의 표현이다. 기도가 치유를 일으키는지 신앙이 치유를 가능케 하는지를 따지는 건, 결국 그 바탕에 놓인 믿음의 설계도를 들여다보는 일이다. 우리가 세상을 어떻게 바라보고, 삶을 어떻게 이해하며, 무엇을 가능하다 믿고 무엇을 불가능하다 여기는지가 핵심이다. 자연 치유 사례는 바로 그 믿음이 실제 치유 과정에 개입할 수 있음을 보여준다. 문제는 그 힘이 어디까지 미치는가이다. 단순한 심리적 위안을 뛰어넘어 신체의 생물학적 과정까지 변화시킬 수 있을까.

〈닥터 오즈 쇼〉에서 퍼트리샤 케인은 자신의 치유가 기도와 네메 박사를 통해 이루어졌다고 했다. 그는 신의 통로였고, 기도가 자신을 살렸다고 했다. 그러나 몇 달 뒤 후속 인터뷰에서 만난 그녀의 이야기는 그보다 훨씬 더 깊고 다층적이었다.

| 증명된 '완치 데이터' |

퍼트리샤 케인은 두꺼운 코트를 벗고 자리에 앉더니 두 손을 무릎 위에 가지런히 포갰다. 〈닥터 오즈 쇼〉 무대에서 보았던 모습 그대로였다. 차분하고 단호하면서도 다정한 분위기였다. 그녀에게 이야기를 들려달라고 했더니 잠시 숨을 고른 뒤 물었다.

"시간이 얼마나 있나요?"

"필요한 만큼 다 쓰셔도 됩니다."

나는 새 노트를 펼치며 대답했다.

"정말 전체 이야기를 원하시나요? 그런 부탁은 처음인데요."

퍼트리샤의 여동생은 아주 어릴 때, 백신이 나오기 직전에 소아마비에 걸렸다. 병원에서는 지금까지 살아남은 환자 중 가장 심각한 사례라고 했고, 평생 장애를 안고 살아야 하며 보조기 없이는 걷지 못할 것이라고 했다.

집으로 돌아온 동생은 매우 쇠약했고 몸을 제대로 움직이지 못했다. 의사들이 소용없다고 했지만 어머니는 날마다 동생의 힘 빠진 팔다리를 붙잡고 운동을 시켰다. 이모는 멀리 프랑스 루르드의 치유의 샘까지 가서 성수를 담아 왔다. 어머니는 그 물을 동생의 팔다리에 바르며 기도했다.

"어머니의 노력 덕분에 동생은 차츰 나아졌어요. 결국 걷게 되었고 지금은 간호사로 일하고 있습니다. 저는 어릴 때부터 '기적은 실제로 존재'한다는 것을 몸소 깨달았어요."

퍼트리샤는 스무 살에 결혼했다. 남편이 직장을 옮기면서 두 사람은 오하이오 남동부와 웨스트버지니아, 켄터키가 맞닿은 애팔래치아 산간 지역으로 이사했다. 황폐하고 외떨어진 곳이었지만, 석양빛 산맥을 배경으로 세월의 풍상을 견딘 은빛 목조 건물이 늘어선 풍경은 나름대로 아름다웠다. 그러나 많은 사람들은 여전히 전기와 수도조차 없이 살고 있었다.

넷째를 임신했을 때 퍼트리샤는 매달 진료를 받았다. 그때 의료 분야는 수요가 공급을 월등히 웃돈다는 사실을 절실히 깨달았다. 그녀의 진료는 늘 마지막 순서였다. 의사는 이미 쉰 명 가까운 환자를 본 뒤라 지친 상태였지만 여전히 차트를 검토하고 태아의 심장 소리를 확인해야 했다. 무거운 목소리로 임신에 필요한 비타민과 출산 준비에 대해 설명하는 의사가 안쓰럽게 느껴졌다. 동시에 비용 때문에 아예 병원에 오지 못하는 지역민들의 처지도 떠올랐다. 의사가 턱없이 부족했다.

퍼트리샤는 의사가 되어야겠다고 결심했다. 그녀는 공부할 만한 지적 능력도 갖추었고 학교 성적도 우수했다. 당시 지역 사회에서 여성에게 기대되는 것은 아내와 어머니의 역할뿐이었기에 가정에 헌신하는 삶을 살아왔을 뿐이다. 그녀가 의대에 지원한 1970년대는 입학생 중 여성이 3%도 되지 않았다. 입학 사정관들은 네 아이의 엄마라는 이유로 원서 접수를 번번이 거절했다. 간신히 두 학교에서 원서 접수를 허락했고, 그중 한 곳만이 면접 기회를 주었다. 면접장에 들어서자 면접관들의 시선이 모두 그녀의 부른 배를 향했다. 당시 다섯째를 임신한 지 6개월 차였던 퍼트리샤는 면접관에게 손가락을 꼽으며 말했다.

"보세요. 학기가 시작할 때는 이미 출산한 상태일 거예요."

그녀는 출산 후 6주 만에 라이트주립대학교 의과대학에 입학했다. 여전히 산후 출혈이 심했고 자궁에 감염이 있었지만 병원에 다닐 수 없었다. 남편은 실직 상태였고 신생아까지 다섯 아이를 돌봐야 했으며 학자금 대출이 나오기만을 기다리고 있었다. 진료실에서 종이 가운을 입고 피 묻은 패드를 댄 채로 앉아 있는데, 수납 직원이 들어와 진료비를 전액 선불로 내야 한다고 말했다. 그녀는 옷을 다시 입고 치료도 받지 못한 채 돌아서야 했다. 이 경험은 퍼트리샤에게 미국 의료의 현실을 똑똑히 보여 주었다. 이 나라는 수많은 저소득 가정이 기본적인 의료조차 받지 못했다.

"의료 사각지대에 놓인 사람들이 어떤 일을 겪는지 잘 압니다. 저도 겪었으니까요."

의과대학 첫해에 받은 평균 성적은 C였다. 졸업이나 의사 자격을 따는 데는 지장이 없었지만, 퍼트리샤는 자신의 실력과 지식 수준에 만족하지 못했다. 그래서 1학년 과정을 다시 밟게 해 달라고 요청했다.

"최상의 훈련을 받지 않은 상태로 환자를 진료하는 건 죄송한 일이죠."

나는 속으로 감탄했다. 이런 사람이야말로 진정 내 몸을 맡기고 싶은 의사다.

퍼트리샤는 결국 5년 만에 졸업했다. 다섯 자녀와 무직의 남편에다 25만 달러의 학자금 빚까지 떠안아야 했다. 결국 남편과는 이혼했다. 레지던트를 마친 뒤 그녀는 다시 애팔래치아로 돌아갔다. 처음 의사의 길을 결심했던 곳이었다. 환자의 대부분은 메디케이드Medicaid(미국 저소득층을 위한 공공 의료 보장 제도-옮긴이) 같은 공적 의료 지원을 받고 있었다. 그녀도 한때 그 대상이라 잘 알았다. 어떤 환자들은 수도가 없어 냇물에서 몸을 씻고 진료를 받으러 왔다. 겨울에 개울이 얼면 몇 달 동안은 씻을 방법조차 없었다.

의사로 일한 첫해, 그녀의 수입은 겨우 생계를 유지하고 학자금 대출 이자를 갚을 정도였다. 늘 빠듯하고 힘겨웠다. 하지만 돈이 없어 치료받지 못하는 환자가 올 때마다, 퍼트리샤는 자신의 경험을 떠올렸다. 종이 가운을 걸친 채 피를 흘리면서도 병원비를 낼 수 없어 치료도 못 받고 돌아섰던 순간을.

"돌이켜보면 모든 경험이 훗날 제가 겪을 질병에 대한 준비였던 것 같아요. 누구는 특권이 있어서 치료받고 누구는 치료받을 자격조차 없다는 식의 차별은 어불성설이죠. 신 앞에서 우리는 평등한 존재니까요."

4년쯤 지나 정부의 의료 수가 체계가 바뀌면서 상황은 더 악화되었다. 환자 수를 늘려도 수입은 오히려 4분의 1이나 줄었다. 아이들은 대학에 다니고 있었고 정부에서 주는 양육비 지원도 없었다. 그녀는 대출금을 갚으며 가족을 부양할 만큼의 돈을 벌 수 없었다. 결국 퍼트리샤는 오하이오 북부, 이리호 근처에 있는 벨뷰의 한 병원으로 옮겼다. 벨뷰는 털리도와 클리블랜드를 잇는 고속도로변에 있는 도시다. 다행히 환자도 많고 보험 적용도 잘 되었으며 수입도 안정적이었다. 생활은 훨씬 나아졌지만 의료 사각지대를 돕고 싶다는 꿈은 접어야 했다.

그러던 1995년, 첫 이상 신호가 찾아왔다. 몸이 무겁고 여기저기 아팠다. 단순히 감기나 피로라고 여겼지만 증상은 사라지지 않았다. 몇 달 동안 여러 전문의를 전전했으나 차도가 없었

다. 당시 특발폐섬유증은 거의 알려지지 않은 병이었고 가정의
학과 의사였던 퍼트리샤조차 잘 몰랐던 병이다. 퍼트리샤는 레
지던트 시절 존경했던 감염병 전문의를 찾았고 그가 흉부 엑스
레이를 찍어주었다.

결과는 충격적이었다. 정상적인 엑스레이에서는 양쪽 폐가
검게, 갈비뼈와 척추가 희게 보인다. 그런데 퍼트리샤의 폐는
깨진 유리창처럼 뿌연 결정이 뒤엉킨 모습이었다. 이를 '간유리
모양ground glass appearance'이라 부른다. 이어진 CT 촬영에서도 양
쪽 폐에 섬유화 조직이 확인됐다. 스펀지처럼 부드러워야 할 폐
조직이 단단한 흉터로 변하고 있었다. 핵의학 검사 역시 같은
결과를 보였고 조직검사까지 모두 일치했다. 모든 결과가 단 하
나의 질병을 가리켰다. 특발폐섬유증.

퍼트리샤는 이 병이 얼마나 치명적인지 누구보다 잘 알았다.
알고 지내던 벨뷰의 다른 가정의학과 의사가 같은 해 이 진단을
받고 결국 사망했다.

폐섬유증은 폐 벽에 흉터가 생기면서 시작된다. 병이 진행될
수록 흉터가 두껍고 단단해져 폐를 석고 틀처럼 감싼다. 이러면
폐가 팽창하지 못해 숨을 깊게 들이쉴 수 없다. 몸은 산소를 충
분히 얻지 못해 극심한 피로와 쇠약이 찾아온다. 잠든 사이 조
용히 세상을 떠나는 사람도 있지만, 질식하는 고통 속에서 마지
막 순간을 맞는 사람도 있다. 치료법은 없다.

'특발idiopathic'이란 말은 원인을 알 수 없다는 뜻이다. 퍼트리

샤가 진단을 받은 1995년이나 오늘날이나 의사들이 원인을 모르기는 매한가지다. 일부는 유전적 소인이라 보지만, 퍼트리샤의 가계도에 이런 병력은 없다. 자가면역 반응, 즉 몸이 스스로를 공격하는 면역 이상일 가능성도 있었다. 실제로 2015년의 한 연구에서는 특발폐섬유증 환자들이 급성기에 일시적으로 자가면역 치료에 반응하는 것으로 나타났다. 이는 병의 뿌리가 잘못된 면역 반응에 있음을 시사한다. 그러나 원인이 무엇이든 이 병은 여전히 치료 불가능하고 진행성이며 치명적이다. 나는 조사 과정에서 이 병이 생각보다 흔하다는 사실을 알게 되었다. 현재 미국에서만 10만 명 이상, 전 세계적으로는 500만 명이 이 병을 앓고 있다.

전문의가 예상한 수명은 최대 5년이었다. 그것도 후한 편이다. 평균 생존 기간은 3년에 불과하고, 5년을 넘기는 환자는 20%도 채 되지 않는다. 퍼트리샤는 어떻게든 그 20%에 들고 싶었다. 손주들도 생겼고 아직 하고 싶은 일이 많았다. 죽음은 기꺼이 받아들이겠지만 이렇게 빨리 가는 건 사양이었다.

그 후 몇 년간 병세는 해마다 나빠졌다. 점점 체력이 떨어졌고 늘 피곤했다. 결국 장애 판정을 받고 산소호흡기에 의지해야 했다. 어디를 가든 CPAP 기계(일정한 압력의 공기를 불어 넣는 양압 호흡기-옮긴이)를 들고 다녀야 했고, 흉터로 굳어가는 폐에 산소를 억지로 밀어 넣어야 했다. 하루 18시간을 자도 피로가 가시지 않았다. 몸이 산소를 충분히 공급받지 못하기 때문이다. 한번은 틸리도에 있는 전문의를 찾아갔다가 왕복 운전으로 탈진해 무려 24시간 내리 잠들기도 했다.

그때 조카가 네메 박사를 찾아가 보라고 권했다. 퍼트리샤는 어깨를 으쓱하며 화답했다.

"뭐, 좋아. 다른 것도 다 해봤으니까."

1년 반이 흘러, 퍼트리샤는 눈에 띄게 달라졌다. 기운이 회복되었고 정신은 또렷해졌으며 활력을 되찾았다. 수면도 정상적으로 돌아와 하루 8~10시간 정도 자면 충분했다. 상태가 계속 좋아지는 바람에 장애 판정을 반납하고 평생의 사명으로 여겨 온 의사 업무로 돌아왔다. 그녀는 의사를 찾기 어려운 도심 속 가정들을 일일이 찾아가 방문 진료하기 시작했다. 산소호흡기에 의지하는 시간도 점차 줄었고 마침내 완전히 필요 없어지는 날이 왔다.

딱히 치료법이 없고 진행되다 죽음을 맞는 치명적인 병에서 이런 회복은 상상조차 하기 어려운 일이었다. 퍼트리샤 케인은 더 나빠지면 모를까, 좋아질 수 있는 상태가 아니었다. 도대체 네메 박사가 무슨 기적을 벌인 걸까?

퍼트리샤는 하루아침에 이루어진 건 아무것도 없었다고 말한다. 모든 변화는 1년 반이라는 기간에 걸쳐 차근차근 이루어졌다. 그녀는 두 달에 한 번꼴로 클리블랜드의 네메 박사를 찾아갔다. 네메 박사는 언제나 '전자 침술'부터 시작했다. 진동과 자력을 결합해 몸의 특정 부위를 자극하는 치료였다. 그는 매번 이 기계와 함께 기도를 올렸다. 진료실에는 오직 네메 박사와 퍼트리샤 둘뿐이었다. 퍼트리샤는 그가 전적으로 자신에게 마음을 쏟고 있다는 걸 느꼈다. 네메 박사가 병든 몸 위에 기도를 올릴 때마다 그의 손을 통해 에너지가 흘러드는 듯했다. 시술은 45분에서 2시간까지 다양했지만, 공식적으로는 1시간이었다. 그러나 퍼트리샤의 말에 따르면 "하나님이 원하실 때까지" 이어졌다고 한다.

"거기 있으면 시간이 어떻게 가는지 완전히 잊게 돼요. 시간이 존재하지 않는 것처럼 느껴지죠."

다른 전문가를 찾아갈 때마다 탈진했던 것과 달리, 네메 박사의 시술을 받고 나오면 고요하면서도 충만한 에너지가 차올랐다. 회복 속도도 훨씬 빨랐다. 1년 반 동안 열두 차례 남짓의 시술을 받았는데, 그때마다 매번 한 걸음씩 성큼성큼 앞으로 나아가는 느낌이었다.

"왜 그랬다고 생각하세요?"

빠르게 이야기를 받아 적으며 물었다. 퍼트리샤는 곰곰이 생각하다가 답했다.

"치료받을 때마다 신에게 더 가까워졌다는 게 느껴졌어요."

결국 기적이 일어났다. 새로 찍은 흉부 엑스레이에서 그녀의 폐는 과거처럼 희뿌옇게 흉터가 얽혀 있지 않았다. 깨끗하고 선명한 검은색이었다. 흉터의 흔적은 온데간데없었다.

수많은 사례를 들어왔지만 퍼트리샤의 이야기는 그중에서도 단연 놀라웠다. 그녀는 체계화된 조직검사를 통해 명백한 진단을 받았고, 의사들은 3~5년 안에 생을 마감할 거라 했다. 치료법은 없었다. 그런데 지금, 거의 10년이 지난 시점에도 그녀는 생생하게 살아 있다. 내 앞에 앉아 생기와 건강을 되찾은 모습으로 거뜬히 숨 쉬면서. 하지만 폐에 생긴 흉터가 자취도 없이 사라지는 일은 의학적으로 설명하기 어려웠다.

이 사례는 거대한 질문 그 자체였다. 퍼트리샤는 다른 환자들처럼 식단이나 생활습관을 크게 바꾸지 않았다. 그렇기에 그녀의 놀라운 회복은 '삶의 전환' 덕분이 아니다. 지금껏 나는 자연치유의 큰 그림에 다가가고 있다고 여겼지만, 혹시 내가 따로따로 살펴온 요소들, 즉 식습관, 염증, 면역 기능, 스트레스, 그리고 사랑과 교감이 사실은 더 근본적이고 더 거대한 무언가로 묶일 수 있겠다는 생각이 들었다. 지금까지의 연구는 중요한 주춧돌이 되어주었다. 그러나 진정한 핵심 요인은 수치로 잡히지 않아 통제된 실험으로 다룰 수 없는 무언가일지도 모른다.

나는 퍼트리샤에게 네메 박사가 무엇을 했다고 생각하는지, 또 왜 그런 결과가 가능했는지를 물었다. 잠시 생각하던 그녀는 이렇게 답했다.

"물을 떠올리면 이해하기 쉬워요. 우물까지 십몇 킬로미터를 걸어가 양동이에 물을 담아 온다고 해봐요. 아마 길어 올 수 있는 양이 적겠죠. 그렇지만 수도관이나 수로를 놓으면 물을 무한히 끌어 올 수 있어요. 네메 박사가 바로 수도관 같은 존재예요. 물론 그가 전하는 건 물이 아니라 사랑이죠. 그는 사랑의 통로인 겁니다."

많은 이들이 자신의 치유 경험을 비슷하게 설명한다. 무언가가 흘러들어와 치유의 물처럼 몸을 채운 것 같다고 말이다. 이것은 신이 주신 선물이지, 치유자가 신적인 존재인 건 아니라고 잘라 말한다. 그는 단지 매개자일 뿐이다. 어쩌면 이런 말에 일리가 있는지도 모른다. 우리가 사는 우주에는 아직 알 수 없는 신비가 너무나 많으니까. 그럼에도 풀리지 않는 의문이 있다. 치유를 일으키는 것이 기도 그 자체일까, 아니면 기도하는 행위일까? 네메 박사 같은 이들이 정말 치유의 에너지를 전달하는 매개체일까, 아니면 환자가 온 마음을 다해 나을 거라 믿기 때문에 낫는 걸까? 믿음이 실제로 몸의 생물학적 증상에 얼마나 깊이 관여할까?

이 질문에 더 깊이 파고들 필요가 있었다. 현대 의학의 가장 논쟁적이고 뜨거운 주제, 바로 '플라세보 효과' 말이다.

8

가짜 약이
진짜 병을 고치는 원리

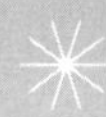

"상대성이론에 따르면 절대적인 시간은 없다.
시간은 각자의 위치와 움직임에 따라 달라진다."

— 스티븐 호킹Stephen Hawking

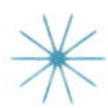

플라세보는 라틴어로 '기쁘게 하다'라는 뜻이다. 과학이 발전하기 훨씬 이전부터 치유사들은 믿음이 치유에 영향을 미친다는 걸 본능적으로 알았다. 하지만 '플라세보 효과'라는 용어가 본격적으로 자리 잡은 것은 18세기 의사들의 관행을 묘사하면서부터였다. 당시에는 실제로 아무런 효과가 없는 약이나 처방을 종종 내리곤 했다. 특별한 치유 효과가 있어서가 아니다. 그저 고집스러운 환자를 달래는 수단, 혹은 기분상 약간의 위안을 주려는 시도였다.

그러나 의사들은 곧 설탕 알약이나 희석된 약물 같은 가짜 처방이 실제로 효과가 있다는 걸 발견했다. 물론 오늘날 말하는 '순수한 플라세보'는 아니었다. 대체로 무해한 약을 희석해 건네는 수준이었다. 효과는 없지만 악영향도 없었다. 환자는 만족했고 의사는 할 만큼 했다는 안도감을 가졌다. 겉보기에는 모두에게 손해가 없는 선택이었다.

환자들이 약효가 없는 치료를 받고도 상태가 좋아졌다고 말하자 의학계는 '기분 탓'으로 치부했다. 그래서 플라세보 반응은 처음에는 돌팔이 약이나 엉터리 치료법을 폭로하는 수단으로 쓰였다.

1799년에 '퍼킨스 트랙터Perkins Tractors'라는 비싼 기구가 인기를 끌었다. 금속 막대를 환부에 대고 끌어당기면 '동물 자성 animal magnetism'이 병을 뽑아낸다고 선전했는데, 환자들은 통증이나 종기까지 낫는다고 믿었다. 당시 의사였던 존 헤이가스 John Haygarth는 퍼킨스 트랙터 대신 나무로 만든 모조품을 시험 삼아 환자들에게 써보기로 했다. 놀랍게도 류머티즘 관절염 환자 다섯 명 중 네 명이 진짜 기구를 썼을 때와 동일하게 "기적 같은" 통증 완화를 경험했다고 보고했다.

그러나 이 실험이 입증한 것은 플라세보의 위력이 아니다. 헤이가스는 퍼킨스 트랙터가 실제로 치유를 일으켰는지, 아니면 환자가 그렇게 믿었을 뿐인지 조사하지 않았다. 그의 의도는 다른 데 있었다. 바로 퍼킨스 트랙터는 사기라는 폭로였다. 그는 이 기구가 사람들의 믿음을 이용해 기적을 파는 속임수에 불과함을 입증하려 했다.

오랫동안 플라세보 연구의 초점은 통증에 맞춰졌다. 통증은 실제 몸 상태가 달라지지 않아도, 환자가 그것을 어떻게 '인식' 하느냐에 따라 달라질 수 있기 때문이다.

제2차 세계대전 당시 야전 외과 의사였던 헨리 비처Henry Beecher는 극적인 사례를 통해 이를 확인했다. 전장의 수술용 천막에서 환자를 살피던 그는 준비한 모르핀이 다 떨어진 걸 보고 경악했다. 아직 모르핀이 필요한 환자가 많은 상태였다. 고통에 신음하는 병사들에게 차마 진실을 말할 수 없었던 그는, 대신 식염수를 정맥주사로 투여하면서 "이건 모르핀일세"라고 말했다. 그저 기분상이라도 조금 나아졌으면 하는 바람이었다. 결과는 놀라웠다. 병사들의 40%가 "통증이 현저히 줄었다"고 보고한 것이다.

비처는 이후 저명한 마취과 의사이자 의료 윤리학자가 되었는데, 전장에서의 경험 덕분에 플라세보 반응에 흠뻑 빠져 평생의 연구 주제로 삼았다. 그가 70여 년 전 서부전선에서 경험한 이래로 수백 건의 플라세보 연구가 같은 사실을 반복해 입증했다. 플라세보는 실제로 꽤 잘 듣는 약이다.

오늘날 신약의 효능을 검증하는 임상시험을 할 때, 평균적으로 전체 참가자의 약 35%가 강력한 플라세보 반응을 보일 거라 가정한다. 즉, 단순한 설탕 알약을 받아도 실제 약을 투여받은 사람들과 같은 효과를 경험하는 것이다. 매우 놀라운 수치지만 35%도 단순히 평균값일 뿐이다. 질환의 종류와 투여 약물 및 치료법에 따라 반응률은 10~90%에 달한다.

대표적인 사례가 미국에서 매년 70만 건 이상 시행되는 무릎 관절경 수술이다. 이 수술은 연간 40억 달러의 의료비를 차지하며, 대개 무릎 연골판(반월상연골) 손상을 치료하는 데 활용된다. 그러나 연구자들이 실제 수술군과 가짜 수술군(피부를 절개만 하고 실제로는 아무 조치도 하지 않는 경우)을 비교해 보니, 두 집단 모두 비슷한 증상 호전을 보고했다. 즉, 무릎 관절경 수술을 받아야만 운동 범위가 넓어지고 통증이 줄어드는 것이 아니라, '수술을 받았다고 믿는 것'만으로도 효과가 나타난 것이다.

제약사들은 플라세보 반응을 적극적으로 활용해 왔다. 약물이 어떻게 보이느냐에 따라 효과가 달라진다는 사실을 알아챈 것이다. 실제로 알약의 색깔에 따라 효능이 다르게 나타난다. 예를 들어 파란색 알약은 수면 효과에 뛰어나고, 빨간색 알약은 통증 완화에 더 효과적이다. 큰 알약은 작은 알약보다, 주사는 알약보다, 그리고 수술은 주사보다 효과가 더 크다.

플라세보는 단순한 환상일까, 아니면 실제로 몸속에서 생리적 변화를 일으키는 걸까. 의사들은 플라세보를 '나아질 것이라는 기대감'이 뇌와 몸을 자극해 일어난 반응이라 설명한다. 좋아질 거라 믿기 때문에 좋아졌다고 느낀다는 것이다. 따라서 플라세보가 생물학적 변화를 일으키거나 질병의 경과 자체를 바꾸지는 못한다고 본다.

그러나 하버드대학교 의과대학의 대표적인 플라세보 연구자 테드 캡척Ted Kaptchuk은 다른 가능성을 시사했다. 그는 플라세보가 특정 약물과 동일한 신경전달물질 경로를 거쳐 작용한다는 사실을 밝혔다. 그리고 더 나아가 특정한 유전자 유형을 가진 사람들이 플라세보에 더 강하게 반응함을 확인했다. 그의 연구는 플라세보가 매우 강력한 힘을 가졌지만 과소평가되고 오해받아 왔음을 보여주었다. 실제로 플라세보는 심박수, 혈압,

뇌 화학 반응, 심지어 파킨슨병 같은 신경계 질환에도 측정 가능한 생리적 변화를 일으킨다는 것이 그의 결론이다. 그러나 플라세보가 치명적인 병을 완전히 되돌릴 수 있다고까지는 주장하지 않았다. "플라세보가 증상을 완화할 수는 있지만 완치로 이어지는 경우는 드물다"는 것이 그의 요지였다.

나는 수많은 연구 자료를 검토하면서 끝끝내 의문을 떨칠 수 없었다. 플라세보 반응이 자연 치유와 강하게 연결된 사례가 단 하나라도 있다면 반드시 밝혀야 한다고 생각했다.

그리고 그 순간, 의대생 시절 교과서에서 읽었던 사례가 번뜩 떠올랐다. 플라세보 말고는 치유의 원인을 달리 설명할 길이 없었던 이야기. 바로 라이트 씨 일화다.

│ 내 몸을 속이는 가장 완벽한 거짓말 │

1957년의 임상 보고서에서 그 이야기를 찾아냈다. 내가 기억했던 그대로였다. 림프종 말기 환자인 라이트 씨가 죽어가고 있었다. 오렌지 크기의 종양이 목, 겨드랑이, 가슴, 사타구니 곳곳에 퍼졌다. 종양이 기도를 눌러 호흡조차 버거웠다. 의료진은 가능한 한 모든 치료를 시도했지만 더는 방법이 없었다.

그때 새로운 실험용 약물이 등장했다. '크레비오젠Krebiozen'이라는 항암제였는데, 발표된 내용만 보면 대단히 낙관적이었다.

라이트 씨는 이 '기적의 약' 소식을 듣고 의료진에게 간절히 투여를 부탁했다.

병원에 약이 도착한 금요일 오후, 드디어 첫 주사를 맞았다. 그리고 월요일 아침에 의사가 다시 병동을 찾았을 때 라이트 씨는 침대에서 일어나 병동을 걸어 다니며 간호사들과 농담 따먹기 중이었다. 의사는 다음과 같은 기록을 남겼다. "종양이 뜨거운 난로 위의 눈덩이처럼 녹아 없어졌다." 열흘 뒤 상태가 눈에 띄게 호전된 라이트 씨는 퇴원해 집으로 돌아갔다.

몇 달 뒤, 안타깝게도 크레비오젠이 항암제가 아니라 가짜 약이라는 기사가 보도되었다. 라이트 씨의 림프종은 그 기사를 읽자마자 급격히 재발했다. 종양은 다시 커졌고 건강은 곤두박질쳤다. 그는 처음 약을 맞기 전과 같은 상태로 병원에 실려 왔다.

주치의는 죽음을 앞둔 라이트 씨를 위해 비범한 시도를 하기로 결심했다. 그는 라이트 씨에게 이렇게 말했다. "신문 보도는 잘못된 정보예요. 이제 새로 개량된 '두 배 효과'의 혈청을 맞을 겁니다. 이전 약은 허점이 있었지만 이번 건 훨씬 강력해요." 라이트 씨는 곧바로 주사를 맞았고 종양은 또다시 시라졌다. 하지만 이번에 주입된 것은 크레비오젠이 아니라 그냥 물이었다.

라이트 씨는 두 달 동안 건강을 되찾았다. 종양은 사라졌고 그는 일상으로 돌아갔다. 그러나 다시 또 다른 보도가 나왔다. 이번에는 크레비오젠이 완전히 사기였다는 사실이 최종적으로 밝혀졌다. 임상시험 참가자 가운데 단 한 명도 호전된 사람이 없다는 것이다.

소식을 접한 라이트 씨는 즉시 다시 재발했고 며칠 만에 세상을 떠났다.

의대생이던 시절 이후 처음으로 이 사례 연구를 다시 읽으면서 곧장 니키를 떠올렸다. 인터뷰에서 재닛 로즈가 했던 말이 생각났다. 그녀가 브라질에서 옆방에 묵었던 니키를 만났을 때, 니키는 쇠약하고 허약했으며 자신에게 허락된 날이 얼마 남지 않았다고 여겼다. "길어야 일이 주 정도 머무를 것 같았어요." 어느 날 니키에게 고열이 찾아왔다. "저는 니키 곁에 머물며 계속 수분을 보충해 줬어요. 그리고 마침내 열이 내리자 니키는 불현듯 식욕을 되찾았죠. 몇 달 동안 거의 못 먹었다고 했거든요. 그런데 그날 이후로는 음식을 끝없이 찾을 정도였어요."

나는 이 부분에 특히 주목했다. 다른 자연 치유 사례에서도 고열이 면역체계를 자극해 병세가 갑자기 호전되는 경우가 있었다. 물론 니키에게도 실제로 열이 결정적 역할을 했는지는 알 수 없지만, 충분히 주목할 만한 부분이었다.

이후의 이야기는 내가 기억하던 니키의 회복 과정과 일치했다. 그녀는 브라질에서 건강하고 행복해 보이는 모습으로 돌아왔고, 자신이 먹고 싶은 음식을 즐겼다. 재닛의 말에 따르면, 발열과 회복 이후 6주 동안 니키는 날마다 점점 더 건강해졌다. 머무는 기간이 끝날 즈음에는 휠체어조차 필요하지 않게 되었다.

니키가 치유 센터를 떠날 때, 관계자들은 앞으로 어떻게 지내야 하는지 조언해 주었다. 어떠한 경우에도 6개월 동안은 진단 검사를 받지 말라는 것이었다. 니키가 떠난 지 며칠 뒤, 재닛은 니키에게서 전화 한 통을 받았다. 니키는 사실 병원에 다녀왔다고 고백했다. 검사를 받으러 갔지만 그녀가 누워 있는 동안 기계가 멈춰버렸다고 했다.

"이게 무슨 뜻인 거 같아?" 니키가 물었다.

"내 생각이 중요한 게 아니야. 네가 어떻게 받아들이느냐가 중요하지." 재닛이 대답하자 다시 니키가 말을 이었다.

"아마도 검사를 받지 말라는 뜻 같아. 하지만 내가 견딜 수 있을지 모르겠어. 나는 암 병동 간호사잖아!"

그로부터 일주일도 안 되어 재닛은 다시 니키의 소식을 들었다. 니키는 결국 검사를 받으러 갔고, 결과는 좋지 않았다. 그녀의 몸에는 여전히 암이 있었다. 소식을 들은 니키는 큰 충격에 빠졌고 곧바로 다시 아프기 시작했다. 상태는 급속히 악화되었고 혼란과 심한 육체적 고통 속에서 니키는 몇 주 만에 세상을 떠났다.

"그 일을 수없이 떠올렸어요." 재닛이 말했다. "내 마음 깊은 곳에서는 만약 니키가 그 여섯 달만 더 기다렸다면 뭔가 달라졌을 거라고 믿어요. 아마 치유되었을 거라고요."

내가 니키에 대해 기억하는 것은 그녀의 열정, 아이들에 대한 헌신, 그리고 해답을 찾기 위해 어떤 것도 포기하지 않는 끈기였다. CT 검사에 종양이 보였다는 이유만으로 빠르게 악화되어 죽음에 다다를 정도로 믿음의 힘이 강력하다는 걸 받아들이기 어려웠다. 정말로 최소 6개월 동안 기다렸다면 결과가 달라졌을까? 누구도 알 수 없다. 의사로서 나는 니키가 섣부른 사람이라고 오해받는 걸 막고 싶었다. 그래서 지금까지 쉽게 말하지 못했다. 하지만 연구자로서는 니키가 나와 재닛에게 남긴 이야기가 중요하다는 걸 안다.

불편하고 복잡한 진실일지라도 반드시 마주해야 할 때가 있다. 새로운 영역을 탐색하려면 다양한 방식으로 배워야 한다. 판단과 두려움을 내려놓고 진실을 추구하는 것, 그것만이 길이다. 나는 매트 아일랜드가 브라질에서 돌아와서 남긴 말을 떠올렸다. 의사들이 병세를 확인하기 위해 MRI 검사를 권했지만 그는 딱 잘라 거절했다.

"디데이는 이미 지났어요. 그런데도 몸 상태가 괜찮았죠. 혹시라도 종양이 자랐다는 결과가 나오면 나도 모르게 두려움이 침범할 것 같았어요. 그래서 검사를 거절했습니다. 진심을 다해 믿어야 했으니까요."

매트는 이렇게 덧붙였다.

"치유의 핵심은 믿음이에요. 항암 치료를 진심으로 믿고 신뢰하는 사람에게는 바로 그 치료가 답일 겁니다."

라이트 씨와 니키의 이야기는 놀라울 만큼 닮았다. 두 사람 모두 치료가 극적인 변화를 일으킬 것이라 믿었다. 라이트 씨에게는 믿음의 대상이 크레비오젠이라는 혈청이었고, 니키에게는 치유 에너지와 브라질이라는 장소였다. 그리고 믿음을 잃는 순간, 병은 빠르게 되살아났다. 라이트 씨의 사례가 의학계에서 상징적 전설처럼 자리 잡은 이유도 바로 여기에 있다. 그의 종양은 의사들의 눈앞에서 실제로 줄어들었다가 다시 자라났다. 약에 대한 믿음이 병세와 맞물린 것이다. 니키는 자기 몸 안에서 무슨 일이 일어나는지 몰랐다. 처음에 보인 극적인 회복은 분명 뚜렷한 진실이었다. 하지만 병이 너무 깊었기 때문에 실제로는 다시 진행되었을 가능성도 있다. 누구도 정확히는 알 수 없다. 어쩌면 단지 기분만 나아졌을 뿐, 몸속에서는 암이 계속 자라고 있었는지도 모른다. 혹은 어떤 경우든 결국 같은 결말에 다다랐을 수 있다.

믿음의 이면에는 어두운 그림자도 존재한다. 바로 플라세보 효과의 반대, 노세보nocebo 효과다. 쉽게 말해 '아플 거라 기대하면 실제로 아파지는 현상'이다. 연구에서는 주로 부작용을 암시하는 걸로 측정한다. 약을 투여받는 이들에게 특정 부작용(두통, 구토, 발진 등)을 겪을 수 있다고 미리 알려주면, 실제로 그 부작용을 경험하는 비율이 눈에 띄게 증가한다. 어쩌면 이것이 라이트 씨와 니키에게도 영향을 미쳤을 수 있다.

통증 같은 부작용은 객관적으로 측정하기 어렵다. 통증에 심리적 요인이 크게 작용한다는 사실은 잘 알려져 있다. 우울하거나 스트레스가 많거나 뚜렷한 삶의 목적이 없는 사람들은 그렇지 않은 사람들보다 훨씬 더 많은 통증을 호소한다. 실제로 여러 연구에서 MRI로 확인한 병변과 환자가 보고하는 허리 통증의 강도 사이에는 뚜렷한 상관관계가 없다는 결과가 나왔다. 그렇다면 통증이란 주관적이거나 심지어 상상이 가미된 증상일까? 노세보 효과는 "아플 거야"라는 인식이 일으킨 착각에 불과할까?

몇 년 전 이탈리아 알프스에서 진행된 연구가 해답의 실마리를 제공한다. 한 연구팀이 120명의 학생을 데리고 산으로 여행을 갔다. 연구진은 참가자 중 4분의 1에게 고지대의 희박한 공기가 심한 편두통을 일으킬 수 있다는 소문을 퍼뜨렸다. 이 소문을 들은 그룹은 단연코 가장 심한 두통을 호소했다. 놀라운 점은 단순히 두통을 느낀 것에 그치지 않고, 실제로 혈액 속 두통 관련 효소 수치가 크게 높아졌다는 사실이다. 노세보 효과가 뇌와 몸의 생화학적 반응을 실제로 바꾼 것이다.

플라세보 연구에는 이런 놀라운 사례들이 적지 않다. 1960년대 일본에서 진행된 잘 알려지지 않은 실험도 그중 하나다. 연구진은 심한 옻나무 알레르기가 있는 13명의 참가자를 모았다. 그리고 한쪽 팔에 무해한 잎을 문지르면서 "이건 옻나무 잎이에요"라고 속이고, 다른 쪽 팔에는 실제 옻나무 잎을 문지르면서 "이건 무해한 잎입니다"라고 말했다. 결과는 충격적이었다. 무해한 잎을 문질렀던 팔에는 참가자 전원이 옻나무에 닿은 것처럼 발진이 생겼다. 반대로 실제 옻나무잎을 댔던 팔에는 단 두 명만 반응을 보였다. 이 실험은 믿음이 한 몸 안에서 동시에 두

가지 방식으로 작용할 수 있음을 보여준다. 믿음이 몸을 지켜주기도 하고, 되레 해치기도 하는 것이다.

의대생 시절, 플라세보는 귀찮은 변수나 연구를 혼란스럽게 만드는 방해 요소 정도로만 배웠다. 하지만 통계를 보면 어떤 실험을 하든 평균 35%의 환자가 플라세보만으로도 뚜렷한 호전을 경험한다. 신약이나 새로운 치료법을 시험할 때도 마찬가지다. 정신의학 분야에서는 플라세보가 '진짜 치료제'의 효능을 능가하는 경우도 있고, 반응의 강도가 시간이 지날수록 점점 커진다는 증거도 있다.[1]

파고들수록 점점 확실해졌다. 플라세보라는 말은 실제 현상을 다 담기에 부족하다. 의학에서는 흔히 플라세보를 '잠시 기분만 좋아지는 착각' 정도로 여긴다. 하지만 실제로 병이 호전된 사례가 너무 많다. 그런데도 우리는 왜 그러는지 깊이 알려고 하지 않는다.

인간의 마음, 몸, 영혼 사이를 오가는 이 강력하고도 미묘한 상호작용의 본질은 무엇일까? 우리의 몸은 우리가 의식하든 못하든 각자의 믿음을 반영하는 걸까? 어쩌면 몸은 우리가 아직 이해하지 못한 진실의 조각을 비추는 거울일지도 모른다.

굿 사마리탄 메디컬센터에서 일한 지 몇 해가 지난 2011년, 한 환자가 불쑥 찾아왔다. 훗날 자연 치료 연구의 중요한 사례가 될 인물, 스티븐 던피였다. 그는 목요일 늦은 밤중에 허리 통증을 호소하며 응급실에 왔다. 인내심이 강한 편이라 오랫동안 견뎌왔지만 더는 고통을 참을 수 없어 홀로 운전해 병원까지 온 것이다.

CT 촬영 결과는 최악이었다 종양이 척추뼈를 무너뜨리고 척수를 압박하고 있었다. 정확한 유형은 확인되지 않았지만, 즉시 다음 주로 수술이 잡혔고 그는 곧바로 입원했다. 추가 검사 끝에 다발골수종multiple myeloma이라는 진단이 내려졌다. 다발골수종은 백혈구에 발생하는 암으로, 암세포가 골수에서 건강한 세포를 밀어내며 증식해 종양을 형성하고, 비정상적인 항체를 과다하게 만들어 혈액이 끈적해지며 때로는 신장이 막힌다. 골수종을 뜻하는 '마이얼로마myeloma'라는 이름은 그리스어에서 유래했다. 'myelo'는 골수를, 'oma'는 종양을 뜻한다. 즉, 스티븐은 골수에 종양이 생긴 상태였다.

다발골수종은 치명적인 병이다. 치료받지 않으면 평균 생존 기간은 고작 7개월에 불과하다. 병원 치료를 받더라도 평균 4년 반 정도 수명이 연장될 뿐이다. 다른 암에 비해 치료 성적도 현저히 떨어진다. 흔히 인터페론interferon이라는 항암제를 쓰지만 효과는 미미하다. 일시적으로 종양을 줄일 수는 있어도 완치는 어렵다.

스티븐에게 가장 시급한 문제는 척추 압박을 줄이는 일이었다. 위험한 수술을 조금이라도 안전하게 진행하기 위해 의료진은 수술 전 인터페론을 투여했다. 일시적으로라도 종양 성장을 줄이려는 목적이었다. 인터페론이 다발골수종에 특출나게 효과를 보인다는 기록은 없지만, 혹시라도 도움이 될 수 있을까 싶은 마음이었다. 의료진은 언제나 최선을 다한다.

수술 전날, 스티븐은 정밀한 수술을 위해 MRI를 받았다. 흰 가운으로 갈아입고 좁은 평상에 누워 기계 속으로 들어갔다. 원통형의 매끄럽고 흰 기계 안에서 아주 조용히 누워 있어야 했다. 쿵쿵거리는 소리, 새가 지저귀는 듯한 소리, 그리고 낮게 울리는 자동차 엔진 같은 소리가 이어졌다.

그때 이상한 일이 벌어졌다. MRI 기계 안 벽면을 따라 물방울이 맺히기 시작하더니, 곧 물줄기가 흐르며 점점 차올라 온몸을 감쌌다. 이상하게도 평온함이 느껴졌다. '난 스쿠버 다이버잖아. 괜찮을 거야.'

스티븐은 당시 일을 마치 눈앞에서 일어난 사건처럼 생생하게 들려주었다. 나는 중간중간 끼어들어 말을 보탰다. "그러니까 환각을 봤다는 거죠?" 그렇게라도 이해하려 애썼다. "의식이 몽롱해서 그럴 수도 있겠네요." 스티븐은 손사래 치며 대수롭지 않게 "그래요, 뭐, 그렇다고 해둬요" 하고는 본인이 겪은 일을 다시금 현실처럼 이야기했다.

MRI 촬영 내내 그는 물이 차오르는 관 속에서 숨을 쉬는 느낌이었다고 했다. 그리고 곁에는 자애로운 존재가 함께하는 듯했다. 마침내 사람의 목소리를 듣고 눈을 떴을 때, 그는 다시금 방사선 촬영실로 돌아왔다.

단순히 MRI 기계 속에서 선잠 든 환자가 꾼 기묘한 꿈으로 치부할 수도 있다. 그러나 그냥 넘기기 어려운 이유가 있다. MRI 판독 결과, 종양이 거의 없이 깨끗해졌기 때문이다. 그야말로 암 덩어리가 흔적 없이 사라진 것이다.

"자연 관해입니다."

수술을 담당하던 외과의가 말했다. 잡혔던 수술 일정은 곧바로 취소되었다. 병동은 흥분과 놀라움으로 술렁였고, 간호사, 의사, 전공의 들이 병실을 드나들며 감탄을 금치 못했다. 수술할 필요가 없어진 스티븐은 곧장 퇴원해 집으로 돌아갔다.

나는 영상의학과 의사와 담당 외과의 모두와 이야기를 나눴다. 두 사람은 입을 모아 이런 경우는 처음 본다며 놀라워했다. 특히 외과의는 이것이야말로 교과서에 실릴 만한 자연 관해 사례라 확신했다. 약물이나 유전적 요인 같은 다른 변수로는 설명할 수 없는 기현상이었다. 우리는 복도에서 마주 선 채 믿기지 않는 현실 앞에 망연자실했다.

몇 해가 지난 지금도 여전히 내 곁에는 스티븐 던피의 사례

파일이 있다. 집무실과 병원을 오갈 때마다 항상 가방에 넣어 가지고 다녔고, 늘 서류 더미 맨 위에 올려두었다. 파일 안에는 스티븐의 종양 영상, 백혈구 수치, 주치의 기록이 빼곡히 담겨 있다. 가끔은 파일을 꺼내 들여다보곤 한다. 척추의 정상 곡선을 무너뜨린 거대한 종양이 찍힌 CT 영상, 그리고 불과 일주일 뒤 MRI에서 거의 자취를 감춘 모습. 사라지다시피 한 암 덩어리를 눈으로 확인할 때마다 놀라움이 되살아났다. 다른 사례들은 시간이 지나면 잊혔지만 이 건은 달랐다. 풀리지 않는 수수께끼는 숙제처럼 따라붙었다.

나는 새로운 단서를 찾을 때마다 스티븐의 파일을 다시 꺼내 살펴보았다. 혹시 다른 환자들의 사례가 그의 기적 같은 회복을 설명해 줄 수 있지 않을까 하는 마음이었다. 식단 덕분은 아니다. 그는 건강한 음식을 챙겨 먹은 적도 없고, 병원식 역시 건강과는 거리가 멀다. 그렇다면 스트레스 호르몬을 줄이고 투쟁-도피 반응에서 벗어난 덕분일까? 그럴 가능성은 적다. 그에게 병원 생활은 평온한 치유의 시간이 아니었다. 오히려 침대에 누워 인터넷으로 다발골수종의 암울한 통계들을 찾아보며 불안과 두려움에 떨었다. 가족이나 친구가 곁을 지킨 것도 아니다. 외로이 병상에 누워 통증에 시달리면서 수술을 기다렸을 뿐이다. 수많은 환자와 마찬가지로 말이다. 인터페론을 투여받기는 했다. 어떤 의사들은 그를 '고반응자high responder', 즉 약에 잘 반응한 환자라고 설명할지도 모른다. 하지만 문헌 어디에도 인터폐론이 이런 극적인 반응을 끌어냈다는 기록은 없다. 사실 고반응자라는 말은 자연 치유처럼 설명 불가능한 현상을 대충 덮어두는 편리한 용어에 불과하다. 만약 정말로 누군가 치료의 한계를 벗어나 저 멀리 도약했다면 이런 질문을 던져야 한다.

"왜 하필 그 사람일까?"

나는 끊임없이 답을 찾아 헤맸다. 풀리지 않는 루빅스 큐브를 맞추는 것 같았다. 하나의 질문은 또 다른 난제로 이어졌다. 종양은 수술을 기다리는 동안 서서히 줄었을까, 아니면 MRI 촬영 순간에 갑자기 사라졌을까? 혹시 열 같은 것이 면역체계를 자극해 종양을 공격하도록 만든 걸까? 하지만 차트에는 발열 기록이 없었다. 무엇보다도 이 사례는 극도로 짧은 시간에 일어났기에 더욱 특별했다. 목요일의 CT 촬영에는 암이 분명히 보였는데, 며칠 뒤 MRI에서는 수술이 필요 없을 정도로 완전히 사라졌다. 설명할 길이 없는 일이다.

뜻밖의 통찰은 대개 예상치 못한 순간에 찾아온다. 어느 날 클리블랜드 네메 박사 병원을 연구차 방문했을 때 네메 박사가 자기가 좋아하는 레스토랑으로 저녁 식사 초대를 했다. 맛있는 파스타를 앞에 두고, 나는 의사이자 공학자인 그에게 물었다.

"당신이 하는 기도가 어떻게 치유 효과를 낼까요?"

그는 잠시 생각하다가 이렇게 답했다.

"레이저든 사랑이든, 양자장 수준에서 작동한다면 결과는 같다고 봅니다."

순간 전율이 일었다. 그 한마디가 내 머릿속을 파고들며 새로운 가능성을 열어주었다. 스티븐의 사례가 뇌리를 스쳤다. 집으로 돌아온 나는 다시 그의 파일을 꺼내 들었다. 두 가지의 새로운 가능성이 있다. 하나는 스티븐이 MRI 기계에 들어갔을 때 겪었다는 특이한 의식 상태, 다른 하나는 MRI 기계의 회전하는 자기장이다.

| 우리 몸은 고정된 물질이 아니다 |

데카르트가 마음과 몸을 분리해서 생각하기 시작하면서, 인류는 해부를 통해 몸속을 직접 연구할 수 있게 되었다. 덕분에 우리는 몸의 구조와 기능을 이해하는 데 큰 진전을 이뤘다. 이전의 과학은 지금과 달랐다. 종교와 미신이 얽혀 있었고, 종교적 믿음에 반하는 생각은 위협으로 여겨졌다. 대표적인 예가 갈릴레오Galileo Galilei다. 그는 지구가 태양을 돈다고 주장했다가 교회로부터 이단 판정을 받고 가백 언금을 당했다. 인간이 우주의 중심이 아니라는 생각은 당시로서는 신성모독이었다. 만약 신념을 굽히지 않았다면 고문이나 처형을 피할 수 없었을 것이다. 하지만 지금 우리는 지동설이 진실임을 안다.

이후 계몽주의가 시작되면서 상황이 달라졌다. 과학적 방법론이 자리 잡았고, 뉴턴의 중력 법칙과 운동 법칙이 정리되면서 세상을 바라보는 방식이 크게 바뀌었다. 관찰과 추론, 탐구가 종교적 교리와 맹신보다 더 중요한 가치로 받아들여진 것이다. 그리고 오늘날 최첨단 과학의 영역에서는 양자물리학이 우리가 알던 세계의 규칙을 새롭게 흔들고 있다.

양자물리학은 기본적으로 물질을 이루는 가장 작은 단위, 원자와 그 속의 아원자 입자를 탐구하는 학문이다. 나 역시 대학 시절 기초적인 양자물리학을 배웠지만 전문가 수준은 아니었다. 그래서 네메 박사가 '몸의 양자장'에 대해 언급했을 때, 친구이자 MIT 물리학자인 안드레아스 메르신Andrias Mershin 박사에게 전화로 도움을 청했다. MRI가 대략 어떻게 작동하는지는 알고 있었지만 구체적인 설명이 필요했다.

그가 말해준 MRI 원리는 이랬다. MRI는 자기공명영상magnetic resonance imaging의 줄임말로, 양자역학의 원리를 바탕으로 만들어진 기술이다. 단순한 엑스레이와 달리 뇌, 척수, 장기, 근육 같은 연한 조직까지 아주 정밀하게 보여준다. MRI는 수 톤이 넘는 거대한 초전도 자석으로 만들어지며, 냉장고 자석보다 약천 배 강력한 자기장을 만들어 인체를 들여다본다.

사람 몸의 대부분은 물로 이루어져 있다. MRI 기계 안에 들어가면 물 분자 속 양성자들이 강한 자기장에 따라 줄을 맞춰 정렬된다. 이때 몸에 해가 없는 라디오파가 쏘아지고, 검사가 끝나면 양성자들이 원래 위치로 돌아가면서 작은 신호를 방출한다. 조직의 종류에 따라 양성자가 원래의 상태로 돌아가는 속도가 다른데, MRI는 그 미묘한 차이를 포착해 각기 다른 조직을 구분하고 몸속을 정밀한 영상으로 만들어낸다. 즉, MRI는 우리 몸속 아원자 입자의 움직임을 이용해 놀라울 정도로 세밀한 내부 이미지를 그려내는 장치다.

최근에는 MRI가 단순히 몸속을 촬영하는 도구가 아니라, 실제로 뇌와 세포 활동에 영향을 주는지 살피는 연구가 시작되었다. MRI의 코일이 만들어내는 특정 주파수는 우리 뇌의 신경 세포와 상호작용할 수 있는데, 일부 연구에서는 이것이 우울증 치료에 효과가 있다는 결과가 나왔다.[2] 위약 대조 연구에서는 MRI에 일정 시간 노출된 사람들이 눈에 띄게 기분이 좋아졌다는 결과도 나왔다. 마치 MRI의 강력한 자기장이 뇌 회로를 재정렬한 듯한 효과를 보였다는 것이다. 하버드대학교 물리학자 마이클 로한Michael Rohan 박사도 이 현상에 주목했다. 그는 양극성장애(조울증) 환자를 대상으로 MRI에서 발생하는 자기장이 우울증을 완화하는지 알아보는 실험을 했는데, 계기가 흥미로웠다. 매클레인 병원에서 MRI를 받은 양극성장애 환자들이 검사 후 놀라울 정도로 차분해지고 안정된 모습을 보인 것이다.[3]

이 현상은 《보스턴 글로브》에도 소개되며 큰 관심을 받았다. 로한 박사는 MRI가 만들어내는 전자기장이 특정 조건에서 뇌를 건강한 방향으로 재조정할 수 있다고 보았다. 이번 사례에서처럼 우울증이 매우 빠르게 호전되는 효과를 낳을 수 있다는 것이다. 물론 연구비 지원을 받는 건 쉽지 않겠지만, 기존 의학이 아니라 양자역학에 기반한다는 점에서 매우 고무적이다. 베샹에서 벤슨에 이르기까지 수많은 혁신가가 그랬듯 새로운 세대를 위한 의학의 최전선에 선다는 것은 결코 만만한 일이 아니다.

아직은 답보다 의문이 많다. MRI의 치료 효과에 대해 대부분의 의사는 여전히 회의적이다. 하지만 나는 스티븐의 갑작스러운 회복이 MRI와 무관하지 않다고 생각했다. 종양이 CT 촬영 후 며칠 사이에 서서히 줄어들었는지, 아니면 MRI 촬영 중 갑자기 사라졌는지 확인할 길은 없다. 그러나 MRI의 자기장과 독특한 의식 상태가 상호작용해 종양에 분자 단위의 변화를 일으킨 건 아닐까?

이 대목에서 아인슈타인 일화가 떠올랐다. 그는 10대 시절 스위스 기숙학교에 다닐 때 자전거를 타고 햇살이 어른거리는 숲길을 달리며 이렇게 생각했다. 숲 사이로 스며드는 햇빛의 파동을 따라잡아 같은 속도로 나아간다면 빛이 어떻게 보일까? 파동처럼 일렁일까, 아니면 멈춰 선 것 같을까? 그는 훗날 이렇게 썼다. "빛을 따라잡으면 정지한 전자기장을 보게 될 것이다." 빛의 파동을 따라 '빛 위에 올라타는' 단순한 상상 실험은 훗날 상대성이론과 'E=mc²'이라는 현대 물리학의 근간을 낳았다. 에너지는 질량 곱하기 빛의 속도의 제곱이라는 공식이다. 이는 의자나 몸처럼 우리가 만지고 보는 모든 물질, 심지어는 지구까지도 응축된 에너지라는 뜻이다. 에너지가 느려지면 물질이 되고, 물

질이 빨라지면 에너지가 된다. 물리학자 데이비드 봄David Bohm
은 이렇게 표현했다. "물질은 응축되거나 얼어붙은 빛이다." 그
렇다면 우리의 몸 역시, 빛이 천천히 응축되어 만들어진 또 하
나의 형태라 할 수 있다.

양자물리학은 우리가 오랫동안 고정불변이라 믿었던 우주의
법칙들이 사실은 절대적이지 않음을 보여준다. 뉴턴의 물리학
은 세상의 일부만 설명할 뿐, 여전히 풀리지 않은 수수께끼가
무수하다. 블랙홀이 왜 존재하는지부터 시작해, 우리 몸을 이루
는 아원자 입자들이 실제로 어떻게 움직이고 작동하는지까지
여전히 아무도 모른다. 물리학자 친구 안드레아스가 통화 중에
양자물리학에서 가장 기본적이면서도 충격적인 실험 하나를
되새겨주었다. 물질과 에너지, 그리고 우주의 법칙에 대한 우리
의 믿음을 근본부터 흔드는 실험, 바로 이중 슬릿double-slit 실험
이다. 이 실험은 자연 치유의 수수께끼를 푸는 또 다른 열쇠일
지도 모르는 관찰자 효과observer effect를 보여준다.

나를 바라보는 방식이 세포를 바꾼다

이중 슬릿 실험은 매우 복잡하고 수많은 변형 버전이 있지
만, 여기서 설명할 핵심은 단순하다. 안드레아스는 이렇게 설

명했다.

"테니스 코트를 떠올려봐요. 가운데 네트 대신 벽이 있고, 그 벽에는 나란히 뚫린 두 개의 문이 있어요. 이제 공을 던지면 어떤 건 벽에 부딪혀 튕기고, 어떤 건 문을 통과해 뒤쪽 울타리에 부딪히겠죠. 이중 슬릿 실험은 전자빔으로 이와 똑같은 상황을 재현한 겁니다."

연구진은 전자빔을 벽에 쏘아 보냈고 일부는 예상대로 벽에 부딪혀 튕겼다. 그런데 문을 통과한 입자들이 예상과 다르게 움직였다. 물리학 법칙대로라면 테니스공처럼 직선 궤도로 튕겨 나와야 하는데, 전자들이 파동처럼 퍼지며 뒤쪽 스크린에 파동 간섭 무늬를 남긴 것이다.

처음에는 입자들이 서로 간섭해서 그런 거라 추측했지만, 입자를 하나씩 쏴도 결과는 같았다. 결국 연구진은 입자가 문을 통과할 때 무슨 일이 일어나는지 보기 위한 장치를 설치했다. 그런데 놀라운 일이 벌어졌다. 측정하는 순간, 전자가 파동처럼 움직이는 걸 멈추고 마치 테니스공처럼 직선 궤도로 날아간 것이다. 안드레아스는 이렇게 덧붙였다.

"마치 자기가 관찰당하는 걸 알고 반응하는 것 같았죠."

이중 슬릿 실험은 양자물리학자가 아니라면 이해하기 쉽지 않다. 하지만 핵심은 분명하다. 원자 입자가 '관찰되는지 여부'에 따라 전혀 다르게 행동한다는 것이다. 단순히 누군가 지켜본다는 사실만으로 입자의 성질이 달라진다. 물리학에서는 이를

‘관찰자 효과’라고 부르며, 수많은 실험을 통해 반복해서 증명했다. 믿기 어렵겠지만 사실이다. 관찰이 현상을 바꾼다.

이 말은 어쩌면 우리가 단순히 관찰하는 데 그치지 않고, 우주의 흐름에 직접 영향을 미치고 있다는 뜻일지도 모른다. 우리가 믿어온 우주의 법칙들이 생각만큼 절대적이지 않을 수도 있단 얘기다.

관찰자 효과는 우리 각자가 자기 삶이라는 실험의 ‘관찰자’임을 보여준다. 우리가 자신과 세상을 어떻게 바라보느냐가 결국 현실을 만든다는 뜻이다. 우리의 몸과 그 안의 세포들이 작동하는 방식은 생각보다 훨씬 더 유동적이고 변하기 쉬운 것일지 모른다.

이 내용을 치유와 접목하면 그 파장은 실로 거대하다. 그런데도 아직 의학계는 본격적으로 이를 받아들이지 않는다. 아마도 준비가 안 되었을 것이다. 이 개념은 너무도 낯설고 지금까지 대대로 쌓아온 전제와 믿음을 송두리째 흔들어놓기 때문이다.

일부 물리학자들은 원자 수준의 세계와 우리가 사는 거시적 세계의 법칙은 다를 거라며 문제를 회피하려 든다. 하지만 지금까지 더 큰 입자 단위로 실험을 확대할수록 전통적인 과학이 설명하지 못하는 새로운 증거들이 속속 드러나고 있다.

나 역시 의대생 시절, 질문하지 말고 주어진 자료를 그저 외우라는 교육을 받았다. 물리학자들도 비슷한 상황일 것이다. 물리학을 통해 물리적 세계를 이해하려 했는데, 물리적 세계가 우리가 생각하던 방식대로 존재하지 않을 수도 있다니, 그 혼란은 이루 말할 수 없을 것이다.

양자물리학은 평생을 바쳐 연구해도 다 알기 어려울 만큼 복잡하고 끝없이 확장되는 세계다. 미국의 이론물리학자 리처드 파인만Richard Feynman이 "양자물리학을 다 이해했다고 생각한다면, 그건 모른다는 뜻이다"라고 말한 이유도 바로 여기에 있다. 하지만 그 개념을 훑는 것만으로도 기저 신념이 육체적 존재인 우리에게 얼마나 큰 영향을 주는지 알 수 있다. 우리의 생각과 믿음은 몸에 영향을 준다. 거시적 수준에서는 우리가 세상을 어떻게 경험하느냐가 스트레스 호르몬으로 이어지고, 미시적 수준에서는 세포와 원자 차원에서 변화한다. 그렇다면 우리는 스스로의 현실에 얼마나 영향을 미치고 있을까?

나는 다시 나를 이 길로 이끈 스티븐의 사례로 돌아갔다. 그에게 연락해 상태를 확인해 보니 몇 년이 지난 지금도 여전히 건강하게 지내고 있었다. 비록 아직까지 다발골수종 환자로 분류되어 있기는 하지만, 예후를 훨씬 뛰어넘는 수명을 누리고 있었다. 생명을 위협하던 종양의 갑작스러운 관해는 삶의 궤도를 완전히 바꿔놓았다.

나는 이 사례를 양자역학의 시선에서 설명해 줄 수 있을지 궁금해 버클리대학교의 저명한 양자물리학자 헨리 스탭Henry Stapp 박사에게 이메일을 썼다. 스티븐이 혹시 자신의 몸을 '관찰자'의 시선으로 바라봄으로써 몸속 원자의 움직임이 변한 걸까?

스탭 박사는 훈련된 과학자로서 신중한 회의 반응을 보였다. 다른 단순한 설명이 있을 가능성이 크니 굳이 복잡한 가설을 끌어올 필요는 없다는 취지였다. 흔히 말하듯 "말발굽 소리가 들리면 얼룩말이 아니라 말이라고 생각하라"는 것이다.

그러나 며칠 뒤 그는 입장을 바꿨다. 사례를 다시 검토하고 깊이 고민한 끝에 양자역학의 관점에서 본다면 마음이 신체 건강에 영향을 줄 수 있다는 생각은 충분히 지지할 만하다고 했다. 더 나아가 마음은 몸을 넘어 우리가 살아가는 세상 전체에 영향을 미친다고 인정했다. 다만 물리학자인 자신조차 처음에는 본능적으로 거부감을 느꼈다고 솔직히 털어놓았다. 양자물리학이 던지는 질문은 너무나 거대하고 불편하다. 익숙한 세계관을 뒤흔들기 때문이다. 하지만 그렇기에 더욱 외면하지 말고 정면으로 마주해야 한다는 것이 그의 결론이었다. 나 역시 그 말에 전적으로 동의한다.

관찰자 효과는 아직 원자 이하의 미시 세계에서만 증명되었고, 더 큰 차원에서는 실험이 불가능하다. 하지만 지금까지 진행된 모든 실험은 같은 결과를 보여주었다. 이 발견은 단순한 이론이 아니라 부정할 수 없는 진실이다. 언젠가 우리 사회는 다음 단계로 나아갈 준비를 하게 될 것이다. 그때 의학을 비롯한 수많은 분야에서 지금까지의 상식을 뛰어넘는 혁신이 일어날 수 있다. 만약 양자물리학이 밝혀낸 세계가 우리가 보고 만지는 현실 세계에도 그대로 적용된다면, 믿음·신념·인식이 현실을 만드는 힘에 대해 근본적으로 다시 생각해야 한다.[4] 관찰자의 존재가 원자 수준에서 큰 영향을 미친다면, 우리 역시 자기 몸과 경험을 관찰하는 존재로서 세포 하나하나에 영향을 미칠 수 있다.

그리고 여기서 마지막으로 중요한 문제에 다다른다. 우리의 건강과 치유에 영향을 미치는 것은 단순히 '의식적인' 믿음만이 아니다. 살아오면서 자연스럽게 주입된 무의식적인 믿음도 있다. 이런 믿음은 알아차리기도, 바꾸기도 훨씬 더 어렵다. 이것을 보통 '무의식적 믿음'이라고 부른다. 그리고 누구나 예외 없이 이런 믿음을 가지고 있다.

| 믿음이 물리적 변화를 만든다 |

플라세보가 정말 놀라운 지점은 사실 따로 있다. 바로 효과가 있을 거라 믿지 않을 때조차 효과가 있다는 것이다.

보통 플라세보 대조 실험에서는 참가자들에게 "진짜 약일 수도 있고 플라세보 약일 수도 있어요"라고 알려준다. 한 연구진이 실험 방식을 조금 바꿔보았다. 아예 처음부터 "당신이 받을 약은 플라세보 약입니다"라고 명확히 알려준 것이다. 그럼에도 참가자들의 건강 상태는 뚜렷하게 호전되었다.

충격적인 결과다. 플라세보 효과의 본질은 믿음에 있다고 여겼는데 믿지 않는 사람에게도 효과가 있다니? 그렇다면 믿음은 치유에 중요한 요소가 아닌 걸까?

여기서 다시 한번 '믿음'이란 무엇인지 들여다볼 필요가 있다. 우리가 보통 말하는 믿음은 생각과 선택, 즉 의식적인 차원의 것들이다. 하지만 정신과 의사로서 나는 믿음에는 여러 층위가 있다는 걸 잘 안다. 스스로 선택하고 의도적으로 받아들인 믿음이 있는가 하면, 어린 시절부터 무의식에 깊이 새겨져 은밀하게 작동하는 믿음도 있다. 부모, 교사, 친구, 사회에서 받은 영향이나, 크고 작은 경험 속에서 형성된 무의식적 믿음은 대체로 성찰 없이 내면 깊숙이 자리 잡는다.

문제는 우리가 무엇을 진심으로 믿는지 스스로 잘 알지 못한다는 점이다. 철학자 폴 틸리히Paul Tillich는 모든 인간에게는 삶을 지탱하는 '궁극적 관심사ultimate concern'가 있다고 했다. 사람들은 신앙이나 가족에 대한 헌신이 자기에게 가장 중요한 가치라고 진심으로 믿는다. 그러나 곁에서 지켜보면 실제로 그들의 삶을 이끄는 것은 재정적 안정, 사회적 체면, 혹은 부모의 인정을 받고자 하는 욕망일 때가 많다. 인간은 그만큼 복잡한 존재이며 자기가 진정 무엇을 믿고 따르는지 제대로 알지 못한다.

연구자들은 플라세보 효과가 몸과 마음 깊은 곳에 오랫동안 각인된 무의식적 믿음 체계와 연결돼 있다고 본다. 바로 '돌봄의 경험performance of care'이다. 어떤 약이 플라세보임을 알고도 그것을 먹고 나아지는 이유는 약 성분 때문이 아니라 '돌봄을 받고 있다'는 감각 때문이다. 흰 가운을 입은 의사가 약을 건네는 행동, 소독약 냄새가 나는 진료실의 공기, 진찰대에서 들리는 바스락거리는 종이 소리 같은 익숙한 풍경과 감각이 몸과 마음에 '이제 괜찮아질 거야'라는 신호를 준다. 그 결과 우리 몸은 무의식적으로 치유 쪽으로 반응하는 것이다.

논리적으로는 아무런 효능이 없는 '가짜 약'임을 잘 안다. 하지만 무의식의 깊은 층에서는 돌봄을 받는다는 감각이 작동하고, 몸은 그 신호에 반응한다. 화학자이자 철학자인 마이클 폴라니Michael Polanyi는 이를 '암묵적 지식tacit knowledge'이라 불렀다. 의식적 지식은 자전거 체인을 바꾸는 방법을 차근차근 설명하는 것이다. 암묵적 지식은 설명 없이 그냥 자전거에 올라타 바로 달리는 것이다. 믿음 역시 암묵적 차원에서 우리 몸을 움직이고 치유를 이끈다.

인터뷰가 시작되자 퍼트리샤 케인(치명적인 폐섬유화에서 회복한 네메 박사의 환자)은 어릴 적 경험부터 꺼냈다. 소아마비라서 도저히 회복할 수 없다고 했던 여동생이 기적처럼 회복하는 모습을 본 후 그녀는 기적은 실제로 존재한다는 사실을 믿으며 자라왔다. 나는 내 어린 시절을 떠올렸다. 엄격하고 융통성 없는 환경에서 자라면서 나이가 들수록 의구심이 커졌고, 결국 신앙을 등지고 과학으로 발길을 돌렸다. 신앙이란 세상을 제대로 보지 못하게 덮는 눈가리개 같은 거라 여겼다. 그러나 믿음 자체가 본질적으로 해롭거나 이로운 건 아니다. 중요한 것은 믿음이 아니라 '무엇을 믿느냐'다. 그것도 의식적인 수준 말고 무의식의 영역에서 말이다. 아마도 그것이 벤슨의 기도 연구 결과를 설명해줄 것이다. 어쩌면 우리의 몸은 세포 단위에서 일종의 '믿음'을 품고 있는 게 아닐까.

우리는 아직 플라세보 효과가 얼마나 깊고 넓게 영향을 미치는지 모른다. 하지만 자연 치유 사례를 추적하며 그것이 단순한 '기대 효과'를 넘어서는 때가 있다는 걸 확인했다. 이런 예외적인 경우를 놓치지 말아야 한다. 앞으로의 발견을 이끌 단서가 숨어 있기 때문이다. 나는 신앙과 믿음이 몸에 미치는 생리적 효과를 수없이 봐왔다. 자연 치유는 그 효과가 가장 극명하게 드러나는 '집중 지점'이었다. 자연 치유를 경험한 사람들은 퍼트리샤처럼 어릴 때부터 치유를 받아들이는 믿음을 내면화했을 수 있다. 혹은 오랜 맹신의 틀에서 벗어나 몸과 마음 전체가 크게 달라졌을 수도 있다.

우리는 모두 알게 모르게 깊이 자리 잡은 무의식적 믿음을 안고 살아간다. 그것이 우리의 치유 능력을 좌우하는 중요한 요소일 수 있다. 무의식적 믿음을 어떻게 찾아내고, 또 어떻게 바꿀 수 있을까.

보통 '믿음'이라고 하면 절대자에 대한 신앙, 특정 종교에 속하는지 여부, 혹은 세상에 대한 세계관 정도를 떠올린다. 하지만 자연 치유가 보여주는 믿음은 그런 차원이 아니다. 특정 종교에 속해야 한다거나 정해진 방식으로 기도해야 한다거나 스스로 '신앙인'이라 선언하는 문제와는 전혀 달랐다. 이 믿음은 훨씬 더 깊고 때로는 무의식적이다.

삶과 자신, 세상과 우주, 그리고 주변 사람들에 대해 실제로 무엇을 믿고 있는가. 의식적으로든 무의식적으로든 가능한 것과 불가능한 것 사이에 어떤 한계선을 긋고 있는가. 의식의 밑바닥에서 나는 내 존재를 얼마나 소중히 여기는가. 세상은 나에게 다정한가, 아니면 매몰찬가. 나는 소중한 존재인가. 내 삶은 의미가 있는가.

치유와 믿음의 연관성을 살필 때 던져야 할 중요한 질문은 결국 이것 하나일지도 모른다.

우리는 스스로에 대해 어떻게 믿고 있는가?

9

'착한 사람'이라는 가면이 병을 만든다

"죄책감은 우리가 살지 못한 삶,
우리 안에 묻어버린 삶에서 비롯된다."

— 어니스트 베커Ernest Becker

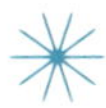

2015년, 나는 마이크를 옷깃에 단 채 멋지게 차려 입은 정장 아래로 식은땀을 흘렸다. 곧 TEDx 뉴베드퍼드 무대에 올라 과학자, 연구자, 그리고 각 분야의 리더들 앞에서 강연해야 했다. 자연 치유가 열어볼 만한 가치가 있는 블랙박스라고 설득하려고 말이다.

처음 강연 제안을 받고 망설였다. 사람들이 과연 자연 치유에 대해 들을 준비가 되었을까? 말해봤자 무시하지 않을까? 그리고 무엇보다, 지금 이 시점에 내가 자연 치유를 떠들어댈 만큼 대단한 지식을 갖추기는 한 걸까?

강연 자료를 정리하며 나는 내가 생각보다 아는 것이 많음을 깨달았다. 자연 치유 사례들은 분명 의미가 있음에도 누구 하나 제대로 분석하지 않았다. 식습관부터 정서적 상태, 사람들이 어떻게 살고 생각하고 느끼고 타인과 관계 맺는지, 그리고 무엇을 믿는지에 이르기까지 수많은 요인이 모여 기적을 일으킨다는 것을 나는 알았다. 실제로 불치병에서 살아남은 이들은 삶의 이 영역들을 크게, 때로는 급진적으로 바꿨다.

12년에 걸친 연구를 18분짜리 강연으로 압축하며 비로소 큰 그림을 그릴 수 있었다. 내가 어디에서 출발했는지, 지금 어디에 서 있는지, 앞으로 어디로 가야 할지 한눈에 들어왔다. 며칠 동안 자동차, 엘리베이터, 사무실에서 강연 연습에 몰두했다. 대본을 거의 외우다시피 했다. 드디어 내 이름이 불리고 짧은 소개가 이어졌다. 그리고 박수갈채. 나는 무대 위 눈부신 조명을 향해 걸어갔다.

"불치병 진단을 받고 곧 죽을 거라 선고받은 사람이 있습니다. 예정된 죽음의 시간이 다가오고…… 지나고…… 병이 사라집니다. 의학은 이를 '우연'이라고 부릅니다. 정말 그럴까요?"

나는 자연 치유의 핵심 개념 몇 가지를 빠르게 설명했다. 몸을 통합적으로 보지 않고 부분만 떼어내 다루는 현대 의학, 특효약 이상의 무언가가 있다는 생각, 그리고 자연 치유 사례들이 우리에게 전하는 분명한 메시지까지 훑었다. 이어서 가장 전하고 싶은 내용으로 옮아갔다.

"서양 문화의 뛰어난 점은 문제를 구분한다는 겁니다. 신체적 문제가 있으면 의사를 찾아갑니다. 심리적 문제가 있으면 심리 치료사를 만나고, 영적인 문제가 있으면 성직자를 찾습니다. 우리의 강점은 이렇게 분리하고 분석하는 능력에 있습니다. 하지만 동양적 관점에는 몸과 마음 사이에 첨예한 경계가 없습니다. 동양의학은 신체적 질환과 정신적 질환을 모두 '몸의 에너지 균형'을 맞추는 방식으로 다룹니다. 시간이 지나면서, 나는 자연 치유를 경험한 사람들이 전하려 했던 의미를 이해하려고 애썼습니다. 그러다 고대 신학 서적을 떠올리게 되었지요. 거기에는 '몸은 마음 깊은 곳에서 배우려는 무언가를 보여주는 상징'이라는 가르침이 있었습니다. 문득 이런 생각이 들었습니다. 혹시 마음 깊숙한 곳에서 새로운 시각이나 깨달음을 얻은 것이 건강 회복에 영향을 준 건 아닐까?"

이것이 바로 다음으로 넘어야 할 큰 산이었다. TEDx 강연을 준비하면서 앞으로 어디를 더 깊이 파고들어야 할지 명확하게 알 수 있었다. 그동안 수많은 사례를 살펴보며 공통된 패턴과 단서를 찾으려 했지만, 한 가지 근본적인 모순과 계속 부딪히고 있었다.

식습관, 운동, 생각, 일, 생활 방식, 사랑하는 방식까지 삶 전반을 크게 바꾼 것은 분명 치유에 중요한 역할을 했다. 이 모든 변화는 치유에 꼭 필요한 요소처럼 보였다. 하지만 이상하게도, 이런 변화들이 꼭 맞아떨어지지는 않았다. 모든 것을 다 해도 회복하지 못하는 사람이 있었고, 반대로 아무것도 하지 않았는데 기적같이 나은 사람도 있었다.

나는 자연 치유의 교훈을 더 많은 사람들에게 전하고 싶었다. 영양에서 시작해 생활습관, 스트레스 관리, 사랑과 교류로 이어지는 치유의 길을 그리고 싶었다. 하지만 자연 치유는 그렇게 단순한 직선 코스로는 설명되지 않았다. 확실히 반복되는 패턴과 공통점은 있지만, 그만큼 많은 모순과 예외도 존재했다. 식단과 염증을 거쳐 투쟁-도피 반응에 이르는 직선적인 추론은, 실제 상황과 깔끔하게 맞아떨어지지 않았다. 나는 마치 수학 방정식을 풀듯 답을 찾았지만, 이 문제는 그런 단순한 접근을 거부했다. '잘 먹기'와 '사랑에 빠지기'가 곧바로 치유로 이어지지 않았다. 자연 치유의 세계에서는 2 더하기 2는 항상 4가 아니다.

처음에는 눈에 잘 보이는 요소에 집중했다. 무엇을 먹고, 어떻게 살고, 어떻게 스트레스를 다루는지가 관건이라 생각했다. 그러나 이제는 그 모든 변화를 가능하게 한 더 근본적인 무언가가 있음을 깨달았다. 말로 설명하기 어렵고 공식적인 명칭이 없으며 다들 의식조차 하지 못하는 차원의 것이다.

클레어가 말했던 "나 자신과 제대로 마주하기"를 그제야 떠올렸다. 또 퍼트리샤가 "이전의 자기 인식을 버리고 스스로를 새롭게 바라보는 관점을 받아들여야" 한다던 말도 생각났다. 그동안은 병이 갑자기 호전되기 전에 어떤 변화가 있었는지에만 매달렸다. 식습관, 일상, 관계, 믿음 같은 것 말이다. 이제는 생각이 달라졌다. 어쩌면 가장 크고 중요한 변화는 바로 '정체성' 아니었을까.

처음에는 각자의 개성이 뚜렷해서 공통점을 알아채지 못했다. 그러나 시간이 지나면서 하나의 흐름이 드러났다. 모두가 어떤 방식으로든 자기 자신을 새롭게 발견하거나 재정의하는 과정을 거쳤다. 이 과정이 몸을 돌보고 스트레스를 다스리며 사랑과 소통을 넓히는 변화로 이어졌다. 근본적으로 같은 경험을 했지만 표현하는 방식이 달라서 바로 알아채지 못한 것이다. 같은 풍경을 보더라도 열 명의 화가가 서로 다른 그림을 그리듯이 말이다.

눈앞에 뻔히 있는 걸 놓쳐왔지만 이제는 안다. 눈에 보이지 않고 이름 붙일 수 없는 지극히 사적인 내면의 변화를. 정체성의 전환이야말로 식습관, 스트레스, 사랑과 관계 같은 다른 모든 변화를 불러온 열쇠였다.

| 기적의 표본 |

TEDx 강연 후, 전화와 이메일이 쏟아졌다. 밀려드는 연락에 답하다 보니 스트레스가 극에 달했다. 참 아이러니하지 않은가. 스트레스가 어떻게 인간을 죽음으로 이끄는지 연구하던 내가 스트레스 때문에 죽을 지경에 처하다니!

기적 같은 회복 이야기를 전하고 싶다는 메시지가 세상 곳곳에서 쇄도했다. 마음 같아서는 닥치는 대로 모조리 조사하고 싶었지만, 그 수가 너무 많았다. 전담 연구팀과 상담원이 갖춰져야 겨우 다룰 수 있을 만한 규모였다. 이제 겨우 발판을 마련한 나에게 대규모 프로젝트는 무리였다.

다행히 의학계에서도 자연 치유에 조금은 귀를 기울이기 시작했으나, 아직은 문틈만 살짝 연 상태라 장기 연구 지원금을 따내기는 시기상조였다. 어쩔 수 없이 나는 혼자 해보기로 마음먹었다. 연구자 한 사람, 책상 하나, 그리고 이메일 천 통 정도가 내게 주어진 전부였다.

빠른 업무 처리를 위해 선별 기준을 두고 사례를 솎아냈다. '치료 불가능한 병일 것', '정확한 진단과 완전한 회복이 문서로 뒷받침될 것', 그리고 '회복을 설명할 만한 다른 요인이 없을 것'이라는 세 가지 조건을 통과하는 사례부터 추렸다. 다음 단계로 질병의 종류를 평가했다. 이유는 밝혀지지 않았지만 자연 치유가 특히 잘 일어나는 병이 따로 있다. 또 희소병은 환자 수가 적어 연구와 데이터가 부족하다 보니 예상 밖의 호전이 나타나도 그게 정말 자연 치유인지, 아니면 질병의 진행 과정인지 구분하기 어렵다. 정말 불치병이 맞는지조차 확실하지 않은 경우도 있다. 그러던 중, 단번에 눈길을 사로잡는 사례가 있었다. 바로 미레이 버넬의 이야기였다.

그날 아침, 조금 늦게 출근한 나는 급하게 사무실로 달려가 컴퓨터를 켜고 회진을 시작하기 전에 이메일부터 훑어보았다. 수십 개의 이메일 중 '자연 관해 환자 미레이 버넬'이라는 제목의 메일이 눈에 들어왔다. 처음에는 대수롭지 않게 클릭해 '추후 검토' 폴더에 넣으려 했다. 하지만 10분 뒤, 나는 여전히 코트를 입은 채 그녀의 메일을 거듭해 읽고 있었다. 흠잡을 데 없는 자연 치유 사례였다. 불치병, 세심하고 철저한 진단, 세계적 의료기관의 명성 있는 의료진이 내린 진단과 회복의 명확한 증거, 영상 자료, 병리 보고서, 수술 기록까지 모두 갖췄다. 게다가 그녀는 스스로를 '좌뇌형 분석가'이자 '데이터 마니아'라고 표현하며 자신이 겪은 일을 명료하고 정확하게 설명했다.

무엇보다 눈길을 사로잡은 건 메일 속 한 문장이었다. 자신의 치유가 "나 자신과의 관계, 그리고 세상과의 관계를 새롭게 바꾸는 과정"을 중심으로 이루어졌다고 했다. '나 자신과의 관계를 바꾼다'는 말은 추상적이면서도 깊은 울림이 있었다. 그게 무엇이고 정말 치유를 일으키는지 그녀와 함께 탐구하고 싶었다.

다행히 미레이는 곧바로 답장을 보내왔다. 미주리주 세인트루이스에서 IT 기업 임원으로 일하는 그녀는 기꺼이 더 많은 정보를 나누겠다고 전했다. 이메일이 오가며 세세한 것까지 드러났다. 마침내 직접 만나 악수를 나눌 때, 단단한 손아귀와 환하게 터져 나오는 웃음을 보며 깨달았다. 지금 내 앞에 이렇게 건강하게 서 있는 그녀야말로 기적이라는 것을.

| '아니오'라고 말하지 못하는 당신에게 |

미레이 버넬은 중요한 업무 협상 도중 목에 난 혹을 발견했다. 당시 그녀에게 일은 곧 삶 그 자체였다. 미국의 한 대형 IT 기업에서 영업 임원으로 일하며, 수억 달러 규모의 장기 계약을 성사시키기 위해 협상팀을 이끌던 중이었다. 수개월에 걸친 협상이 필요했고 책임감도 막중했다. 미레이는 밤낮없이 일에 매달렸다.

마혼을 갓 넘긴 그녀는 활동적이고 야심 차며 독립적인 사람이었다. 세인트루이스 외곽의 숲이 우거진 작고 사랑스러운 마을에 살았는데 오랫동안 사귄 남자 친구도 바로 옆집에 살았다. 두 사람은 결혼도 동거도 하지 않은 채 각자의 공간을 존중하며 10년 넘게 관계를 유지했다. 저녁이면 서로의 집을 오가며 함께 요리하고 하루를 나누는 생활이 익숙했다. 미레이는 직접 조성에 참여한 마을의 반려동물 공원에서 매일 반려견과 산책했다. 필라테스와 요가를 즐기는 그녀는 겉보기에 강인하고 건강한 사람이었다. 하지만 그 이면에는 어두운 그림자가 드리워 있었다.

어린 시절, 미레이는 진드기에 물려 크게 앓은 적이 있다. 귀 뒤 림프샘이 붓고 열이 났지만, 의사는 "벌레 물림에 따르는 정상 반응"이라며 아무런 치료도 권하지 않았다. 본가는 세인트루이스 교외의 보수적인 몰몬교 가정이었다. 어머니는 뛰어난 무용수이자 피아니스트였지만 직업적 야망을 내려놓고 전업주부로 아이들을 돌보는 데 헌신했다. 아버지는 회사에서 긴 시간 일하는 동시에 교회 주교로서 종교 활동에도 깊이 관여했다. 두 분 모두 매우 엄격하고 신앙심이 깊었다. 자녀들은 교회 활동에 빠짐없이 참석하고 높은 도덕적 기준을 지켜야만 했다. 미레이는 올바른 길에서 벗어나는 것은 곧 파멸이라 믿으며 자랐다. 종교적 계명을 지키면 죽은 뒤에도 가족과 영원히 함께할 수 있지만, 그렇지 않으면 영영 헤어진다는 가르침 말이다.

자매들은 그런 길을 별다른 거부감 없이 걸어갔다. 모두 재능 있고 음악적 소질이 있었지만, 어머니처럼 결혼과 육아를 선택했다. 몰몬교 여성이라면 당연히 그래야 하는 듯했다. 하지만 자유롭고 반항적인 기질을 타고난 그녀는 달랐다.

"난 그런 정해진 길을 원하지 않았어요." 그녀는 웃으며 회상했다. "부모님께 선언했죠. 난 결혼하지 않을 거라고. 대신 커리어를 쌓겠다고요. 내 나이에 천 달러를 곱한 값을 벌겠다고도 했어요. 스무 살이 되면 연봉 2만 달러, 서른 살이면 3만 달러. 부모님은 고개를 저으셨지만, 난 결심했죠. 절대 다른 사람에게 의존하지 않겠다고요."

첫 가출은 열네 살 때였다. 차를 몰고 아파트에 사는 나이 많은 친구들과 어울렸다. 돈을 벌기 위해 허드렛일도 마다하지 않았다. 그러다 임신을 했다. 주위에서는 모두 입양 보내라고 했지만 미레이는 고집스럽게 거절했다.

"사람들은 끊임없이 나를 설득했죠. '아기를 키우면 안 돼, 아이가 불행해질 거야'라고요. 전 반골 기질이 있나 봐요. 누가 하라고 하면 꼭 하기 싫더라고요."

열여섯 살이 되던 해, 임신 8개월의 몸으로 운전면허를 땄다. 뱃속에 아이가 있다고 모든 걸 포기하고 싶지 않았다. 고졸 검정고시를 마치고 대학 수업을 들으며 풀타임으로 일했다. 죽을 힘을 다해 노력했고 점점 더 좋은 직장으로 옮겼다. 스무 살 무렵에는 출장과 야근이 일상이었다. 어린 아들은 본가에서 돌봐

주었는데 마음이 편치 않았다. 아들마저 엄격한 종교 문화에 짓눌릴까 봐 걱정이었다. 하지만 선택의 여지가 없었다. 몸도 예전 같지 않았다. 겉보기엔 건강했고 의욕이 넘쳤지만 늘 힘에 부쳤다. 삶이 버겁기만 했다.

돌이켜보면 그녀는 늘 아팠다. 건강했던 시절이 거의 없다. 미레이는 20대를 '탈진의 10년', 30대를 '고통의 10년'이라 부른다. 이유 없이 여기저기 옮겨 다니는 관절통, 근육통, 신경통. 몸은 계속해서 위험 신호를 보냈다. 수많은 의사를 전전한 끝에 마흔이 넘어서야 찾은 원인은 만성 라임병chronic lyme이었다. 어린 시절 진드기에게 물렸을 때의 상처가 질병으로 이어진 것이다. 그 무렵 그녀는 이미 미국 굴지의 IT 기업에서 핵심적인 직책을 맡고 있었다. 수억 달러 규모의 계약을 책임지고 있었고, 앞으로 8~10개월 동안 이어질 긴 협상을 준비 중이었다.

의사는 강력한 항생제를 투여하기 위해 흉부 중심정맥까지 닿는 중심정맥관PICC line을 삽입했다. 왼쪽 팔꿈치 위쪽에서 시작해 굵은 혈관을 따라 심장 근처까지 이어지는 관이었다. 미레이는 그 위에 살구색 붕대를 감아 셔츠 소매 안쪽으로 숨겼다. 누구에게도 들키고 싶지 않았다. 아픈 건 곧 나약함이자 실패이기 때문이다. 협상이 본격화되자 하루 14시간, 16시간씩 일하는 날이 이어졌다. 때때로 사무실을 빠져나와 주차장에 세워둔 차 안에 앉았다. 그리고 백미러에 수액을 건 다음 중심정맥관에 주삿바늘을 꽂았다.

처음에는 목에 난 혹이 별거 아닐 거라 생각했다. 의료진 역시 라임병 때문이니 항생제를 맞으면 곧 사라질 거라고 했다. 목 주위를 따라 진주알처럼 연결된 림프샘이 있다는 것도 알고 있었다. 담당 의사는 혹을 손가락으로 굴려보더니 "암 같진 않네요"라고 말했다. 하지만 시간이 지날수록 혹이 커졌다. 짜증이 났다. 지금은 아픈 데 신경 쓸 여력이 없었다. 수년간 이어진 건강 이상에 지쳐 속으로 되물었다. '왜 하필 나야?' 겉보기에는 병과 거리가 멀었다. 나름대로 건강한 습관을 지켜왔으니까. 물론 끼니는 늘 서둘러 먹거나 책상 앞에서 대충 때우곤 했다. 그래도 운동은 꾸준히 했다. 집에서도 운동하고 아침마다 필라테스 수업에도 갔다. 잠도 되도록 충분히 자려고 애썼다. 밤새워 일할 때면 카페인으로 버텨야 했지만, 그래도 이게 보통 사람들의 삶 아닌가. 남보다 건강에 더 신경 쓰고 있는데 왜 병에 걸린 걸까.

매사에 반항적인 그녀는 몸이 보내는 신호를 무시했다. 당장은 건강보다 몇억 달러 규모의 계약이 더 중요했다. 계약이 끝나면 그때 건강을 챙기면 된다고 생각했다. 우선순위는 분명했다. 일이 먼저다. 몸이 고장 나는 건 익숙한 일이었고 그때마다 모든 걸 내려놓을 수는 없었다.

혹은 어느새 머리카락으로 가릴 수 없을 만큼 커졌다. 함께 일하던 동료가 노트북을 옆에 놓고 계산을 하다 말고 그녀를 똑바로 바라보며 물었다.

"목에 그건 대체 뭐예요?"

"아, 별거 아니에요."

그녀가 대수롭지 않게 웃어넘기려 하자 동료가 말을 잘랐다.

"아뇨. 볼 때마다 커지고 있잖아요. 그냥 넘어갈 일이 아니에요. 꼭 검사받으세요."

3월 31일, 마침내 계약이 마무리됐다. 미레이는 바로 다음 날인 4월 1일에 조직검사를 받았다. 이틀 후 밤늦게 의사의 전화가 걸려 왔다.

"내일 병원에서 연락이 갈 겁니다. 마음의 준비를 하셔야 해요. 결과가 나왔는데 꽤 무서울 겁니다. 월요일까지 미루지 말고 당장 예약 잡으세요."

그녀는 담담히 알겠다고 답했다. 전화를 끊고는 멍하니 앉아 있었다. 그리고 곧 옆집에 사는 남자 친구에게 전화를 걸어 의사의 말을 전하며 울음을 터뜨렸다. 30초도 안 돼 그가 달려와 부엌에 들어서더니 갑자기 무릎을 꿇고 청혼했다.

"지금 이 지경인데 청혼을 한다고?"

그녀는 울부짖었다. 남자 친구가 손을 잡았지만 미레이는 고개를 저었다. 지금은 결혼할 때가 아니었다. 의사의 목소리에 이미 답을 알았기 때문이다. 결과가 나쁠 게 뻔했다.

"아니야. 내게 이런 일이 닥칠 리 없어. 방금 일은 그냥 꿈일 거야."

그녀는 현실을 부정하며 악몽에서 깨어나기만 바랐다. 그럴 수만 있다면 시간을 되돌리고 싶었다. 하지만 병명을 전하던 의사의 목소리가 귀에 맴돌았다. '전이흑색종metastatic melanoma.'

| 몸이 빚어낸 고통의 형상 |

우리 몸에서는 매일 세포 돌연변이로 암세포가 생긴다. 아침에 커피를 내리고 출근하는 당신은 그 사실을 전혀 모르지만, 당신의 면역체계는 알고 있다. 면역체계는 그 부위에 깃발을 꽂고 세포 팀(앞서 언급했던 NK세포 포함)을 보내 변이된 세포를 먹어치운 뒤 몸 밖으로 내보낸다. 암세포여, 안녕! 이제 당신은 저녁을 먹고 잠자리에 든다. 아무것도 모른 채로. 암이 잡초처럼 퍼지기 전에 면역체계가 나서서 뿌리를 뽑은 덕분이다. 그러나 면역체계가 약해지면 이야기가 달라진다. 보도블록 틈새에서 움트는 잡초처럼, 면역체계가 소홀해진 틈을 타 암세포가 번성한다. NK세포나 림프구가 돌연변이를 놓치면 암은 빠르게 분열하며 덩치를 키운다.

흑색종melanoma은 보통 피부 어딘가에서 시작된다. 특이한 모양의 점이나 잘 아물지 않고 피가 나는 점이 있다면 의심해 봐야 한다. 흑색종의 아이러니한 '장점'을 꼽자면 바로 이런 신호가 비교적 일찍 나타난다는 점이다. 증상이 드러날 때는 이미 말기인 췌장암이나 대장암과 달리, 흑색종은 발견이 빠르고 치료 가능성도 높다. 그러나 원발 부위(암이 최초로 발생한 곳—옮긴이)를 찾을 수 없거나 이미 전이되어 몸 전체로 퍼졌다면 상황은 암울해진다. 전이흑색종은 곧장 4기 암으로 분류되며 사실상 치료가 불가능하다.

의료진은 미레이의 원발 부위를 찾으려 애썼지만 끝내 찾지 못했다. 그녀는 기억을 더듬었다. '작년에 두피에 딱지 같은 게 생겼는데 잘 낫지 않았어. 그게 시작이었을까?' 하지만 확인할 길은 없었다. 원발 부위를 알 수 없는 전이흑색종은 매우 드물고 연구도 많지 않으며 예후가 불확실하다. 다만 전반적으로 전망은 좋지 않다. 환자의 중앙 생존 기간은 약 10개월에 불과하다.[1] 수술이 가능하다면 상황은 조금 나아져 5년 생존율이 30%를 넘기도 한다. 이는 암 치료 기술이 크게 발전했음을 보여주는 수치다. 그러나 여기서 알아두어야 할 점이 있다. 생존율은 관해나 완치를 의미하지 않는다. 단지 그 시점까지 생물학적으로 살아 있는 비율을 뜻할 뿐이다. 흑색종은 몇 달 혹은 몇 년 동안 그대로 지닌 채 살아갈 수 있는 암이지만, 일단 전이되면 불치의 암으로 간주된다. 치료 방법에 따라 5년 생존율은 18%에서 8%까지 떨어질 수 있으며, 수술이 불가능한 경우 그 수치는 더욱 낮아진다.[2,3] 미레이는 수술 불가능 판정을 받았다. 종양은 림프샘 깊숙이 얽혀 있었고, 너무 커져서 오른쪽 경동맥을 밀어내며 내경정맥(속목정맥)을 심하게 압박하고 있었다. 이 두 혈관은 뇌와 머리로 혈액이 드나드는 핵심 통로다. 게다가 목은 음식, 공기, 혈액, 신경이 복잡하게 오가는 곳이다. 그 작은 공간을 종양이 떡하니 차지하고 있으니 수술은 불가능했다. 담당 종양 전문의는 CT 영상을 넘겨보다가 종양을 가리키며 이렇게 말했다.

"정교하게 얽힌 게 참 예술적이군요."

미레이는 그 말을 듣고 충격을 받았다. 모욕감마저 느껴졌다.

"예술적이라뇨? 저게 날 죽이고 있는데!"

그러나 CT 영상을 가만히 바라보자 묘한 감정이 밀려왔다. 어느 순간 자신과 분리된 단순한 한 장의 이미지처럼 보이기 시작했다. 그러자 다른 생각이 스쳤다.

"기괴할 정도로 크고 경이로울 만큼 아름다웠어요. 저렇게 큰 암이 있는데 아직 내가 살아 있다는 게 놀라웠죠."

종양은 마치 살아 숨 쉬는 별개의 생명체 같았다. 그녀는 암 덩어리에 '멜Mel'이라는 이름을 지어주었다. 흑색종을 뜻하는 '멜라노마'의 줄임말이었다.

가장 시급한 문제는 멜이 생명 유지에 중요한 혈관과 식도를 심하게 누르고 있다는 거였다. 즉시 수술로 암의 일부를 제거해 목에 가해지는 압력을 덜어내자는 의견이 나왔다. 종양을 완전히 제거할 수는 없지만 그래도 생존 시간을 벌 수 있다는 논리였다. 다른 의사는 먼저 항암 치료로 종양을 줄인 다음에 수술하자고 했다. 그러면 수술 시 더 많은 암 덩어리를 덜어낼 수 있다. 의료진 모두가 스캔 화면을 보면서 경악하고 있을 때 한 간호사가 미레이에게 다가와 말했다.

"다들 복도에 선 채로 환자분이 도대체 어떻게 호흡하는지 토론했어요. 숨은 쉴 수 있나요?"

그 순간 숨이 턱 막혔다.

몇 달 동안 목의 혹은 별것 아닐 거라 스스로를 달래왔다. 회사 일을 마무리한 뒤에 치료받으면 된다고 생각했다. 그러나 지금 머릿속을 가득 채운 건 식도를 짓누르는 '정교하게 얽힌 예술적' 종양의 이미지였다. 숨은 쉴 수 있냐는 질문이 귓가에 메아리쳤다. 그 한마디가 정신적 저지선을 무너뜨렸다. 숨을 헐떡이며 몸부림치는 사이 간호사들이 몰려와 병원 침대에 눕히고 몸을 뒤로 젖힌 뒤 산소마스크를 씌웠다. 미레이는 사형선고나 다름없는 진단을 받아들이려 애썼다.

나는 이메일에 첨부된 의무 기록을 열어 스캔 영상을 확인했다. 화면을 가득 채운 CT 촬영 이미지를 보니 왜 종양에 별명을 붙였는지 짐작이 갔다. 동시에 원발 부위에서 멀리 떨어진 전이 종양도 보였다. 이는 사실상 불치병을 의미한다. 그 단계에서 중앙 생존 기간은 약 6~12개월이며 치료라고 해봤자 통증 완화가 끝이다.

치료 계획은 가시밭길이었다. 시도하려는 약에 맞는 유전적 구성이 있을 확률이 절반이었다. 그 고비를 넘는다 해도 약을 견뎌낼 확률이 다시 절반이었다. 약은 강력하면서도 독성이 심해 끝까지 복용하지 못하는 환자가 많았다. 게다가 두 고비를 모두 넘긴다 해도, 종양이 30% 줄어들 확률이 또 절반이었다. 그 크기가 수술이 가능한 최소한의 조건이었다. 종양 전문의는 솔직하게 털어놓았다. 약이 효과를 보일 가능성은 고작 5%라고.

그나마 희소식이 있었다. 첫 번째 고비인 유전적 구성은 통과했다. 약이 듣는 체질이었다. 하지만 치료 계획이 아무리 희망적으로 들려도 장기적인 목표는 치유가 아니었다. 단지 생명을 조금 더 연장하고 삶의 질을 개선할 뿐이다. 병원의 조치에 휩쓸린 미레이는 어느 의사와 이야기하다가 '치료cure'라는 단어를 입에 올렸다. 의사는 즉시 그녀를 멈춰 세웠다.

"이 병에 대해서는 '치료'라는 말을 쓰지 않아요. 병의 진행을 '관리'한다는 표현을 씁니다."

암울한 현실이 옥죄어 왔다. 끝없는 심연으로 떨어지는 기분이었다. 암 때문에 죽을지 말지의 문제가 아니었다. '언제' 죽을지의 문제였다.

불과 하루 전까지만 해도 책상에 앉아 중차대한 계약을 마무리하던 자신이, 지금은 병상에 누워 임박한 죽음을 받아들여야 한다는 게 비현실적으로 느껴졌다.

'똑똑한 척은 혼자 다 했는데, 어떻게 목에 튀어나온 혹을 몇 달 동안 방치했을까.'

후회가 밀어닥쳤다. 그러면서도 한편으로는 이 병이 어떤 메시지일지도 모른다는 예감이 들었다.

"마치 내 몸이 '몇 년 동안 나를 엉망으로 다뤘잖아. 카페인,

수면 부족, 마구잡이식 식사까지!' 하고 책망하는 것 같았어요. 암은 '꼴좋다. 너도 한번 당해봐라!'라는 몸의 외침 같았죠."

5월, 세인트루이스 곳곳에 희고 붉은 산딸나무가 꽃을 피우기 시작할 즈음 항암 치료가 시작됐다. 매일 쏟아붓는 강한 세포독성 약물에 잠겨 살았다. 치료 내내 기진맥진했고 메스꺼웠으며 목이 말랐다.

'왜 하필 나야? 내가 고집이 센 건 인정해. 하지만 정말 착하게 살았다고! 남을 배려할 줄 알고 늘 친절했어. 다른 사람부터 챙겼지. 길가에 죽은 동물이 있으면 가던 길을 멈추고 기꺼이 묻어줬을 거야. 착하게 살았으니 건강해야 하잖아! 신은 왜 내게 이런 시련을 내리셨을까.'

깊은 어둠 속으로 빨려 들어갔다. 잘못된 선택, 남다른 행보 때문에 벌을 받은 거라는 생각이 들었다. 모태신앙인 몰몬교를 등졌고 가족의 기대를 수없이 거슬렀다. 부모님의 가르침을 받아들이지 않았고 자매들이 입는 옷을 입지도 않았다. 몰몬교 여성에게 허락된 틀에 박힌 삶에 순응하고 싶지 않았다. 10대 시절에는 혼외 임신으로 아이를 낳았다. 그녀는 늘 나쁜 아이, 문제아, 실수 그 자체였다. 죽음의 순간 가족들이 자신을 등질 거라는 두려움이 엄습했다.

한때 시간은 바닷물처럼 무한했다. 퍼내고 또 퍼내도 끝이 없을 것 같았다. 끝없는 바다, 끝없이 펼쳐진 미래가 당연했다. 해야 할 일이 많았다. 이제 막 결혼한 아들은 치과대학을 졸업 후

레지던트 과정을 위해 미국 반대편으로 이사할 예정이었다. 그녀는 일에 시간과 에너지를 쏟아부으며 아들을 키웠다. 사람들의 편견을 깨고, 싱글맘으로서는 불가능해 보였던 삶을 아들에게 선사하기 위해 노력했다. 하지만 시간이 얼마 남지 않은 시점에 모든 게 달라졌다. 오랜 세월 시간과 에너지를 쏟았던 직장 일과 아들 뒷바라지가 가장 쓸모없는 것으로 느껴졌다. 아이러니했다.

"가장 크게 와닿은 건 이야기를 다시 쓸 시간이 없다는 거였어요."

미레이가 말했다. 이야기를 다시 쓴다는 게 무슨 뜻일까.

"제 인생 말이에요. 내가 누구인지 스스로에게 들려주던 자기 서사요. 전부 잘못됐어요. 그런데 시한부라니, 고칠 시간이 없잖아요."

│ 내 인생의 작가가 되는 법 │

나는 자연 치유를 의학이 아직 열지 못한 '블랙박스'라고 부른다. 비행기에 장착된 블랙박스를 떠올려보자. 비행 중 모든 데이터가 암호화된 채 저장된다. 만약 사고로 추락하면 조사관들은 블랙박스를 열어 그 안의 정보를 확인하고 사고 원인을 파악한다.

우리 마음속에도 블랙박스가 있다. 살아오며 겪은 모든 경험이 그 안에 기록된다. 기억과 오래된 감정, 과거의 상처와 상실, 세포와 영혼 깊숙이 새겨진 불안과 스트레스가 차곡차곡 쌓인다. 이런 것들은 잠깐의 명상이나 생활 환경의 변화로 쉽게 바뀌지 않는다. 우리는 슬픔과 원망은 물론 자기만의 자아상을 껴안은 채 살아간다. 내가 누구인지, 무엇을 할 수 있는지, 무엇을 누릴 자격이 있는지를 어린 시절부터 켜켜이 쌓아가는 것이다. 의학계가 자연 치유의 블랙박스를 열기 꺼리듯, 우리도 자기 안의 블랙박스를 들여다보지 않는다. 그래서 자신, 타인, 세상에 대한 무의식적 믿음은 검토되지 않은 채 굳어버린다.

여기서 블랙박스는 단순한 비유가 아니다. 실제로 존재하며 과학의 언어로는 '기본 모드 네트워크default mode network, DMN'라 부른다. 기본 모드 네트워크는 뇌 속의 여러 부위가 느슨하게 연결된 집합체로, 뇌 속 깊은 곳의 오래된 구조와 대뇌 피질의 새로운 구조가 특정한 사고를 할 때 활성화되며 빛을 발한다. 실제 자기공명영상을 보면, 불씨에 숨을 불어넣을 때 은빛 잿더미 사이로 불빛이 살아나듯 뇌의 특정 영역이 환히 밝아진다.

그렇다면 무엇이 불을 켜줄까? 공상할 때, 자신과 다른 사람을 떠올릴 때, SNS에서 '좋아요'를 받을 때, 과거를 회상하거나 미래를 그릴 때, 혹은 스스로 성찰하고 감정을 자각할 때다. 다시 말해 바깥세상에 집중하기보다 내면으로 시선을 돌려 자기 성찰을 할 때 가장 활발해진다. 기본 모드 네트워크는 이야기를 갈망하며 과거와 현재, 그리고 미래에 일어날 법하다고 여기는 것들을 연결해 '나는 누구인가'라는 이야기를 써 내려간다.[4]

우리는 벌어진 일을 각자의 방식대로 해석하고, 그 순간 느낀 그대로를 '기록'한다. 기억을 되새길 때마다 뇌는 같은 패턴을 반복해 활성화한다. 그 과정에서 신경 회로에는 점점 더 깊은 '홈'이 파인다. 특히 강렬했거나 부정적인 사건일수록 깊이 각인된다. 학교 다닐 때 책상에 낙서해 본 기억이 있는가? 처음에는 매끈한 책상 위에 글씨가 잘 써지지 않는다. 하지만 같은 선을 반복해서 눌러 그으면 금세 자국이 깊어지고 굵어진다. 나중에는 다른 모양은 그리기 힘들어지고 새겨진 선만 따라가게 된다. 기본 모드 네트워크도 마찬가지다. 트라우마와 스트레스, 슬픔, 기억, 그리고 자신에 대한 옳고 그른 믿음을 되풀이해 떠올릴수록 더 깊고 넓은 홈이 파인다.

기본 모드 네트워크라는 개념은 신경과학에서 비교적 최근에 나온 이론이라, 정확히 뇌의 어떤 영역에까지 영향을 미치는지는 의견이 분분하다. 하지만 대체로 전전두피질(계획, 의사 결정, 행동 조절의 중심), 대상회(감정과 기억을 형성하는 변연계의 일부), 하두정엽(감정을 해석하고 언어와 감각 정보를 처리하는 역할) 등이 핵심이라는 데 동의한다. 이 모든 영역이 함께 작동해 성격과 자아상을 만든다. 그래서 신경과학자들은 이를 '나 네트워크me network'라고 부르기도 한다. 자아의 신경학적 토대이자 '나'의 뿌리라 할 수 있다.

물론 이것이 우리 존재 전부를 설명할 수는 없다. 정체성은 뇌 속 신경회로만으로 정의되지 않는다. 기본 모드 네트워크는 내가 누구인지에 대한 기본 틀을 만들어주지만, 진짜 정체성은 그보다 훨씬 깊다. 그리고 진정한 치유는 바로 그 깊은 층위에서 일어난다. 그럼에도 기본 모드 네트워크는 중요한 출발점이다. 스스로 정의한 '나'라는 정체성의 설계도이기 때문이다. 우리의 삶, 자아, 세상을 살아가는 방식은 결국 이 설계도를 토대로 세워진다.

설계도가 부정적이고 해로우며 자신의 한계를 미리 단정 짓는 생각들로 채워져 있다면 어떨까? 스스로에게 씌운 부정적인 믿음이나 한계는 뇌의 화학 작용에 어떤 영향을 미칠까? 스트레스 반응과 투쟁-도피 반응의 악순환에는 어떤 흔적을 남길까? 세포와 신체 시스템에는 어떤 결과를 가져올까? 결국 질병에 걸릴 가능성이나 거기서 회복하는 과정에도 영향을 미치지 않을까? 어쩌면 당신의 블랙박스 안에 치유를 가로막거나 병을 만들고 키우는 무언가가 도사리고 있을지도 모른다.

| 블랙박스 속 진실 |

1985년, 한 연구자의 작은 말실수가 현대 의학의 흐름을 바꾸었다. 캘리포니아주 샌디에이고에 있는 카이저 퍼머넌트 병원

예방의학과장 빈센트 펠리티Vincent Felitti는 환자들이 왜 체중 감량 클리닉에서 중도 탈락하는지 의문을 품고 있었다. 이 클리닉은 예방의학과의 성공적인 프로그램으로 꼽혔지만, 절반에 달하는 환자가 도중에 그만두고 떠났다. 처음에는 목표에 맞춰 체중을 잘 줄여가다가 어느 순간 돌연 프로그램을 포기해 버리는 일이 반복된 것이다.

왜 막바지에 다다른 순간 발길을 끊는 것일까? 펠리티는 특히 한 환자에게 주목했다. 그녀는 1년 동안 무려 140킬로그램을 감량하며 클리닉의 모범 사례로 꼽혔는데 어느 날 갑자기 프로그램을 중단해 버렸다. 면담 자리에서 펠리티는 질문지를 읽어 내려갔다. "성생활을 시작한 게 몇 살 때였습니까?"라고 묻자 환자는 "18킬로그램이요"라고 답했다. 당황한 그는 다시 같은 질문을 했고, 환자는 똑같이 "18킬로그램"이라고 대답하더니 이내 눈물을 쏟았다.

펠리티는 곧 자신이 말실수했다는 사실을 깨달았다. 두 개의 질문을 섞어서 물은 것이다. 원래는 환자에게 "성생활을 언제 시작했습니까?"라고 물어야 했는데, 그 대신 "성생활을 시작했을 때 몸무게가 얼마였습니까?"라고 묻고 말았다. 그리고 환자가 내뱉은 대답은 평생 숨겨왔을지도 모를 이야기였다. 어린 시절부터 학대당한 그녀는 네 살 때 가족에게 강압적인 성폭행을 당한 것이다.

이 사건은 펠리티에게 커다란 전환점이 되었다. 그는 이후 질문 방식을 바꾸고 인터뷰 범위를 넓혔다. 그리고 환자들이 프로그램을 포기하는 이유가 놀랍게도 살이 빠지지 않아서가 아니라 오히려 살이 빠졌기 때문이라는 사실을 알게 됐다. 한 여성은 직장 동료가 "요즘 정말 멋진데?"라며 데이트를 신청한 뒤, 단 3주 만에 18킬로그램 가까이 체중이 불어났다. 그녀는 "살이 찌면 사람들 눈에 띄지 않아요. 내가 바라는 건 그거거든요."라고 말했다. 그녀 역시 과거 학대 피해자였다.

어린 시절의 성적 학대와 비만 사이에는 깊고 광범위한 연결고리가 있었다. 그들은 어린 시절의 트라우마에 맞서 살아남기 위한 전략으로 몸을 의도적으로 불렸다. 펠리티는 단순히 살을 빼는 방법만 고민해서는 안 된다는 걸 깨달았다. 과거로 거슬러 올라가 어린 시절의 상처를 치유해야만 살을 빼고 건강을 유지할 수 있었던 것이다.

이후 펠리티는 저명한 역학자인 리처드 안다Richard Anda와 함께 아동기 트라우마와 현재 건강 사이의 연관성을 조사하는 대규모 종단 연구를 했다. 그리고 이 문제가 성적 학대와 비만을 넘어선다는 것을 발견했다. 두 사람은 '아동기 역경adverse childhood experiences, ACEs'이라 불리는 10가지 유형의 스트레스와 트라우마를 정리했다. 이어서 2년에 걸쳐 1만 7천 명을 대상으로 신체검사와 아동기 경험에 관한 인터뷰를 병행했다. 결과는 충격적이었다. 아동기의 트라우마와 성인기의 질병 사이에는 여러 경험과 다양한 질병에 걸쳐 강력한 연관성이 드러났다. 학대와 방임, 부모의 부재, 가정폭력 목격, 정신질환이나 약물중독 환자와 함께 지낸 경험, 혹은 끊임없이 이어진 정서적 방임 같은 만성 스트레스가 비만과 당뇨병은 물론 암과 심장병을 예측하는 매우 강력한 요인이었다. 텔로미어 연구자인 블랙번과 에펠의 말처럼, 이런 경험은 우리를 너무 일찍 '질병 구간'으로 밀어 넣고 있었다.

과거의 경험이 어떻게 성인기의 질병으로 이어질까?

언뜻 보기에 이 연구의 핵심은 단순하다. 어린 시절의 트라우마와 스트레스가 성인이 된 뒤 질병을 불러오는 행동으로 이어진다는 것이다. 미국 질병통제예방센터는 이렇게 설명한다. 어린 시절의 충격이나 만성적인 스트레스는 뇌 발달을 방해하는데, 그러면 성인이 된 후 음식 선택에서부터 함께 사는 사람, 흡연 여부에 이르기까지 삶의 여러 부분에서 최선의 결정을 내리지 못하게 되고, 그 결과 당뇨병이나 심장병, 암 등 다양한 질환에 걸릴 위험이 커진다는 것이다. 우리는 이런 질환을 흔히 '생활습관병'이라고 부르지만, 사실 그 뿌리를 더듬어 올라가면 어린 시절의 경험에 맞닿아 있다. 이는 엄청난 발견이었고 이제야 비로소 이런 질병을 진단하고 치료하는 방식이 생겨났다. '이제야'라고 강조하는 이유는 변화가 오기까지 너무 오랜 시간이 걸렸기 때문이다.

펠리티와 안다는 1998년에 처음 연구 결과를 발표했다. 그때 모든 의사들이 깜짝 놀라 자신의 진료 방식을 돌아봤다면 좋았겠지만 현실은 달랐다. 대부분 무시하거나 대수롭지 않게 여겼다. "상관관계는 인과관계가 아니다"라는 말이 쏟아졌다. 어린 시절의 트라우마와 성인기의 질병이 함께 나타나는 건 그저 우연이라는 식이었다. 하지만 아동기 역경, 즉 ACE 연구는 철저하게 설계되고 진행된 데다, 이후 수많은 후속 연구로 뒷받침되었다. 나는 연구가 외면당한 진짜 이유가 따로 있다고 생각한다. 이 결과를 받아들이면 의학의 토대부터 다시 세워야 하기 때문이다. 이미 거대한 산업으로 자리 잡은 시스템을 송두리째 바꾸는 일은 누구에게나 벅찼을 것이다.

"아무도 이런 사실을 알고 싶어 하지 않았습니다." 펠리티는 당시의 냉담한 반응을 이렇게 회상한다. "하지만 연구 결과는 진실을 말했죠."[5]

미국 질병통제예방센터가 제시한 도식은 단순하다. 어린 시절의 경험이 신경 발달을 방해하고 결국 건강을 해치는 행동으로 이어진다는 흐름이다. '나는 평범하게 자랐으니 별 상관없겠지?' 이렇게 생각하는 사람이 많을 것이다. ACE 검사에서 한두 가지에만 해당되고 지금은 건강한 생활습관을 유지하고 있다면 더더욱 그렇다. 물론 좋은 일이다. 스스로 회복력을 키웠거나 혹은 주변 사람의 도움으로 극복했으니 말이다. 하지만 그렇다고 해서 ACE의 영향이 전혀 없다고 할 수는 없다. ACE와 관련된 질병 가운데 절반 정도만이 현재의 생활습관과 직접 연결된다. 나머지 절반의 질병은 어쩌다 걸리는 걸까? 스트레스와 트라우마가 실제로 DNA를 바꾸어 질병에 더 취약해지도록 재프로그래밍하기 때문이다. 심지어 '취약한 코드'가 다음 세대로 이어질 수도 있다. 독성 스트레스가 몸의 화학과 생물학, 세포 하나하나까지 바꾼다는 사실은 이미 잘 알려져 있다. 즉, ACE는 단순히 나쁜 습관을 만드는 데 그치지 않고, 그 자체로 질병을 일으킨다.

ACE 검사에서 해당 사항이 전혀 없었더라도 마찬가지다. 물론 반가운 소식이지만, 그렇다고 해서 과거의 스트레스, 트라우마, 상실이나 슬픔 같은 경험이 오늘날의 건강이나 회복력에 전혀 영향을 주지 않는다고 장담할 수는 없다. ACE 연구는 10가지 유형의 아동기 트라우마가 건강과 질병을 좌우한다는 사실을 확인했다. 다른 종류의 스트레스는 무해한 게 아니라 아직 측정되지 않았을 뿐이다.

자연 치유를 연구하면서 깨달은 게 있다면, 이미 증명된 사실만 붙잡고 있을 수 없다는 것이다. 과학이 지금까지 밝혀낸 결과뿐 아니라, 그 결과가 가리키는 방향까지 함께 살펴야 한다. ACE 연구는 아동기 경험이 성인기의 건강과 관련 있다는 사실을 입증했지만, 동시에 아주 기초적인 시작점에 불과했다. 과거의 경험이 어떻게 현재의 정체성과 건강을 만들어내는지, 전체상을 설명하지는 못했다. 그렇다면 아직 연구되지 않은 경험은 어떨까? 나는 누구인지, 어떤 것을 누릴 자격이 있는지, 내 안의 어디가 잘못되었는지 등, 어린 시절부터 주입받은 생각은 어떻게 작용할까? 사랑하는 사람을 잃은 슬픔, 가슴 아픈 이별, 상처 준 사람에 대한 원망은 어떤 흔적을 남길까? 또 우리가 이런 경험을 어떻게 해석하고 받아들였는지는 얼마나 중요할까? 궁극적으로 이것들이 어떤 식으로 기본 모드 네트워크를 바꾸어 정체성을 규정할까?

ACE 연구를 처음 접했을 때 마음이 무거웠다. 이런 경험이 뇌 발달과 몸의 변화를 바꾸지 못하게 막는 가장 좋은 방법이 조기 개입이라는 걸 알면 희망을 잃기 쉽다. 특히 블랙박스 안에 짐이 많은 사람일수록 그렇다. 나도 그랬다. 어린 시절과 청소년기를 되짚으며 수년간 이어진 독성 스트레스가 나를 얼마나 많은 질병에 취약하게 만들었을지 생각했다. 그리고 ACE 검사를 해보았다. 결과는 충격적이었다. 나는 무려 일곱 가지 항목에 해당했다.

일곱 가지나 됐다.

그런 결과를 마주하면 병에 걸릴 수밖에 없다는 절망감이 밀려온다. 이제 와서야 인정하지만, 부모님은 신체적, 정서적으로 우리를 학대했다. 매일이 전쟁터였다. 우리는 늘 맞았고, 종교라는 이름 아래 갖가지 결핍을 강요당했다. 어머니는 상한 우유와 음식을 억지로 먹이며 내 몸과 마음, 영혼까지 지배하려 들었다. 돌이켜보면 어머니 역시 자신의 상처를 제대로 치유하지 못했고 그 화살을 장남인 나에게 돌린 것 같다.

어머니는 내가 두 살이 되던 해부터 문제가 시작되었다고 했다. 주말 동안 집을 비웠다 돌아와서 나를 불렀는데, 내가 반갑게 다가가지 않았다는 것이다. 어머니는 그 일을 끝내 잊지 못했고, 모자 관계는 한없이 냉랭해졌다. 어머니는 내가 천성부터 비뚤어진 애라고 끊임없이 주입했다. 나 또한 그 말을 믿었다. 누군가 우리 집안 사정을 알았다면 분명 나와 동생들을 아동보호시설로 옮겼을 것이다. 나는 그걸 집을 나오고 나서야 깨달았다. 가장 심하게 학대받은 건 나였지만 동생들도 저마다 상처받았고 현재 만성질환을 안고 살아간다.

기적적인 생존자들의 이야기를 파고드는 작업은 나를 치유하는 일이기도 했다. 어린 시절의 트라우마를 넘어서고 만성적인 투쟁-도피 반응을 누그러뜨려야 기본 모드 네트워크에서 벗어날 수 있다는 걸 깨달았다.

새로운 경험은 특히 추천할 만하다. 매일 반복되는 일상을 벗어나 새로운 것을 경험하면 뇌는 기본 모드 네트워크에서 빠져나와 다른 모드로 전환된다. 이때 사고의 패턴이 바뀌며 기존의 신경 경로 대신 새로운 경로를 만들고 강화하는 기회가 열린다. 당연히 건강에도 긍정적 영향을 미친다.

기본 모드 네트워크라는 용어는 흔히 말하는 '자아ego' 개념을 가장 정확하게 설명한다. 자아는 대중문화에서 종종 다른 의미로 사용되어 왔지만, 본래 개인의 정체성을 가리킨다. 무의식과 의식을 아우르고, 여러 욕구와 충동을 조율해 스스로의 삶을 정의하는 방식 말이다. 쉽게 풀자면 '나'라는 감각이다. 자아란 변

하지 않고 고정된 것이라 여기기 쉽지만, 정체성은 생각보다 유
동적이다.

정체성은 뇌의 시냅스와 신경 경로가 만들어내는 기능이다.
언제든 다시 쓰이고 새로 만들어질 수 있다. 풍경이 변하면 지도
가 바뀌듯, 우리의 정체성 역시 끊임없이 변화할 수 있다. '기본
모드 네트워크'라는 용어는 바로 이 점을 정확하게 포착한다.

| 병을 만드는 자동 패턴 끊어내기 |

누구나 패턴에 기대어 산다. 차를 타고 마트에 갈 때 페달 밟
는 법, 핸들 돌리는 법, 기어 바꾸는 법을 일일이 고민해야 한다
면 도착하기도 전에 지쳐 쓰러질 것이다. 걷기, 말하기, 자전거
타기, 운전은 뇌 속에 자동 프로그램처럼 새겨져 있고, 덕분에
별다른 의식 없이 해낼 수 있다. 이런 면에서 기본 모드 네트워
크는 감사한 존재다.

문제는 이런 자동화된 패턴이 '나는 잘못된 사람이야', '나는
글러 먹었어', '나는 쓸모없는 존재야' 같은 부정적 인식으로 굳
을 때다. 일상적인 습관은 기본 모드 네트워크에 맡겨도 괜찮
다. 하지만 나 자신을 이런 식으로 매도하도록 두어서는 안 된
다. 근본적인 변화와 치유는 나를 새롭게 바라볼 때 비로소 가
능해진다. 인류가 유사 이래 기도, 명상, 춤, 여행, 예술을 꾸준

히 추구한 것도 기본 모드 네트워크를 깨뜨리려는 시도였는지 모른다. 이런 경험은 자연 치유와도 깊이 연관된다.

흑색종 항암 치료를 시작한 미레이는 극심한 피로에 시달렸다. 하루 스무 시간을 침대에 누워 쉬어도 개를 데리고 산책할 힘이 나지 않았다. 늘 열이 났고 구역질이 멈추지 않았으며 아무리 물을 마셔도 갈증이 가시지 않았다. 온몸이 쑤시고 관절은 불타는 것처럼 화끈거렸다. 열 때문인지 발작 때문인지 알 수 없는 떨림이 이어졌다. 소변 실수를 하기도 했는데, 그럴 때면 잠시 의식을 잃은 건 아닌지 두려웠다. 그 와중에 이상할 정도로 생생한 꿈을 반복적으로 꾸기 시작했다. 크고 부드러운 두 손이 눈앞에 나타난다. 어디선가 본 듯 익숙하지만, 정확히 누구 손인지는 알 수 없다. 다만 고향 집 같은 따뜻함이 느껴진다. 손이 책 한 권을 들더니 천천히 페이지를 넘긴다. 읽어야 한다는 느낌이 들었지만, 글이 눈에 안 들어오고 그림이 있어야 할 자리는 텅 비어 있다.

처음에는 항암제 때문이라 생각했다. 강한 약기운에 잠자리가 뒤숭숭해진 거라 여겼다. 하지만 꿈은 매번 똑같이 반복됐고, 지금까지 꾼 어떤 꿈보다도 생생하고 현실 같았다. 또다시 나타난 두 손이 어느 날 책장을 넘겼고, 거기에 악보가 있었다. 그녀는 악보를 읽지 못했다. 어디선가 목소리가 들려왔다.

"삶은 악보와 같아. 네 삶의 주파수는 아직은 네가 들을 수 없는 아름다운 선율이란다.”

그녀는 잠에서 깨자마자 노트를 꺼내 그 말을 적었다. 그리고 그 뒤로는 아침에 눈을 뜰 때마다 떠오르는 생각과 감정을 모두 기록했다. 거기에는 이런 말들이 담겨 있다.

- 나는 매끈하게 다듬어진 존재가 아니다. 틀에 갇히기 위해 태어난 것도 아니다.
- 모든 것은 내가 계획한 것이다.
- 지금은 계획을 드러낼 때가 아니다. 믿음을 가져야 한다.
- 두려움 안에서는 계획이 드러나지 않는다.
- 내 계획에는 청사진이 없다. 어떤 모습으로 펼칠지 내가 선택하기 때문이다.

꿈을 기록하며 그녀는 자신을 ‘제삼자의 시선’으로 바라보기 시작했다. 한발 물러나 삶 전체를 조망하니 새로운 그림이 눈에 들어왔다. 가족 안에서 그녀는 늘 ‘틀려먹고’ ‘못됐으며’ ‘부족한’ 아이였다. 하지만 새로운 시각으로 바라보니 모든 게 연극 무대 같았다. 오래전부터 가족들끼리 서로 정해둔 배역을 연기해 온 것이다. 미레이에게 주어진 역할은 ‘반항아’였다. 그제야 깨달았다. 미레이는 틀려먹거나 부족한 존재가 아니었다. 단지 정해진 역할을 수행했을 뿐이다. 그리고 어떤 면에서는 그 역할이야말로 가족에게 꼭 필요한 존재였다. 그녀는 부족한 사람이었지만, 그 부족함마저 가족 안에서는 완전하게 맞아떨어졌다. 그녀의 표현대로 "완전하게 불완전한perfectly imperfect" 사람이었다.

미레이는 늘 다른 사람들의 기대에 맞추어 연기하며 살아왔다. 겉으로는 독립적이고 야심 차 보였지만, 실제로는 부모, 상사, 아들 모두를 만족시키려 애쓰면서 정작 자신은 챙기지 않았다.

"꿈인지 환영인지 모르지만, 내게는 엄청난 치유의 경험이었어요. 잘못 살았다고 자책할 필요가 없었죠. 나는 이미 완전한 존재니까요. 불완전하지만, 내 삶에 온전히 들어맞는 완전함이에요."

자연 치유를 경험한 이들이 흔히 그렇듯 그녀 역시 큰 변화를 시작했다. 먹는 방식을 바꾸고 영양을 챙겼다. 항암 치료 때문에 음식 먹기가 힘들어진 후로는 영양가 높은 음식만 쏙쏙 골라 양껏 먹었다. 또 식사 속도를 늦추고, 한 입 한 입 음미하며 영양분이 몸에 스며드는 모습을 마음속으로 그렸다. 업무와의 관계도 송두리째 바꿨다. 스트레스를 줄이고 만성적인 투쟁-도피 반응에서 벗어나기 위해 휴직을 선택했다.

여기서 중요한 점이 있다. 미레이는 다행히 그럴 만한 여건이 됐다. 모아둔 돈이 있었고 직장에서도 그간의 성과를 인정해 휴직을 허락했다. 막대한 계약을 성사시킨 직후라 선뜻 원하는 대로 쉬라고 배려해 준 것이다. 누구에게나 이런 선택지가 있는 것은 아니다. 생계에 매여 쉬지 못하는 사람도 많다.

그러나 치유는 외부 조건이 아닌, 내면에서 일어나는 변화에 더 가깝다. 건강을 회복하기 위해 반드시 직장을 그만두거나 많은 돈을 들일 필요는 없다. 부유한 사람도 위중한 병에 시달릴 수 있고, 가진 게 없는 사람도 놀라운 회복을 경험할 수 있다. 요가나 롤핑, 유기농 식단에는 돈이 든다. 그러나 돈으로 자연 치유를 살 수는 없다. 삶이 완전히 바뀌는 기적 같은 단 하나의 해결책 따위는 없다. 자연 치유란 결국 각자에게 맞는 길을 스스로 발견하는 것이다.

미레이는 값비싼 약이나 치료 덕분에 자연 치유된 것이 아니다. 물론 휴직은 꽤 도움이 됐다. 잠을 자고 쉬고 스스로 돌아볼 시간이 생겼기 때문이다. 그러나 치유의 본질은 따로 있었다. 바로 경계선 긋기다. 그녀는 감당하기 힘들거나 불필요하게 스스로를 소모하는 일에 더 이상 휘둘리지 않기로 결심했다. 실제로 회의에 빠진 것을 굳이 사과하지 않았고, 늘 자리를 지키지 못한다고 죄책감에 시달리지도 않았다.

"가장 큰 깨달음은 과도하게 미안해할 이유가 없다는 거였어요. 필요한 건 내 몸에 충분히 쉴 시간을 내어주는 것, 그것뿐이었죠."

의료진은 종양 크기가 30% 줄어 수술이 가능해지는 정도만 되어도 기적이라 했다. 그마저도 쉽지 않은 일이었기 때문이다. 종양이 조금이라도 커지면 목의 중요한 기관들이 손상될 수 있었다. 그녀는 검진 때마다 줄자를 꺼내 직접 멜의 크기를 재며 변화를 기록했다. 혹시 다시 자라기 시작할까 봐 두려웠지만 뜻밖에도 멜은 빠르게 줄어들기 시작했다. 미레이는 곧장 의사에게 전화를 걸었다.

"일주일에 1센티미터 넘게 줄고 있어요. 30% 줄어드는 건 이미 넘어섰고요."

당연히 의사는 믿지 않았다. 이후 검진 결과를 보고 화들짝 놀랐지만.

"당신을 위해 기도하는 사람이 정말 많은가 봅니다."

의사의 입에서 나온 건 그 짧은 한마디뿐이었다.

| 통계와 확률을 넘어선 단 한 명 |

단순히 항암제가 잘 듣는 체질이었을까?

항암제 반응이 사람마다 다른 건 사실이지만, 미레이의 반응은 약으로 가능한 범주를 훌쩍 뛰어넘었다. 그것도 가장 드문 극단값을 넘어선 곳에 존재했다. 담당 의료진조차 제대로 설명하지 못했다. 종양이 뜨거운 난로 위 얼음처럼 스르르 녹아내렸다. 의료진은 전례 없는 미지의 영역에 들어섰다.

몇 달이 지나자 멜은 겉으로 보이지 않을 만큼 줄어들었다. 의료진은 놀라움을 넘어 도대체 몸속에서 무슨 일이 벌어지는지 알아내고 싶어 했다. 확인하는 방법은 단 하나, 수술뿐이었다.

예정대로 절제술이 진행되었고, 오른쪽 목의 림프샘 33개가 제거됐다. 암은 보통 림프계를 따라 퍼지기 때문에 국소 림프샘을 제거하는 것은 전이 확산을 늦추는 확실한 방법이다. 외과의는 남아 있을 종양까지 제거하려 했지만 곧 단념했다. 아무리 살펴도 남은 종양이 없었기 때문이다. 병리 보고서에는 암의 흔적이 전혀 없다고 기록됐다. 종양이 있던 자리에는 검은 색소가 희미하게 소용돌이친 흔적만 남았다. 과거의 그림자를 남긴 채, 정교하고 복잡하게 목의 주요 동맥을 파고들던 악성 종양 멜은 홀연히 사라졌다.

미레이는 지금도 뛰어난 실력과 따뜻한 마음으로 헌신해 준 담당 의료진에게 진심으로 고마운 마음뿐이다. 그러나 한 가지 의아한 점이 있다고 한다. 불치 판정을 받은 3기 암 환자가 7개월 만에 완전 관해에 이르렀는데, 거기에 대해 궁금해하는 의료진이 아무도 없었다는 것이다. 물론 그녀의 회복을 매우 놀라워했고, 사례를 논문으로 발표하거나 학회에 그녀의 이야기를 소개하기도 했다. 지금도 만나면 "미라클 미레이"라 부르며 하이파이브를 한다. 하지만 그 이상 파고드는 사람은 없었다. 통계학에서 말하는 'N분의 1', 다시 말해 단 하나의 예외적 사례로 치부한 것이다.

미레이의 몸속에서 무슨 일이 일어났는지는 아무도 정확히 모른다. 자연 치유가 일어나는 순간을 예측해 실시간으로 관찰할 수는 없다. 우리가 할 수 있는 건 흩어진 퍼즐 조각을 하나씩 맞추는 것뿐이다. 아직 군데군데 비어 있지만 다행히 조금씩 윤곽이 잡히고 있다.

우리는 아동기 트라우마가 뇌의 기본 모드 네트워크에 각인되어 스스로를 가두는 지도가 된다는 것을 알고 있다. 기본 모드 네트워크에서 벗어나면 생각이 바뀌는 건 물론, 몸의 화학적 반응과 세포까지 달라질 수 있다. 과거는 바꿀 수 없다. 그러나 그것을 받아들이고 기억하는 방식은 바꿀 수 있다. 그렇게 시선이 달라지면 앞으로 기본 모드 네트워크에 새겨질 내용도 달라질 수 있다.

해답은 생각보다 단순하다. 시작은 바로 '지각', 즉 바라보는 방식을 바꾸는 것이다. 미레이는 이렇게 덧붙였다.

"우리가 세상을 어떻게 보느냐가 생각을 만들고, 그 생각이 감정을 만들죠."

나와 남, 벌어진 사건을 어떻게 받아들이고 해석하느냐는 결국 우리가 세상을 어떻게 지각하고, 어떤 감정을 느끼며, 몸으로 어떻게 반응하는지를 결정한다. 영향력은 세포 하나하나까지 이어진다. 앞서 스트레스를 바라보는 방식을 바꾸면 '위협'이 '도전'으로 느껴지면서 몸의 생물학적 반응이 달라진다는 이야기를 했다. 이제는 한 발 더 나아가자. 스트레스뿐 아니라 삶 전체, 나아가 '나는 누구인가'에 대한 시각을 바꾸면 더 큰 차원에서 획기적으로 치유될 수 있다.

그렇다면 익숙한 틀에서 벗어나 시야각을 넓히려면 어떻게 해야 할까? 아주 단순하다. 새로운 경험을 하는 것이다. 일상의 패턴을 깨면 새로운 맥락에서 나를 바라볼 수 있다. 자연스럽게 내가 누구인지, 어디까지 할 수 있는지에 대한 고정관념도 깨진다. 명상이나 요가, 여행이 그런 역할을 한다. 나에게는 무언가를 배우고, 새로운 생각과 경험을 받아들이는 일이 큰 도움이 됐다. 이것 외에도 방법은 무궁무진할 것이다. 중요한 것은 단순히 경험하는 데서 끝내지 않고, 그 경험을 삶에 녹여내는 일이다. 깨달음을 삶 속에서 직접 실천할 때 비로소 내 것이 된다. 미레이도 마찬가지였다. 생생한 꿈과 새로운 믿음을 대충 흘려보냈다면 지금의 그녀는 없을 것이다. 자연 치유를 경험한 이들의 공통점이 여기 있다. 그들은 기존의 틀을 깨고 자기 자신을 새롭게 바라봤으며, 그 깨달음을 실제 삶 속에서 실천으로 이어갔다.

미레이의 계기는 꿈이었다. 꿈은 원한다고 해서 무조건 꿀 수 있는 게 아니니 이런 경험을 억지로 만들어낼 수는 없다. 대신 스스로에게 질문을 던지는 건 가능하다. 삶이 내게 들려주는 이야기가 뭘까. 나는 나 스스로를 어떻게 여기나. 다른 사람들은 나를 어떻게 바라볼까. 그중 맞는 것은 무엇이고 틀린 것은 무얼까.

어쩌면 우리 몸과 무의식, 심지어 면역체계까지도 우리에게 메시지를 보내고 있는지 모른다. 미레이는 그 신호에 귀 기울이고 진지하게 받아들였다. 그리고 떠오르는 생각과 감정을 글로 적어 정리했다. 내가 누구인지, 무엇을 위해 사는지, 처음부터 기꺼이 되짚은 것이다.

미레이는 깨달음을 매일의 삶에 녹여냈다. 자기 돌봄을 우선 순위에 두었고, 연인과의 관계를 소중히 여겼으며, 오랫동안 잊고 지냈던 꿈과 목표도 되찾았다. 전에는 임원으로 성공하는 게 삶의 전부였지만, 이제는 그 밖의 것들도 소중히 여기게 됐다. 주니퍼와 재닛처럼 그녀도 자신을 새롭게 발견하며 이전과는 다른 길을 선택했다. 그녀는 그 시기를 "인생을 완전히 뒤바꾼 시간"이라고 부른다.

놀라운 회복을 경험한 사람들은 '나는 누구인가'라는 질문에 새로운 답을 써 내려갔다. 가족과 사회가 씌운 이미지, 몸에 남은 상처, 짊어져 온 무게를 내려놓고 본래의 자신으로 돌아간 것이다. 그렇게 틀에서 한번 벗어나면 전혀 새로운 차원이 열린다.

새롭게 태어난 '나'는 세상을 어떻게 바라볼까? 무엇을 우선 순위에 두고, 어떤 변화를 선택해 스트레스를 줄이고 기쁨을 더할까? 새로워진 '나'의 몸은 스트레스 호르몬과 세포 반응에서 어떤 차이를 보일까? 부교감신경의 평온 속에서 얼마나 더 깊고 충만하게 살아갈 수 있을까?

의사들이 설명하지 못한 회복 사례를 자세히 보면 정체성과 면역체계 사이에 강력한 연결 고리가 있다는 걸 알 수 있다. 몸이라는 '토양'의 건강을 좌우하는 것은 겉모습이나 사회적 위치가 아니다. 진짜 내가 누구인지를 얼마나 잘 아는가, 그것이 핵심이다. 본질적인 정체성에서 흘러나오는 파장은 삶의 곳곳에 스며든다. 내가 어떻게 생각하고, 무엇을 느끼며, 스스로를 어떻게 바라보는지를 결정한다. 나 자신을 위해 시간을 낼지 말지, 몸을 움직여 밖으로 나가 숨을 깊이 들이쉴지 말지, 좋은 음식을 먹을지 말지도 여기서 갈린다. 나아가 스트레스 반응이 언제 어떻게 일어날지, 어떤 호르몬이 얼마나 쏟아져 나올지, 그 호르몬에 세포가 어떻게 반응할지도 결정한다.

미레이의 의료진은 그녀를 존경하는 마음으로 "N분의 1"이라 불렀다. 세상에 단 하나뿐인, 누구와도 비교할 수 없는 유일한 존재. 의학적으로 이 말은 보통 임상시험 참가자가 단 한 명일 때 쓰인다. 특정 환자 한 사람에게 맞춤형으로 치료나 전략을 시험하는 것이다. 의학이 할 수 있는 가장 개인적이고 내밀한 접근이다. 우리 모두에게 필요한 게 이런 것 아닐까. 스스로를 "N분의 1"로 두는 것 말이다. 자기 자신을 대상으로 임상시험을 하듯, 자신에게 꼭 필요한 변화를 찾고, 그 변화를 온전히 받아들이기. 이 책에 소개된 생존자들도 모두 그런 과정을 거쳤다.

1부에서 이미 치유에 효과적인 여러 방법을 살펴봤다. 자연 치유력을 회복하고, 면역체계를 강화하며, 염증을 일으키는 음식을 줄이고, 영양이 풍부한 음식을 섭취하기. 스트레스를 다루는 방식을 바꾸고, 마음속 소란을 가라앉혀 부교감신경 깨우기. 이런 변화만으로도 큰 효과를 볼 수 있다. 실제로 톰, 주니퍼, 재닛이 삶을 송두리째 바꾼 뒤 자연 치유를 경험한 것처럼 말이다. 하지만 나는 오랜 연구 끝에 나름의 결론에 도달했다. 우리에게는 더 깊은 변화가 필요하다. '나는 누구인가'라는 근원적 질문으로 돌아가야 한다. 정체성을 치유해야 비로소 배운 방법들을 활용해 평온을 되찾고 건강을 회복할 기회가 열린다.

지금 미레이에게는 암이 없다. 여전히 정기 검진을 받고 있지만, 그마저도 횟수가 줄었다. 처음에는 한 달마다, 그다음에는 여섯 달마다, 지금은 1년에 한 번만 받는다. 몇 년 동안 깨끗한 결과가 이어지자 주치의는 고개를 저으며 이렇게 말했다.

"제 생애에 이 병을 두고 '완치'라는 말을 쓰게 될 줄은 몰랐습니다."

10

환자라는 낙인에서 벗어나는 순간

"모든 사람은 천재다. 그러나 물고기의 가치를 나무 타기로 판단한다면
물고기는 평생 자신이 어리석다고 여길 것이다."

— 알베르트 아인슈타인

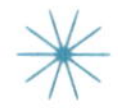

아래 그림에서 무엇이 보이는가.

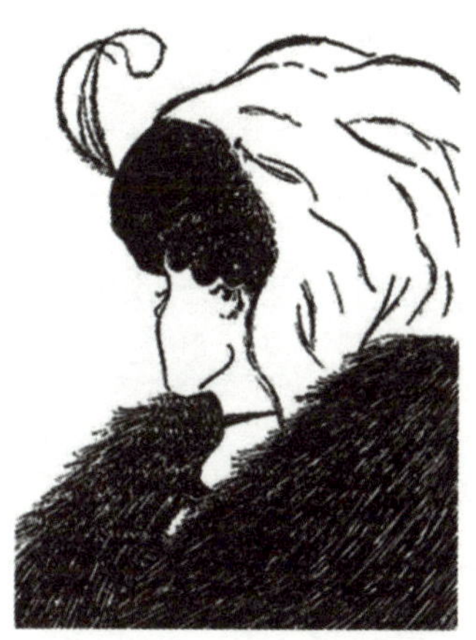

　턱을 모피 코트에 묻고 흰 두건으로 머리를 감싼 노파가 보일지 모른다. 매부리코, 작고 슬픈 눈, 아래로 처진 입. 하지만 노파의 코를 젊은 여인의 뺨으로 바꿔서 보자. 노파의 눈은 귀가 되고, 입은 목걸이가 된다. 이제 젊은 여인이 보이는가?

　이 그림은 1888년 이름 모를 화가가 그린 다음 엽서에 인쇄해 배포한 것이다. 몇 해 뒤 한 신문기자가 우연히 발견해 지면에 싣고는 이렇게 제목을 달았다. "아내와 장모님" 그리고 덧붙였다. "두 사람 모두 그림 속에 있으니 찾아보세요!"

1930년, 심리학자 에드윈 보링Edwin Boring은 이 그림을 논문에 인용했다. 당시 논문 주제는 '지각perception'이었다. 모호한 이미지를 마주할 때 어떤 것을 먼저 보는지, 또 한 번 인식한 뒤에는 왜 그토록 다른 시각으로 보는 게 어려운지에 대한 연구였다. 많은 이들이 처음 본 이미지에서 벗어나지 못한다. 처음에 노파를 본 사람은 젊은 여인을 찾아내기 힘들어한다. 보링은 여기에는 일종의 '전경 배경 전이figure-ground shift'가 필요하다고 설명한다. 특정 부분을 배경으로 밀어내고 다른 부분을 앞으로 끌어와야 새로운 모습이 보인다는 것이다. 그러면 전혀 다른 그림이 드러난다.

자연 치유를 경험한 사람들도 이런 전경 배경 전이를 겪는다. 미레이도 어느 날 불현듯 깨달았다. 오래도록 노파만 봐왔는데 문득 고개를 드니 젊은 여인이 보이는 순간. 미레이는 "드리워진 장막이 벗겨진 순간"이라고 표현했다. 그제야 자기 삶이 뚜렷이 보였고, 다시 인식한 삶은 지금까지 믿었던 것과는 전혀 달랐다. 같은 인생, 같은 사람에게 완전히 다른 그림이 나타난 것이다.

우리 역시 나 자신과 병을 바라볼 때 이런 전이를 경험해야 한다. 노파와 젊은 여인을 모두 인식한 뒤에는 왔다 갔다 하며 원하는 쪽을 볼 수 있다. 하지만 동시에 두 여자를 볼 수는 없다. 노파 아니면 젊은 여인, 둘 중 하나뿐이다. 스스로를 아픈 사람으로 규정한다면 다른 버전의 자신은 볼 수 없지 않을까?

오하이오에서 만난 뇌성마비 환자 캐런은 전경 배경 전이의 좋은 예다. 캐런과 일란성 쌍둥이 언니는 태어날 때부터 뇌성마비였다. 뇌성마비는 보통 태아 발달 이상이나 분만 과정에서의 산소 부족으로 생기는데 근육, 몸의 움직임, 균형을 잡는 능력에 영향을 준다. 어떤 근육은 과도하게 힘이 들어가고, 또 어떤 곳은 힘이 너무 없어 늘어진다. 캐런은 특히 다리가 불편했다. 걸을 때 발뒤꿈치가 땅에 닿지 않았고 다리를 곧게 펴기도 힘들었다. 다른 아이들은 학교 계단을 날 듯이 올라갔는데 캐런은 난간을 붙잡고 천천히 몸을 끌어 올려야 했다. 누구나 당연히 누리는 것을 박탈당한 채 사는 건 어린아이에게는 특히 잔인한 일이다.

그러다 캐런은 고향 근처에서 진료하던 네메 박사를 찾았다. 몇 번의 방문 후 그녀는 몸이 달라지는 걸 느끼기 시작했다. 네메 박사가 손을 얹으면 몸이 뜨겁거나 이상한 느낌이 든다는 환자가 많다. 몸을 떨거나 심지어 기절하기도 한다. 캐런도 그중 하나였다. 갑자기 에너지가 솟구쳐 의자에서 벌떡 일어나 방 밖으로 달려 나갔다. 태어나 처음으로 달린 순간이었다.

최근에는 줄기세포나 제대혈로 손상된 신경세포를 대체해 뇌성마비를 치료하려는 임상이 진행 중이다. 그러나 아직 뇌성마비는 완치할 수 없는 병으로 알려져 있다. 그럼에도 캐런은 타고 태어난 제약을 대부분 극복하며 건강하고 활기차게 살아간다. 마지막으로 본 그녀는 밝고 건강했으며, 못 쓰던 근육을 단련하기 위해 꾸준히 4~5킬로미터씩 달리고 있었다. 게다가 물리치료사가 되겠다는 꿈을 안고 전문학교에 등록했다. 이제 껏 상상도 못한 미래가 눈앞에 펼쳐진 것이다.

하지만 쌍둥이 언니는 달랐다. 인터뷰 내내 휠체어에 앉아 조용히 이야기를 듣기만 했다. 동생의 놀라운 변화를 곁에서 지켜봤지만, 정작 자신은 네메 박사를 만나고 싶지 않다고 했다. 스스로 그런 도움을 받을 자격이 없다고 여겼기 때문이다. 시도해봤자 실패할 거라면서, 자기는 부족한 인간이라 치료받을 가치조차 없다고 했다. 너무 가슴이 아파서 잊히지 않는 이야기다. 나는 아마 평생 두 사람의 대조적인 모습을 가슴 아프게 기억할 것이다.

캐런의 쌍둥이 언니 일화는 중요한 화두를 던진다. 왜 우리는 좋은 것보다 나쁜 것을 더 쉽게 믿는가. 얼마나 많은 사람이 자신을 부족한 존재로 여기며 더 나은 삶을 살 자격이 없다고 생각할까. 그리고 어떻게 해야 이 그림을 뒤집어, 아프거나 부족한 모습이 아닌 진짜 자신을 보게끔 만들 수 있을까.

| 인식의 힘 |

나는 인디애나의 시골에서 자랐다. 사방이 탁 트인 농지와 끝없는 푸른 하늘로 둘러싸여 있었지만 세상이 답답하게만 느껴졌다. 엄격한 종교적 규율과 끝없는 판단에 갇혀 있었기 때문이다. 내가 입은 옷은 모두 어머니가 손수 만든 것이었고, 동생들과 나는 집에서 직접 머리카락을 잘랐다. 말투도 촌스러운 시골 억양이었는데, 하필 같은 종교 공동체 안에서도 가장 심한 편이었다. 일곱 살 무렵, 교회 로비에서 친구가 한 말이 아직까지도 잊히지 않는다.

"너희 아버지는 완전 시골뜨기처럼 말하네!"

인디애나에서 가장 가난한 지역에 살던 그 친구는, 자기 아버지가 아니라 우리 아버지에게 촌스럽다고 말했다. 그러나 우리는 그런 것을 신경 쓰면 안 된다고 배웠다. 옷차림이나 유행 같은 것은 중요하지 않았다. 오로지 신에게 인정받는 것만이 전부였다.

세상이 내가 배운 것보다 훨씬 크고 넓고 아름답다는 걸 안 뒤로 나는 더 이상 좁은 세계에 머물고 싶지 않았다. 더 나아가 고등 교육을 받고 학위를 따고 의사가 되는 꿈을 이루려면 변해야 한다는 것도 깨달았다. 대학 입학을 앞두고 고지식해 보이는 뿔테 안경을 콘택트렌즈로 바꿨다. 난생처음 미용실에 가 머리도 단정히 다듬었다. 그리고 유행하는 옷을 샀다. 9월의 무덥고 습한 날씨 속에 캠퍼스에 들어선 순간, 사람들의 시선이 달라졌다. 나를 평가하는 게 아니라 같은 무리에 속한다고 여기는 눈빛이었다. 따뜻한 수용에 눈물이 날 지경이었다. 내 안은 그대로였지만 타인의 시선은 점차 나 자신을 새롭게 보도록 만들었다.

누구에게나 '진짜 나'와 '겉으로 보이는 나' 사이에 간극이 있다. 때로는 그 간극이 아주 크게 벌어지는 경우도 있다. 고달픈 어린 시절이 남긴 선물 같은 깨달음이다.

사람들은 흔히 다른 사람의 시선을 신경 쓰는 건 속물적인 태도라고 한다. 물론 남의 눈에 상관없이 자신의 가치를 아는 건 매우 중요하다. 하지만 사람들이 나를 어떻게 보는지가 실제로 중요할 때도 있다. 그것이 일자리를 얻는 데 영향을 주기도 하고, 연애 기회를 만들기도 하며, 심지어 치유에도 영향을 준다. 우리는 타인의 시선에 영향을 받고, 동시에 우리를 어떻게 봐야 하는지 타인에게 알려주기도 한다. 다른 사람이 당신을 병들고 망가진 존재로 본다면, 당신도 자신을 그렇게 느끼게 될 것이다. 그러면 당신의 기본 모드 네트워크에 '나는 아픈 사람'이라는 인식이 굳어진다. 본인과 주변 사람 모두 당신을 아픈 사람으로 규정한다면 회복의 길은 더 멀고 험난해진다.

우리는 이미 믿음과 건강, 치유가 얼마나 깊이 연결되어 있는지, 또 인식이 세상을 바라보는 방식을 어떻게 근본부터 바꾸는지 살펴본 바 있다. 예를 들어 센트럴파크 벤치에 나란히 앉아 있는 두 사람을 생각해 보자. 둘은 전혀 다른 세상을 경험하는 중이다. 한 사람은 끊임없이 몰려드는 자동차 소음에 시달리고 머리 위를 가르는 헬리콥터 소리에 위협을 느낀다. 다가오는 사람들조차 불길하게 보인다. '저 사람은 내게 뭘 원하는 거지?'

반면 그 옆에 앉은 사람은 전혀 다른 장면을 본다. 아기를 유모차에 태운 엄마가 담요를 다정히 덮어주고, 연인이 세상에 둘만 존재하는 것처럼 손을 맞잡고 속삭인다. 햇빛에 반짝이는 나무에서 붉고 노란 낙엽이 드문드문 떨어지는 아름다운 가을날이다. 같은 자리에서 이렇게 다른 세계를 살아가는 것이다. 이런 인식의 차이가 수년간 쌓이면 두 사람의 몸속 화학반응과 생리작용이 얼마나 달라질지 짐작할 수 있다.

인식은 감각마저 바꿔놓는다. 생각이 바뀌면 듣는 것이나 맛보는 것까지 달라진다. 그 유명한 맥거크 효과McGurk effect[1]가 좋은 예다. 이 효과를 검색해 보면 재미있는 영상이 나온다. 한 남자가 "바, 바, 바"라고 말하다가 갑자기 "파, 파, 파"로 입 모양을 바꾸는 듯 보인다. 분명히 '파' 소리가 들린다. 하지만 실제로는 "바, 바, 바" 소리만 반복되고 있을 뿐이다. 그의 입 모양이 '파' 발음을 만드는 것을 보는 순간, 우리의 귀는 자연스럽게 '파'라고 듣는다. 뇌가 무의식적으로 만들어낸 소리다.

시각의 맹점도 마찬가지다. 시신경이 망막과 연결되는 지점에는 빛을 감지하는 원추세포와 간상세포가 없어 원래는 보이지 않는다. 그런데도 우리는 그 빈자리를 스스로 메우며 매끈한 이미지를 만들어낸다. 존재하지 않는 부분을 뇌가 스스로 메우는 것이다.

연구에 따르면 누군가 고의로 고통을 가한다고 믿을 때 실제로 통증이 더 크게 느껴진다고 한다. 다쳤을 때 욕을 뱉으면 통증이 줄어든다는 연구도 있다. 감정이 통증의 강도를 바꾸는 것이다. 누군가 일부러 자신을 해쳤다고 생각하면 더 아프고, 반대로 고통을 욕설로 밀어내면 통증이 줄어든다.

또 다른 연구[2]는 인식이 몸을 어떻게 바꾸는지 보여준다. 같은 호텔에서 일하는 객실 청소원을 두 그룹으로 나누고 한쪽에는 "청소는 곧 운동이며, 보건 당국이 권장하는 하루 운동량을 충족한다"라고 알려주었다. 다른 쪽에는 아무 말도 하지 않았다. 몇 주 뒤, 첫 번째 그룹은 실제로 체중, 허리와 엉덩이 비율, 체질량지수, 혈압이 눈에 띄게 좋아졌다. 반면 아무 설명도 듣지 못한 그룹은 변화가 없었다. 단순히 '나는 운동하고 있다'라는 믿음만으로 몸이 변한 것이다.

노화도 마찬가지다. 대부분 나이 드는 걸 달가워하지 않는다. 늙으면 쇠약해지고 잃는 것이 많다고 생각한다. 이런 부정적인 생각은 단순한 심리 상태를 넘어서 실제 건강을 해치고 수명을 줄인다. 하버드대학교 엘런 랭어Ellen Lange, 예일대학교 공중보건대 베카 레비Becca Levy 연구팀은 노화를 긍정적으로 바라보는 태도가 건강을 지키고[3], 심지어 운동이나 금연보다 수명을 더 늘려준다고 밝혔다.[4,5] 반대로 노화에 대한 부정적 인식은 알츠하이머 위험성을 높였다. 자기 자신을 부정적으로 바라볼 때 생기는 만성 스트레스가 기억과 감정을 담당하는 해마를 손상시켰기 때문이다.

마음은 수동적인 존재가 아니다. 물리학에서 말하는 '관찰자 효과'는 우리의 인식이 현실을 바꾸고 경험을 바꾸며 때로는 몸까지 바꿀 수 있음을 보여준다. 그리고 어떤 인식을 선택하느냐는 사람으로서 가장 중요한 부분과 맞닿아 있다. 동물은 본능대로 반응하지만, 인간은 같은 경험을 하더라도 어떻게 해석할지 스스로 선택할 수 있다. 그 선택이 우리를 초월로 이끌기도 하고 파멸로 밀어 넣기도 한다. 르네상스 철학자 조반니 피코 델라 미란돌라Giovanni Pico della Mirandola가 말했듯, 인간은 신이 될 수도, 짐승이 될 수도, 천사나 악마가 될 수도 있다.[6] 결국 자기 자신과 병을 어떻게 바라보느냐에 따라 회복의 가능성은 꽉 막힐 수도, 전혀 새로운 길이 열릴 수도 있다.

| 알라모의 짐 보위 |

2014년, 이완 반응의 창시자이자 심신의학 분야의 개척자인 허버트 벤슨에게서 연락을 받았다. 매사추세츠 종합병원에서 자연 관해를 주제로 강연을 해달라는 요청이었다. 반가우면서도 동시에 조금 부담스러운 소식이었다. 청중은 세상에서 가장 냉정하고 까다로운 이들, 바로 내 동료 의사였기 때문이다. 그때까지 나는 여러 차례 방송에 출연했고 TED 무대에 선 적도 있다. 떨 이유가 없지만 솔직히 긴장됐다.

다행히 강연은 무사히 끝났다. 최대한 과학적이고 객관적인 자료를 중심으로 발표했고, 청중도 흥미롭게 들어주었다. 강연이 끝난 뒤, 한 의사가 놓고 간 메모를 발견했다. 내가 한 말을 적고 밑줄을 그은 다음 느낌표와 웃는 얼굴까지 그려놓았다. 바로 이 대사였다.

"놀라운 회복을 이뤄낸 사람들은 자기 돌봄 분야의 영웅들입니다. 남들은 질병과 장애만 보는 곳에서 잠재력과 가능성을 본 사람들이죠."

다음 날 매사추세츠 종합병원 정신과 부원장으로부터 한 통의 이메일이 도착했다. 신장암의 일종인 신세포암renal cell carcinoma 환자의 자연 관해 사례였다. 신세포암은 대개 치명적이지만 설명하기 어려운 이유로 비교적 자주 자연 관해가 일어나는 병이다. 부원장은 이런 말을 덧붙였다.

"텍사스 출신의 엔지니어 제럴드 화이트라는 사람의 사례입니다. 아주 특별한 이야기를 들려줄 거예요."

제럴드, 그러니까 제리는 전화기 너머로 목청 높여 이야기하는 사람이었다. 화가 나서가 아니라 그만큼 열정이 넘쳐서였다. 그는 자신의 이야기를 세상에 소리쳐 알리고 싶어 했다. 내가 병과 관련된 사연을 들으려 전화를 걸었을 때, 그는 먼저 다른 이야기를 꺼냈다. 바로 멧돼지 이야기였다.

제리는 텍사스 중앙의 작은 마을, 브래저스 강가에 살고 있었다. 붉은 벽돌 건물과 차양이 늘어선 마을 중심가는 마치 서부

개척 시대를 옮겨놓은 듯했고, 탁 트인 텍사스 하늘은 이곳이 한때 독립 공화국이었음을 말해주는 것 같았다. 제리는 매년 알라모 전투(텍사스 독립 전쟁 당시, 텍사스 주민 약 200명이 알라모 요새에서 멕시코군 1,800명에 맞서 2주간 치열하게 싸우다 전원 전사한 전투로, 오늘날 미국의 영웅 신화로 꼽힘-옮긴이) 재현 행사에 참가해 전설적인 개척자 짐 보위Jim Bowie를 연기했다. 칼싸움의 명수였던 보위는 병상에 누운 상태에서도 끝까지 싸우다 전사한 인물이다. 그는 침상에 누운 채로 적군을 향해 총알을 모두 쏜 뒤 숨을 거뒀다고 전해진다.

제리의 이야기를 들으니 왜 그가 짐 보위 역을 맡았는지 바로 이해할 수 있었다. 실제로 그는 텍사스 황야에서 전설 같은 사투를 벌인 적이 있다. 어느 날, 집 앞마당에 멧돼지가 들이닥쳐 화단을 짓밟고 잔디를 파헤치며 가족과 반려동물을 위협했다. 제리는 물러서지 않았다. 이미 두 차례나 암을 이겨낸 여든다섯 살의 그는 낡아빠진 권총을 손에 들고 멧돼지를 향해 나섰다. 그리고 덤불 속에서 기어코 멧돼지를 이기고 돌아왔다. 암과의 싸움에서도 마찬가지였다.

"모든 건 게으른 잔디 관리인 때문에 시작됐지요."

제리는 잔디 깎는 사람을 고용했지만, 그는 일을 차일피일 미뤘다. 화가 치민 제리는 차라리 내 손으로 끝내겠다는 마음으로 이웃에게 잔디깎이 차량을 빌려와 맹렬하게 잔디밭을 갈아엎었다. 뙤약볕 아래 몇 시간을 씨름한 끝에 드넓은 잔디밭 정리가 끝났다. 샤워를 하러 집으로 들어간 그는 몸을 씻다가 갑작스러운 발견에 충격을 받았다. 왼쪽 고환이 자몽만큼 부풀어 있었던 것이다.

곧바로 검진이 이어졌다. 여러 차례 진료받고 복부에 어떠한 압박이 있는지 확인하기 위해 CT 촬영도 했다. 결과는 제리의 눈에도 분명하게 보였다. 회색 구름처럼 보여야 할 왼쪽 신장 부분에 커다란 젤리 같은 덩어리가 자리 잡고 있었다.

의사는 잠시 말없이 사진을 바라보았다. 제리도 그 옆에서 화면을 보며 앞으로 들을 말을 마음속으로 준비했다. 돌이켜보면 참 감사한 순간이었다. 삶이 송두리째 달라지기 직전, 폭풍 전야 같은 침묵의 시간을 허락받은 셈이다.

잠시 후 의사가 예비 진단을 내렸고, 가족들이 잇달아 질문을 쏟아냈다. 하지만 제리는 조용히 앉아 생각에 잠겼다. 첫 반응은 부정이었다. 몸 상태가 그렇게까지 나쁘게 느껴지지 않았기 때문이다. '그냥 이대로 지낼 수 있지 않을까? 무리하지 않고 조심하면 괜찮지 않을까?'라는 생각이 스쳤다.

이윽고 제리가 입을 열자 가족들이 고요해졌다.

"아무것도 안 하면 어떻게 됩니까?"

"그러면 죽습니다."

의외로 큰 충격이 아니었다. 오히려 속이 시원했다.

"그 솔직함이 참 좋더군요!" 제리는 나중에 이렇게 회상했다.

진단명은 신세포암, 즉 신장암이었다. 이미 꽤 진행된 상태였고 전이도 있었다. 치료를 받지 않으면 남은 시간은 약 석 달. 치료를 받는다 해도 크게 다르지 않았다. 1990년대 당시 전이 신세포암 환자에게 선택지는 거의 없었다. 신세포암은 항암 치료나 방사선 치료 같은 전통적 치료에 잘 반응하지 않았고, 이미 70종이 넘는 약제를 시험했지만 반응률은 10%에도 못 미쳤다.[7]

그러나 제리에게 급한 건 항암이나 방사선이 아니라 종양 제거 수술이었다. 암 덩어리가 신장을 심하게 압박하고 있었기 때문이다. 곧바로 댈러스의 베일러대학병원에서 수술이 진행됐다. 무려 7시간 동안 이어진 수술 끝에 왼쪽 신장과 함께 거대한 종양이 제거되었다.

"무려 9킬로그램짜리 덩어리였어요. 세계 최대 크기의 종양은 아니라고 들었는데, 아무래도 1등 같단 말이죠. 제가 찾아봤을 때 그보다 큰 기록은 없었거든요."

제리는 못내 아쉬워했다. 나는 그의 호승심에 웃음이 터졌다. 알라모 전투에서 사령관 역할을 맡고 멧돼지를 쫓아다니던 그다운 모습이었다. 그는 암과의 전쟁에서도 승리하고 싶어 했다.

회복은 쉽지 않았다. 길고도 고통스러운 과정이었다. 하지만 제리는 매일 실내 자전거에 올라 전날보다 조금 더 나아가려 애쓰며 수술 집도의의 말을 떠올렸다.

"종양을 모두 제거했습니다."

슬프게도 그건 절반의 진실에 불과했다.

무엇이든 깊이 파고드는 성격답게 제리는 신세포암을 직접 공부하기 시작했다. 그 결과 이 암이 매우 예측 불가능하고 변덕스럽다는 것을 알게 되었다. 몸속 다른 곳으로 빠르게 번질 소지가 다분했다. 수술 1년 후, 추적 CT에서 왼쪽 신장이 있던 자리에 작은 넝어리가 발견되었다. 세리의 종양내과 주치의는 신세포암이 신장이 있던 자리에서는 절대 재발하지 않는다고 단언했지만, 영상의학과 의사는 강하게 재발 가능성을 주장했다. 조직검사 결과 악성이었다. 신세포암이 재발한 것이다.

제리는 이제 표준 치료의 선택지를 모두 잃은 상태였다. 두 번째 수술로 종양을 제거했지만, 암은 또 찾아왔다. 당시 이 단계의 신장암에 쓸 수 있는 약은 실험적이고 논란이 많은 것뿐이었다. 제리의 아들은 새로운 면역치료제 인터루킨-2에 관한 연구 자료를 찾아 희망을 주었다. 하지만 제리가 그것을 주치의에게 보여주자 그는 격분했다.

"의사가 자리에서 벌떡 일어나더니 책상을 내리치며 소리치더군요. '아들에게 쓸데없는 책 좀 그만 읽으라고 하세요! 인터루킨은 사람을 죽입니다!'라고요."

신세포암 진단을 받은 지 벌써 1년 반이 지나 있었다. 수술은 잘 끝났지만, 제리는 이제 자신의 건강을 스스로 지켜야 한다는 사실을 뼈저리게 깨달았다. 실제로 재발한 작은 종양이 발견되었을 때도 조직검사를 요구한 건 의사가 아니라 제리였다. 주치의는 그게 암일 리 없다고 고집했지만 결과는 제리의 예측대로 암이었다.

제리는 엔지니어이자 여러 나라에 특허를 낸 발명가였다. 게다가 남에게 맡기기보다 스스로 확인해서 원리를 알아내는 것이 가장 좋다는 신념을 가지고 있었다. 그래서 인터루킨-2가 무엇인지 파고들어 공부했고, 주치의가 시대에 뒤처져 있다는 결론을 내렸다. 항암제와 방사선으로 대표되는 기존의 항암 치료는 신세포암에는 별 효과가 없었다. 반면 인터루킨-2와 스티븐 던피(8장에서 소개한 MRI 촬영 후 종양이 사라진 다발골수종 환자)가 투여받았던 인터페론 같은 약물은, 면역체계 속에 원래 존재하는 메신저 단백질을 활용해 암세포를 직접 겨냥하는 방식이었다.

인터루킨-2는 논란이 많은 약이었다. 1990년대 중반 면역항암제는 이제 막 태동하던 단계였다. FDA 승인을 받기는 했지만 부작용이 심각했고 성공률도 20%에 불과했다. 그러나 이미 '죽을 확률 100%'라는 선고를 받은 제리에게 '살 확률 20%'는 꽤 괜찮은 선택이었다. 게다가 그는 원래 불리한 싸움에 기죽는 사람이 아니었다. 알라모 전투의 짐 보위를 연기하고, 멧돼지를 쫓던 제리 화이트 아닌가. 추적 CT에서 폐에 작은 전이암이 발견되자 주치의도 두 손 들고 면역치료를 허락했다.

제리는 인터루킨-2의 부작용을 '사상 최악의 독감 증상'이라고 표현했다. 고열, 오한, 구토가 이어졌다. 암세포를 몰아내려는 강력한 염증 반응 때문에 극심한 고통이 몰아닥쳤다. 그러나 제리는 멈추지 않았다. 신세포암, 암의 치료법, 생존자들의 이

야기까지 닥치는 대로 공부하고 영양, 명상, 기도 등, 할 수 있
는 모든 것을 시도하며 조금이라도 성공률을 높이려 애썼다.

인터루킨 치료에서 가장 힘든 점은 정기적으로 주사를 맞아
야 한다는 것이었다. 대부분의 환자는 짧은 시술을 위해 병원까
지 매번 가야 했지만, 다행히 제리의 딸이 간호사라 집에서 편
하게 주사를 맞을 수 있었다. 시간이 지나면서 제리는 나름의
의식을 만들었다. 주사를 맞기 전에 따뜻한 목욕으로 몸을 풀고
걱정을 내려놓았다. 그리고 오랫동안 명상에 몰입하며 머릿속
에 선명한 이미지를 그렸다. 혈관 속을 내달리는 백혈구들이 검
은 암세포를 찾아내어 하나하나 박멸하는 장면이었다. 준비가
되면 가족들이 침대 곁에 모여 손을 얹고 함께 기도했다. 제리
는 그때 실제로 온몸에 치유의 기운이 느껴졌다고 한다.

"네 살, 다섯 살배기 손주들도 기도에 끼고 싶어 안달이었어
요. 한 번은 손주 녀석이 주사제가 암을 베어내는 칼이 되게 해
달라고 기도했는데, 눈물이 날 만큼 벅차올랐습니다."

주사를 맞고 나면 늘 기운이 빠졌지만, 제리에게는 그 의식
이 무엇보다 소중했다. 가족이 함께 모여 보내던 이 '주사의 밤'
은 그의 인생에서 가장 소중한 기억으로 남았다. 제리는 미소를
지으며 말했다.

"우리 가족은 차갑고 기계적인 치료 과정을 아름다운 경험으
로 바꿨죠."

8개월이 지나자 제리는 한계에 다다랐다. 부작용이 심해졌고, 추적 CT 촬영 결과 암은 오히려 진행 중이었다. 결국 그는 치료를 중단하고 지난 1년간 꾸준히 해온 명상과 심상화에 모든 것을 걸기로 했다. 마지막이자 최선의 길이라는 직감이 들었다.

"목숨이 달리니 비로소 온전히 집중할 수 있더군요."

그가 한 심상화는 단순한 상상이 아니었다. 제리의 표현을 빌리면, 의식적으로 사고하는 왼쪽 뇌로 그림을 만든 다음, 무의식이 자리한 오른쪽 뇌로 보내는 과정이었다. 물론 뇌를 좌우로 나누어 인식하는 건 다소 단순화된 개념이다. 하지만 제리는 좌뇌와 우뇌의 구분에서 가능성을 봤다. 서로 다른 두 가지 사고 방식을 연결해 머릿속 그림을 몸속 깊이 전달하려 한 것이다. 그는 암세포 하나하나에 불빛이 켜지는 장면을 떠올렸다. 그러면 NK세포, 대식세포, T세포가 찾아내 제거할 수 있으리라 상상했다.

효과는 놀라웠다. 치료를 끊고 명상에 몰입한 지 3개월 만에 의료진은 이렇게 선언했다.

"암의 증거 없음no evidence of disease."

제리의 남다름은 강한 의지나 유머 감각이 다가 아니다. 가장 중요한 차이는 병을 대하는 태도다. 그는 병을 '맞서 싸워야 할 적'으로 여겼다. 우리가 나눈 대화나 그가 남긴 글을 보면 늘 전쟁을 암시하는 말이 등장했다. 암은 "괴물"이자 "침입자"였고,

그를 "공격"하는 대상이었다. 손주가 "주사제가 암을 베어내는 칼이 되게 해달라"고 기도했을 때, 제리는 그 말을 마음 깊이 새겼다.

불치병은 곧잘 전쟁에 비유된다. 이기거나 지는 싸움처럼 여겨지는 것이다. 어떤 이에게는 이런 비유가 큰 힘이 되지만, 모두에게 그런 것은 아니다. 병을 적으로 규정하는 게 오히려 해로운 사람도 있다. 예를 들어 클레어는 병을 몸이 보내는 메시지로 이해했다. 그래서 맞서 싸우기보다 몸의 메시지에 반응하려 했다. 반대로 제리에게 암은 알라모 전투에 몰래 쳐들어온 적군이자 마당을 뒤엎는 멧돼지였다. 낡은 권총을 들고 몰아낼 존재 말이다.

사람마다 자기에게 맞는 은유가 있다. 각자의 내면세계가 다르니 타인의 은유를 무조건 받아들이기보다 어떤 은유가 내게 힘과 생기를 주는지 고민해 봐야 한다. 병을 메시지로 보든 적으로 보든, 혹은 전혀 다른 무엇으로 보든 상관없다. 핵심은 결코 병을 '나 자신'으로 여기지 않는 데 있다. 병이 곧 나 자신은 아니다. 병에 걸렸다고 모든 순간 나를 환자로 정의할 필요는 없다.

하지만 막상 병에 걸리면 이 원칙을 지키는 게 가장 어렵다. 오랫동안 병과 함께 살아가다 보면 병이 어느새 삶과 정체성에 녹아든다. 나라는 사람과 단단히 얽힌 정체성을 어떻게 떼어내야 할까?

병은 여러 가지 얼굴로 다가온다. 어떤 때는 감당하기 힘든 상황을 억지로 멈추어 휴식을 만들어준다. 몸이 무너져야만 비로소 쉴 수 있는 사람에게는 그렇게 접근한다. 또 어떤 사람에게는 처음으로 진짜 돌봄을 받는 순간을 마련해 주기도 한다. 돌봐달라고 부탁하는 역할을 병이 대신 해주는 셈이다. 이런 의미에서 병은 아이러니하게도 '숨겨진 선물'이 될 수 있다. 하지만 여기에 너무 빠져들면 무의식 깊은 곳에서 회복을 거부하게 될 수도 있다. 늘 남을 챙기고 만족시키느라 정작 자신이 누구인지, 무엇을 위해 사는지를 잊은 상태라면 병은 단순한 경고가 아니라 빠져나갈 구실처럼 작용하기도 한다.

또한 병은 때때로 정체성과 얽혀 쉽게 분리되지 않는다. 병원에서 매일 그런 사례를 접한다. 신체적이든 정신적이든, 사람들의 가장 깊은 두려움과 욕구, 바람과 갈망이 병을 통해 드러나는 경우들. 끓어오르는 감정을 표출할 길이 없을 때 병이 그 역할을 떠맡는다. 진지하게 자문해 보자. 병이 나 대신 짊어지고 있는 게 무엇일까? 때로는 환자라는 정체성이 전부처럼 여겨진다. 병을 내려놓는 게 곧 자신을 잃는 것처럼 느껴지는 것이다. 병과 나 사이의 고리를 끊어야 진정한 치유가 찾아온다. 병 없이도 우리는 스스로 온전하다. 병이 가르쳐준 교훈을 간직한 채 새로운 자아를 만들어가면 된다.

우리는 매일 여러 얼굴로 살아간다. 누군가에게는 남편이나 아내이고, 또 다른 이에게는 자식, 형제자매, 친구, 혹은 직장 동료다. 부모가 보는 나와 자녀가 보는 나는 전혀 다른 사람일 것이다. 그렇다고 해서 모두가 거짓이거나 거짓 섞인 모습은 아니다. 여러 관계 속에서 끊임없이 다른 얼굴을 드러내는 것, 그것이 인간다운 삶이다. 빛을 받으면 색이 달라지는 프리즘을 떠올려보자. 빛에 비추면서 조금씩 돌리면 분홍빛, 푸른빛, 노란빛으로 끝없이 달라진다. 무수한 색과 면을 가진 하나의 존재. 그것이 우리다.

때로는 스스로 어떤 모습을 보일지 선택하기도 한다. 환자들은 내게 단호한 의사로서의 태도를 바랄 때도 있고, 인간적인 위로를 기대할 때도 있다. 나는 상황에 맞추어 태도를 조율하는 기술을 익혔다.

가끔은 무의식적으로 얼굴이 바뀔 때도 있다. 아이를 재운 뒤 거실로 내려와 배우자와 마주 앉는 순간, 자연스럽게 어머니에서 아내로 바뀌는 것처럼 말이다. 나는 이걸 '가면 바꿔 쓰기'라고 부른다.

내가 선택하지 않은 얼굴도 있다. 특히 만성질환이나 난치병은 세상이 붙여놓은 꼬리표 같은 가면이다. 한번 씌워진 가면은 그대로 들러붙어 그 사람을 규정해 버리기도 한다. 병이 곧 나라고 착각하게 만드는 것이다. 정체성을 되찾는다는 것은 가면과 꼬리표 너머의 '나'를 발견하는 일이다. 온갖 색이 현란한 프리즘도 결국은 단 하나의 유리 조각이듯, 우리도 수많은 역할 너머에 존재하는 단 하나의 온전한 존재다.

우리 안에는 눈에 보이는 모습보다 더 깊은 차원의 자아가 존재한다. 수많은 종교와 사상에서는 그것을 '영혼'이라 불렀다. 저명한 신경외과 의사 와일더 펜필드Wilder Penfield는 환자가 깨어 있는 상태에서 뇌 수술을 하며 전극으로 뇌의 여러 부분을 자극했다. 환자들은 어떤 부위를 건드리면 냄새가 떠오르고, 또 어떤 부위에서는 움직임이나 기억, 감정이 불쑥 솟아오른다고 했다. 그는 뇌와 신체 각 부위의 연관성을 말해주는 뇌 기능 지도, 오늘날 '호문쿨루스homunculus'라 부르는 도표를 남겼다. 하지만 끝내 자아가 존재하는 부분은 찾지 못했다. 자극을 받은 환자들은 언제나 말했다.

"이건 제가 한 게 아니에요. 선생님이 자극해서 반응했을 뿐이죠."

우리는 흔히 남들이 보는 모습, 남들이 부여한 정체성에 매달린다. 하지만 그게 나 자신을 전부 설명해 주지는 못한다. 나는 내 직업이 아니고, 과거의 실수가 아니다. 사랑하는 사람들이 믿는 그대로의 모습일 필요도 없다. 병과 환자라는 꼬리표 역시 그렇다.

진정한 자아는 모든 가면과 꼬리표 너머에 존재한다. 그렇다면 진짜 자아는 어떻게 해야 마주할 수 있을까? 앞서 말한 전경 배경 전이처럼, 병과 환자라는 전경을 배경으로 밀어내고 배경에 깔린 본래의 나를 만나려면 어떻게 해야 할까?

| 환자라는 가면 벗기 |

여기서 중요한 역설이 하나 있다. 전경 배경 전이는 억지로 꾸밀 수 없다는 점이다. 미레이의 경우도 그랬지만, 내가 살펴본 많은 사례에서 정체성 전이는 그들의 자연 치유만큼이나 갑작스럽고 자연스럽게 일어났다. 하지만 사실 자연 치유는 오랜 시간 준비된 끝에 찾아오는 경우가 많다. 정체성 전이도 그렇지 않을까?

이런 생각을 곱씹고 있을 때, 한 환자의 어머니가 딸과의 면담을 위해 내 진료실을 찾았다. 단정한 옷차림, 환한 미소, 따뜻한 눈빛. 겉보기엔 평범한 중년 여성이었다. 그러나 그녀가 잠시 기다리는 동안 털어놓은 이야기는 짐작과는 사뭇 달랐다.

그녀는 한때 파괴적인 생활 패턴에 갇혀 있었다고 했다. 결혼과 이혼을 반복했고, 어린 시절의 성적 학대에서 벗어나지 못했다. 중독에 빠졌다가 회복을 시도했지만, 다시 무너져내려 직장을 잃었다. 아무리 애써도 빠져나올 수 없는 굴레 같았다. 그래서 오랫동안 스스로를 '망가진 사람', '병들 운명을 타고난 사람'이라고 믿었다. 자신을 규정하는 가장 깊은 곳에 그 믿음이 자리 잡고 있었기에, 새 삶을 바란다고 해서 달라질 수 없다고 생각했다. 하지만 지금의 그녀는 완전히 다른 사람이다. 차분하고 단단하게 잘 살아가고 있다.

"무슨 일이 있었던 거죠?"

수많은 환자가 갈망했지만 좀처럼 이루지 못한 변화를 그녀는 어떻게 이루었을까. 뜻밖에도 아주 구체적인 일화가 튀어나왔다. 자신의 삶 전체를 잘못 인지했음을 단번에 깨달은 때였다. 바로 전경 배경 전이의 순간이다.

"아직도 그날이 생생해요. 요가 수업을 받던 중이었죠. 아기 자세로 이마를 바닥에 대고 있는데, 갑자기 깨달음이 밀려왔어요. 나는 결함 있는 사람이 아니라는 사실이요. 그냥 그렇게 믿고 있었을 뿐이었어요. 내가 저지른 잘못이나 실수가 나를 규정하는 건 아니에요. 나는 있는 그대로 괜찮은 사람이고, 행복한 삶을 누릴 자격이 있는 존재죠."

나는 요가에 대해 잘 모른다. 집에 돌아와 그녀가 말한 아기 자세를 찾아보니 무릎을 끌어안고 몸을 웅크려 엎드리는 가장 단순한 자세였다. 그래서일까. 그녀는 그 자세를 취하며 태초의 잘못으로 돌아가 단단히 얽힌 오래된 믿음을 뿌리 뽑았다. 땅속 깊이 뿌리 내린 잡초를 뽑아내듯 말이다.

그녀는 아기 자세에서 몸을 일으켜 요가 교습소를 나왔다. 그리고 그날 이후 완전히 다른 사람이 됐다. 12년이 지난 지금, 그녀의 삶은 예전과 너무 달라져서 과거의 자신이 봐도 못 알아볼 정도가 되었다. 일에서는 성공을 거듭했고, 곁에는 10년째 함께하는 든든한 남편이 있다. 남편의 눈빛만 봐도 아내를 얼마나 아끼는지가 보일 정도다. 분명 같은 사람이건만 본질적으로는 완전히 달라졌다. 세상이 덧씌운, 그리고 스스로 믿어온 상처투성이 가면을 벗어던지고 오랫동안 잊고 지냈던 본래의 자아를 되찾은 것이다.

물론 그 변화가 요가 수업을 받는 순간에 갑자기 일어난 것은 아닐 테다. 그날의 깨달음은 오랜 준비 끝에 찾아온 열매였다. 그녀는 수년 동안 몸과 마음을 돌보려 애썼지만 번번이 실패했고, 어떻게든 해내고 싶다는 절실함 속에서 요가를 시작했다. 그렇게 아기 자세로 몸을 웅크린 순간, 삶을 바꾸는 통찰이 찾아온 것이다. 우연히 깨달음이 방문한 게 아니다. 스스로 깨닫기를 선택한 결과였다.

그녀의 이야기를 곱씹으며 돌아보니 다른 환자들의 변화도 마찬가지였다. 주니퍼, 재닛, 미레이, 클레어, 제리……. 누구도 '그냥' 달라지지 않았다. 모두가 인생에서 무엇을 원하는지, 병을 어떻게 받아들이거나 거부할지, 오랫동안 화두로 붙잡고 깊이 고민했다. 어떤 이는 큰 변화를 선택한 뒤 그 여파에 흔들리며 힘든 시간을 보내기도 했다. 하지만 그 과정이 오히려 삶을 다시 바라보게 했고, 더 선명히 깨닫게 했다. 그것이 바로 기본 모드 네트워크에서 벗어나는 길이었다.

하나의 흐름이 보이기 시작했다. 깨달음이나 전경 배경 전이는 억지로 만들 수 없다. 하지만 그 순간을 맞이할 준비는 할 수 있다. 삶의 토양을 가꾸듯, 마음과 일상을 정리하며 길을 열어두는 것이다. 새로운 경험 속으로 들어가 익숙한 틀에서 벗어나거나, 병이 내게 어떤 의미를 지니는지 깊이 성찰하는 것도 방법이다. 병이 나 대신 짊어지고 있는 것은 무엇일까? 오히려 내가 병이라는 이름 뒤에 숨어 잠시 숨을 고르려는 건 아닐까? 다른 사람을 돌보느라 정작 내 욕구와 꿈을 잊고 있지는 않은가? 타인의 기대에 맞추느라 진짜 삶을 놓치고 있는 건 아닌가? 나는 어떤 때 미처 거절하지 못할까? 그리고 내 안의 깊은 존재가 진심으로 원하는 건 무엇일까? 질문에 답하며 조금씩 방향을 틀다 보면 병에 기대지 않고도 진실된 삶을 살아갈 수 있다.

우리는 모두 언젠가 삶의 끝을 마주한다. 병이 있든 없든 마찬가지다. 대부분은 죽음에 대한 생각을 뒤로 미루지만, 막다른 곳에 서면 더 이상 피할 수 없다. 그러나 죽음을 정면으로 직시하는 순간, 삶은 전혀 다른 빛을 띤다. 그것이야말로 정체성을 되찾는 데 필요한 전환, 진정한 전경 배경 전이를 일으키는 강력한 힘이다.

휘플 수술을 거부한 지 두 주쯤 지나, 클레어는 홀로 포틀랜드 집 근처 쇼핑몰을 찾았다. 그곳에 마지막으로 방문한 건 췌관선암을 진단받기 전, 어머니와 함께였다. 가게를 하나씩 돌아다니며 옷을 고르고 거울 앞에서 스웨터가 어울리는지 살펴보던 기억이 생생했다. 그때만 해도 어디에 입고 갈지, 얼마나 오래 입을 수 있을지, 아무렇지 않게 미래를 그릴 수 있었다. 하지만 지금 클레어가 떠올리는 미래의 모습은 전혀 다르다. 이제 클레어는 자신이 없는 세상을 상상한다.

그녀가 읽고 있는 『삶의 마지막 1년A Year to Live』이라는 책에는 더는 존재하지 않는 사람처럼 거리를 걸어보라는 말이 나온다. 클레어는 늘 다니던 길을 따라 매장을 지나며 옷걸이에 손을 댔다. 그녀가 세상을 떠난 뒤에도 옷걸이는 그대로일 터다. 단지 걸린 옷만 달라질 뿐. 탈의실 앞 벤치에 앉아 늘어진 남편들, 푸드 코트에 줄 선 사람들도 변함없이 각자의 일상을 살 것이다. 출근을 하고, 아이에게 입 맞추고, 아이스크림을 먹겠지. 거기에 더는 그녀가 없을 뿐이다. 어느 순간부터는 이미 유령처럼 지워진 존재가 된 것 같았다. 공허하고 섬뜩한 감각이었다.

"세상은 나 없이도 흘러간다는 걸 뼈저리게 느꼈어요. 심장을 꿰뚫는 화살 같은 경험이었죠."

고통스러웠지만 클레어는 그 경험이 치유의 출발점이었다고 말한다. 죽음을 정면으로 마주하고 받아들였을 때, 비로소 삶에 대한 새로운 시각이 열렸다. 그 순간의 깨달음이 도미노처럼 이어져 삶과 영혼, 몸과 세포 깊숙이까지 파문을 일으켰다.

그러나 여전히 날카로운 역설이 남는다. 가장 간절히 살고 싶을 때, 어떻게 죽음을 진심으로 받아들일 수 있을까.

11

죽음의 문턱에서 만난 역설적 회복

"의사여, 네 병이나 고쳐라."

— 누가복음 4:23

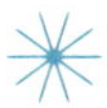

대학 2학년 때, 첫사랑이던 여자 친구에게 청혼했다. 고맙게도 제인은 흔쾌히 승낙해 주었다. 하늘을 나는 기분이었다. 힘든 어린 시절을 뒤로하고 이제는 제인과 가정을 꾸려 새로운 삶을 시작할 수 있을 거라 믿었다.

봄방학 아침, 우리 커플을 포함한 대학 친구들 여섯은 낡은 스테이션왜건에 몸을 싣고 시카고에서 제인의 고향인 코네티컷까지 차를 몰았다. 나는 운전석 옆자리에 앉았고, 제인은 내 옆에서 내가 선물한 책 『잔인한 자비』를 읽고 있었다. 부부 관계를 다룬 책으로 내게 큰 울림을 준 작품이었다. 창밖으로는 오하이오의 들판이 스쳐 지나갔고, 해가 지자 펜실베이니아의 어두운 구릉이 이어졌다. 멀리서 네모난 불빛이 드문드문 깜빡였다. 농가의 창문에서 새어 나온 전등빛이었다. 토요일 밤, 잠 못 이루는 농부는 무슨 생각을 하고 있을지, 뭐가 그리 걱정인지 문득 궁금해졌다.

록헤이븐 근처 산길에 들어섰을 때였다. 대형 트럭이 빙판에 미끄러지며 우리 차를 덮쳤다. 트럭 후미와 난간 사이까지는 불과 몇 발짝 남짓한 공간뿐이었다. 나는 "오른쪽으로 피해!"라고 소리쳤다. 그 후의 기억은 산산조각 난 차 앞 유리처럼 흩어졌다.

사고 직후, 세상이 일시 정지한 것처럼 소름 끼치는 고요가
엄습했다. 그리고 곧 모든 것이 한꺼번에 들이닥쳤다. 트럭 운
전사가 뛰쳐나와 욕설을 내뱉으며 울부짖었고 우리 차 뒷좌석
에 있던 친구 하나가 밖으로 달려 나가며 비명을 질렀다. 운전
석의 존은 이미 숨이 끊어진 상태였다. 제인은 목에서 피를 쏟
으며 축 늘어져 있었다. 차에서 끌어내고 확인하니 맥박이 희미
했다. 사방은 어둡고 모든 걸 얼어붙게 만드는 추위뿐이었다.
나 역시 크게 다쳤지만 아플 겨를이 없었다. 눈에 고인 피를 닦
아내며 제인에게 심폐소생술을 시작했다. 한 시간, 어쩌면 두
시간 가까이 계속 제인의 심장을 눌렀다. 빙판길 때문에 구급차
도, 헬리콥터도 올 수 없었다. 내가 할 수 있는 건 그저 멈추지
않고 심폐소생술을 하는 것뿐이었다.

심폐소생술은 구조대가 올 때까지 멈춰서는 안 된다. 병원에
서 일한 덕분에 그걸 잘 알고 있었다. 그래서 기계처럼 무감각
하게, 몸이 부서져라 눌렀다. 마침내 응급구조대가 도착해 나를
멈춰 세우고 제인을 확인했다. 이미 늦었다. 제인은 세상을 떠
났다.

그날 밤 응급실에 누워 있는데 부모님의 연락이 닿았다. 또
하나의 비보가 기다리고 있었다. 가족 중에서 유일하게 나를 아
껴주시던 몬태나의 할아버지가 심장마비로 세상을 떠났다는
소식이었다. 내 삶은 송두리째 무너져 내렸는데, 성형외과 의사
는 내 얼굴의 상처를 꿰매며 간호사와 농담을 주고받았다. 지금

까지도 잊히지 않는 장면이다. 시시덕대는 목소리가 먼 메아리처럼 들렸다. 깊은 우물 바닥에 홀로 남겨진 기분이었다.

이틀 뒤, 나는 의사의 만류를 무릅쓰고 중환자실에서 퇴원했다. 병원에서는 내가 죽을 위험성을 알고도 퇴원한다는 걸 확인하는 서류에 서명하라 했다. 폐에 구멍이 뚫린 상태라 공기가 새다가 기흉이 생겨 죽을 수도 있다고 엄포를 놓았다. 나는 기꺼이 서명했다. 그때는 제인의 빈소에 제시간에 도착하는 것이 목숨보다 중요했다. 화가 치밀었고 혼란스러웠으며 걷잡을 수 없는 슬픔이 몰아닥쳤다. 누가 뭐라 해도 장례식에는 반드시 참석해야 했다.

그날의 사고는 나를 뒤흔들었다. 생명이란 얼마나 연약하고 덧없는지. 내 곁에서 책장을 넘기던 제인은 다음 순간 들것에 실려 떠났다. 나는 피로 얼룩진 책을 쥔 채 그걸 목격해야만 했다. 왜 나는 아직 살아 있는가. 이게 다 무슨 의미가 있다고.

그전까지 내 삶은 고통과 혼란의 소용돌이였다. 왜 내게 또 이런 일이 일어났을까. 내가 사랑한 두 사람이 같은 날 세상을 떠나다니. 죽음의 때와 장소에도 이유가 있을까. 우주가 돌아가는 원리, 생명이 빛나다 사라지는 방식에도 어떤 이치가 있을까. 에너지가 물질로 형태를 맺고, 다시 물질이 녹아 에너지로 돌아가는 순환의 과정에 의미가 있을까.

사고의 그림자는 오랫동안 내 뒤를 쫓았다. 질문이 샘솟고 오래 머물렀다. 삶의 토대가 무너지며 지각 변동이 일었다. 무엇을 믿고 무엇을 믿지 말아야 하는가. 그 후로 오래도록 무감각하게 살았다. 겉으로는 태연하게 학교생활과 업무를 해냈지만 속은 얼어붙어 있었다. 슬픔을 짧고 격렬하게 겪는 사람도 있는데, 나는 오래도록 잠기는 타입이었다. 그럼에도 기계적으로 일상을 반복하는 와중에 조금씩 움트는 감정이 있었다.

그림자는 빛이 있어야 존재한다. 내가 겪은 고통에 긍정적인 면이 있다면 그건 뜻하지 않은 해방감이었다. 슬픔에서 헤어난 뒤, 나는 타인의 시선에 더 이상 얽매이지 않게 되었다. 남들이 바라는 것이 아닌, 내가 원하는 것에 초점을 맞추었다.

이때가 인생 최초로 진지한 학생이 된 시절이다. 소중한 사람의 죽음이라는 트라우마에서 회복하려면 열심히 공부해야 했다. 이제 답을 바라는 질문이 생겼고, 나는 반드시 답을 찾겠다고 결심했다. 화두처럼 자리 잡은 의문이 나를 프린스턴대학교 신학대로 이끌었다. 거기서 멘토를 만나 신학을 공부하며 과학철학과 믿음의 본질에 깊이 천착했다. 그 후 의과대학에 진학해 인체 과학을 배웠다. 그렇게 나만의 길을 걸었다. 생애 처음으로 진정한 나로 살고자 했다. 교통사고와 제인의 죽음, 할아버지의 별세는 내 삶에 균열을 일으켰고 그 틈으로 전혀 다른 세계가 모습을 드러냈다. 제인이 없는 고통의 세계, 나 자신의 죽음과도 마주해야 하는 세계. 그건 다른 사람의 삶이 아닌 진정한 나의 삶으로 들어가는 문이기도 했다. 나는 더 이상 타인을 기쁘게 하려 애쓰지 않았다. 그날의 사고는 삶을 완전히 뒤바꿨다. 갇혔는지도 몰랐던 새장에서 탈출하게 해주었다. 죽음이란 때로 진정한 삶으로 인도하는 역할을 한다.

죽음과 마주하는 일은 중병에 걸렸을 때뿐 아니라 평범한 상황에서도 인생의 중대한 전환점이 된다. 죽음을 부정하는 태도가 본능에 새겨져 있어 쉽지는 않지만 말이다. 어니스트 베커 Ernest Becker가 퓰리처상 수상작인 『죽음의 부정』에서 말했듯, 우리의 문명은 죽음의 부정 위에 세워졌다. 우리는 하루도 빠짐없이 닥치는 죽음의 그림자에 저항하기 위해 종교나 자손, 업적이나 기념물을 만들었고, 거기서 여러 가지 믿음과 관습, 제도가 탄생했다.

의사로서 나는 가족의 연명치료 중단 서류에 서명하기를 꺼리는 가족을 자주 만난다. 그들은 생의 끝자락에 이르러 환자의 고통이 심해졌을 때조차 연명치료를 거부하는 당사자의 뜻을 무시하고 숨을 붙여두려 애쓴다. 놓아주어야 할 시점이 지나서까지 인공호흡기를 떼지 못하는 사람이 흔하다. 피할 수 없다면 미루는 게 상책이니, 죽음이 닥치는 그날까지 최대한 미루는 것이다. 하기는, 의사인 우리도 가끔 "내 근무 시간만은 피해주길"이라고 말하니 할 말 없다.

그러나 불치병에서 회복한 사람들은 죽음을 마주하는 일이 매우 중요하다고 강조한다.

"죽음을 정면으로 마주하면 많은 일이 생겨요." 클레어가 말했다.

"더 이상 두렵지 않아져요. 무거운 짐을 내려놓은 것 같거든요. 남은 시간이 얼마든 자유롭게 살 수 있다고 느껴요. 현재에 머물고 감사하게 됩니다. 거기서 많은 변화가 시작되지요."

정체성을 회복하고 진정한 자아를 찾으려면 먼저 죽음을 직시하고 받아들여야 한다.

| 죽음이라는 역설 |

죽음과 마주하고 물러서지 않는 데에는 초월적인 면이 있다. 죽음이라는 불구덩이를 정면으로 통과할 때 비로소 본질만 남고 쭉정이는 불타버린다. 그리하여 내가 진정으로 원하는 것, 나의 핵심 정체성, 지금 여기서 시간을 어떻게 쓸지가 선명해진다. 정체성을 회복하고 남은 삶을 새로운 이야기로 채우겠다는 뜻이 확고해지는 것이다.

거짓된 자아의 은유적 '죽음'이라고 표현할 수도 있다. 실제로 많은 생존자가 그렇게 말한다. 그들은 병이 인생의 가장 큰 선물이었다고 누차 강조한다. 병이 진정한 자아를 만나게 해주었다는 것이다. 죽음(의 가능성)을 겪으며 도리어 삶을 발견한 셈이다. 그들은 최악의 상황을 정면으로 통과하며 '두려움이라는 병'을 불태워 없앴다. 그리고 자유가 찾아왔다.

클레어는 죽음을 직면한 뒤 삶의 우선순위가 바뀌었고, 스스로 원하는 삶을 살기로 결심했다. 미레이는 암 진단을 받고 나서야 남 눈치 보며 살 필요 없다는 '허락'을 받은 듯했다고 회상한다.

죽음을 직면하면 남의 기대에 맞춰 살던 삶을 멈추고 스스로 선택한 삶을 살게 된다. 그 과정에서 정체성을 되찾고 더 진실하고 만족스러운 삶으로 나아가며 몸과 마음이 한결 편안해진다. 말기 진단을 계기로 삶이 유한하다는 것을 깨달으면 내가 누구인지에 대한 인식이 새로이 정립된다. 이것이 스위치가 되어 근본적인 관점의 전환이 일어난다. 비로소 나 자신이 또렷이 보이고 그 밖의 것들은 저절로 사라진다. 진짜 자신으로 다시 태어나는 것이다.

옛 삶의 굴레에서 벗어나면 병이나 결핍을 중심으로 한 정체성 대신, 온전한 정체성을 세울 토대가 만들어진다. 그러나 말기 진단을 받았다고 모두 이렇게 해방되는 건 아니다. 의사가 말한 예후를 그대로 받아들이고 그에 맞추어 살아가는 사람도 있다. 그렇다면 죽음을 해방으로 받아들일지, 체념으로 받아들일지를 가르는 차이는 무엇일까? 죽음을 넘어선 치유를 이루거나 죽음과 마주하려면 어떻게 해야 할까.

우선 하지 말아야 할 것부터 짚어보자. 삶의 유한함을 받아들인다는 것은 잔뜩 주눅 들어 죽음을 기다리자는 게 아니다. 좋든 나쁘든 타인이 말하는 예후를 무비판적으로 수용하는 것 또한 아니다. 자연 치유를 경험한 이들에게는 중요한 공통점이 있었다. 내면의 변화가 그들을 질병이나 숫자, 여명이 아닌 사람 그 자체로 보게 만들었다는 점이다.

| 예정된 죽음에서 벗어나기 |

의사가 앞으로 병이 어떻게 진행될지, 그리고 최선의 추정 수명이 어느 정도인지 말하면 환자는 곧이곧대로 받아들이기 십상이다. 그러나 의사는 점쟁이가 아니다. 다 맞을 수도, 다 맞을 리도 없다.

의사의 예측은 대부분 과거 자료의 평균 수치다. 그래프를 보면 작은 점들이 가장 빽빽하게 모여 있는 지점이 있다. 거기가 '평균'이다. 하지만 점을 하나씩 살펴보면 사방으로 넓게 퍼진 걸 확인할 수 있다. 예상보다 빨리 숨을 거둔 불운한 사람도 있고, 기대를 월등히 뛰어넘어 오래 사는 예외적인 사람도 있다. 그래프 속 점들은 각기 고유한 사람들이고, 검은 점 하나하나가 누군가의 생명이다. 그리고 많은 사람이 평균 수치 바깥에 존재한다. 의학적 예측은 각기 다른 사례를 뭉뚱그려 평균으로 수렴하면서 예외적인 수치를 가린다.

그러면 왜 어떤 사람들은 예측대로 가고, 어떤 사람들은 예외가 될까? 한 가지 이유는 사람이 흐름을 타는 동물이기 때문이다. 현재 상태(호르몬·염증·스트레스 반응 등)와 습관이 만든 경로를 계속 따라가면 도착지가 크게 바뀌지 않는다. 의사는 그 흐름을 평가해 어디에 도달할지 논리적으로 예측한다. 타자가 친 야구공이 어디에 떨어질지 예상하는 것과 비슷하다. 야구를 본 경험, 경기 지식, 물리학 상식이 있으면 꽤 정확하게 추측할 수 있다. 하지만 클레어, 주니퍼, 파블로, 매트, 재닛, 퍼트리샤, 제리처럼 삶에 깊은 정신적·영적 변화를 일으킨 사람들은 몸속 화학 상태에 변화가 생기고, 그 결과 궤적이 달라진다. 예상대로라면 외야에 떨어져야 할 공이 상승 기류를 타고 경기장을 훌쩍 넘어가 버린다.

의학계에서는 환자에게 예후를 알려주는 게 병의 진행에 영향을 미치는지에 대해 자주 논쟁한다. 구체적인 예상 수명을 알려주면, 그 기간만큼만 살다가 마치 운명처럼 사망한다는 연구도 꽤 있다. 의사들은 되도록 많은 정보를 제공하려 노력하지만, 그게 항상 옳다고는 할 수 없다. 희망이 약이고 믿음이 몸의 생리 상태를 바꾼다면 희망을 앗아가는 정보는 독이 될 수 있다.

어느 4월의 비 오는 일요일, 출근길에 라디오를 켜고 채널을 돌리다가 우연히 이런 이야기를 들었다.〈디스 아메리칸 라이프 This American Life〉프로그램의 '무지의 옹호' 편이었는데, 진행자는 때로는 무지가 더 나을 수 있다고 했다. 모르는 게 약이라는 것이다.

라디오에는 영화감독 룰루 왕Lulu Wang이 출연해 할머니 이야기를 들려주었다. 할머니는 기개가 넘치는 대가족의 가장이었다. 그는 할머니를 "키는 작지만 존재감이 대단해서 어디에 가든 모두가 귀 기울이는 분"이라고 묘사했다. 여든 살이 되던 해, 할머니는 정기검진에서 폐암 말기 진단을 받았다. 의사들은 여명이 3개월도 채 되지 않는다며 곧장 입원을 권했다.

놀랍게도 가족은 이 사실을 비밀에 부치고 할머니에게 알려주지 않았다. 여기서 알아두어야 할 것이 있다. 중국을 포함한 일부 문화권에서는 미국과 달리 의료적인 결정에 가족이 깊게 참여하는 편이다. 때로는 환자의 알 권리보다 가족의 결정이 우선시되기도 한다. 특히 암울한 진단이나 불길한 예후는 환자에게 알리지 않고 가족끼리 먼저 상의하는 것이 심지어 권장된다. 이런 결정에는 공동체적인 배려가 깔려 있다. 의사가 먼저 가족에게 알리고, 가족이 환자에게 언제 어떻게 말할지 정하는 것이다. 미국과 다른 서구권에서 환자가 직접 의사와 이야기를 나누는 것과는 대조적이다. 우리는 개인의 사생활과 선택권을 더욱 중시한다.

말기 질환을 환자에게 숨기기로 한 결정은 충격적이고 비윤리적으로 보일 수 있다. 그러나 이들은 개의치 않았다. 다행히 검진 결과를 들으러 간 사람이 할머니의 여동생인 이모할머니였고, 덕분에 가족회의를 거쳐 즉각 비밀에 부칠 수 있었다.

소식을 들은 의료진은 경악했다. 당장 입원해도 부족한 판국인데, 병을 알리지 않았으니 입원시킬 방도가 없었다. 그들이 보기에는 너무나 무책임한 처사였다. 하지만 이모할머니와 가족들은 완강했다. 말기 암이라는 사실을 알면 큰 충격을 받을 게 뻔하다며, 오히려 모르는 게 여생을 편안하게 조금이라도 오래 살 수 있을 거라 주장했다.

"단순히 할머니가 충격받을까 봐 그런 게 아니에요. 이모할머니는 진심으로 병에 걸린 사실을 몰라야 더 오래 생존할 거라 믿었어요. 누구보다 할머니의 성격을 잘 알았거든요. 이모할머니는 할머니가 말기 암이란 걸 알면 두려움과 우울에 휩싸여 회복하지 못할 거라 했어요. 먹지도 자지도 않고 삶을 놓아버릴 거라고요. 중국에서는 몸과 마음이 연결되어 있다고 생각해요. 마음이 우울해지면 몸도 당연히 나빠진다고요."

가족은 진단이 틀렸기를 바라며 병원을 두세 군데 더 돌아다녔지만 암 말기가 확실했고 예후도 항상 같았다. "석 달, 어쩌면 그보다 적게 남았을 수도 있습니다." 결국 가족은 주치의의 검사 보고서를 위조해 말기 암이라는 글자를 지우고 가짜 보고서를 만들어 할머니를 속였다. 그리고 결혼식을 가장해 큰 잔치를 열었다. 사람들이 자꾸 만나러 오면 '혹시 내가 죽을병에 걸려서 이러나?' 하고 의심할까 봐, 다음 해로 잡혀 있던 예비부부의 결혼식 일정을 앞당겼다. 다들 잔치에 참석해 웃음을 지으며 속으로는 할머니께 작별을 고했다. 아무것도 모르는 할머니는 예비부부와 가족의 미래에만 집중했다. 그 미래에 본인도 있을 거라 믿으면서.

다들 할머니가 금방 세상을 떠날 거라 생각했다. 하지만 할머니는 그대로였다. 예상 생존 기간에서 일 년이 훌쩍 지난 때에도 똑같이 건강해 보였다. 게다가 그해에는 검진을 받지 않겠다고 했다. 몸도 마음도 정정한데 굳이 검진해 봤자 무슨 의미가 있겠느냐는 것이었다. 또 한 해가 지나 의사를 찾았다. 진단은 같았다. 4기 폐암, 남은 시간 석 달. 다음 해에도 똑같았다.

할머니의 몸은 마치 정지 상태로 멈춘 것 같았다. 병은 악화되지도 호전되지도 않았다. 세월이 흘렀지만 아무것도 달라지지 않았다. 할머니의 몸은 아파야 한다는 신호를 받지 못한 것처럼 그대로 멈췄다.

룰루 왕이 라디오에서 이모할머니와 대화할 때, 그녀는 유명한 중국식 농담 하나를 들려주었다. 대략 이런 내용이다. 말기 환자와 건강한 사람의 기록이 뒤바뀌어 의사가 검사 결과를 잘못 말해주었다. 그러자 건강했던 사람은 먼저 세상을 떠나버렸고, 말기 환자는 살아남았다. 룰루 왕이 "그게 무슨 농담이에요. 하나도 안 웃긴데요"라고 툴툴대자 이모할머니는 웃으며 농담이 맞다고 응수했다.

그날 밤 회진을 돌며 곰곰이 생각했다. 말기 진단을 알리는 게 환자에게 진정 도움이 될까. 다른 사람들의 평균치로 예측하는 '시한부 선고'가 도리어 환자를 정해진 운명으로 몰아넣는 것은 아닐까.

정신과 의사로서 나는 여생 예측이 환자를 힘겹게 하는 사례를 여러 차례 목격했다. 시한부 선고는 사람을 무력하게 만들고 두려움과 절망에 빠지게 한다. 하지만 진단을 듣고 오히려 힘을 얻는 사람도 있다. 그들에게 앎은 곧 힘이다. 상황을 냉정하게 파악하고 앞으로의 계획을 구체적으로 짠 뒤 실행에 옮기며 건강을 돌본다. 죽음을 제대로 직면하면 벽이 문으로 바뀐다. 누군가는 그 문을 지나 새로운 길로 들어선다.

진단을 일부러 숨기는 게 옳은지 연구하기는 어렵다. 환자에게 진실을 일부러 감추는 비윤리적인 연구는 그 누구도 하지 못할 것이다. 게다가 가족의 결정이 우선이던 문화권에서도 점차 환자 개인에게 더 많은 정보와 선택권을 주는 쪽으로 움직이고 있다.

결국 해답은 '환자에게 숨기기'가 아니다. 내가 연구한 자연 치유 사례에서 무지나 회피가 도움이 된 예는 없었다. 적어도 환자는 주어진 여생이 짧다는 걸 알아야 한다. 그래야 남은 시간을 어떻게 살지 스스로 선택할 수 있다. 동시에 의료진은 예후를 전할 때 무력하게 선고하지 말고, 힘을 복돋우는 방식으로 말해야 한다. '거짓 희망'을 준다는 두려움 때문에 가능성을 지나치게 축소해서는 안 된다.

스티븐 제이 굴드Stephen Jay Gould라는 하버드대학교의 저명한 진화생물학자는 마흔 살에 복막을 침범하는 치명적 암인 중피종mesothelioma 진단을 받았다. 의료진은 그에게 여생이 8개월 남았다고 고했다. 이 숫자는 '중앙값median'이었는데, 통계적으로 가장 흔한 사례가 모여 있는 지점을 뜻한다. 그는 크게 낙담했지만 곧 스스로 확인해 보기로 결심했다. 그리고 놀라운 사실을 깨달았다. 중앙값이 모든 가능성을 대표하지는 않는다는 것이다. 물론 가운데에 점이 많이 모여 있기는 했다. 그러나 스펙트럼 양 끝에 흩어진 사례도 적지 않았다. 가능성의 폭은 넓고 유동적이었다.

의료진의 예측보다 희망이 더 많다는 걸 알게 된 그는 비슷한 처지의 환자를 위해 칼럼을 발표했다. 제목은 '중앙값이 전부는 아니다'였다. 그는 "나는 숫자가 아니다. 나는 통계가 아니다. 나는 인간이며 내 삶은 의학 그래프의 경로를 따르지 않는다"라고 적었다. 그는 중앙값보다 더 오랜 삶을 기대할 합리적 이유가 있다고 판단했고, 실제로 병을 완전히 이겨내고 20년을 더 살았다.

어쩌면 진단을 숨기는 것보다 어떤 정보를 주느냐가 관건일지 모른다. 중앙값만을 알려 '평균'에 가둘 것인가, 아니면 가능성의 범위를 알려 희망을 줄 것인가. 환자가 평균 예측치에 힘을 얻을지, 넓은 가능성에 힘을 얻을지를 따져야 한다. 정직하고 분명하게 현실을 알리는 동시에 이례적으로 회복하도록 도울 수는 없을까?

1953년, 1마일의 세계 기록은 4분 2초였다. 거의 10년 동안 아무도 그 기록을 깨지 못했다. 어떤 의사는 4분대 돌파가 인간의 몸으로는 불가능하다고 보기도 했다. 그해 옥스퍼드대학교 의대생 로저 배니스터Roger Bannister가 1마일을 3분 59초에 달려 4분의 벽을 깼다. 전 세계 신문은 그가 결승 테이프를 끊는 사진을 실었다. 탈진한 몸을 이끌고 안도에 찬 표정으로 들어오는 사진이었다. 기록은 오래가지 못했다. 45일 뒤 누군가 배니스터의 기록을 1.5초 단축했다. 그 뒤로 더 많은 선수들이 4분의 벽을 깼다. 지금까지 4분 미만으로 1마일을 뛴 선수는 500명이 넘는다. 한 사람이 '할 수 있다'고 보여주자 다른 이들도 뒤를 따랐다. 생리학적 한계라 여겨지던 것이 알고 보니 심리적 장벽이었던 것이다.

룰루 왕이 들려준 할머니 이야기는 병세가 악화되거나 호전되는 이유를 이해하는 데 도움이 된다. 그러나 나는 환자에게 병을 숨기는 게 정답은 아니라고 본다. 일방적으로 숨기는 건 환자에게서 삶을 바꿀 기회를 빼앗는 일이기도 하다. 죽음과 마주하면 급진적인 삶의 변화가 촉발된다. 죽음은 그냥 끝이 아니다. 오직 죽음만이 줄 수 있는 날카로운 통찰이 있다. 건강뿐 아니라 삶 자체를 뒤바꿀 깨우침 말이다.

자연 치유 사례를 통틀어 보면 무지나 부정이 핵심 요인은 아니다. 오히려 반대다. 자연 치유를 겪은 사람들은 죽음을 받아들이는 한편 끝까지 붙잡고 씨름하며 적극적으로 맞섰다. 역설적이게도 죽음을 외면하고 도망치는 것보다 직면하는 쪽이 더 많은 걸 얻는다.

서구 사회는 죽음을 잘 받아들이지 못한다. 누구나 언젠가는 죽는데도 죽음에 대해 생각하기를 꺼리거나 아예 외면한다. 그러다 인생의 끝에 다다라서야 깨닫는다. 어떤 죽음을 맞고 싶은지는커녕 어떤 삶을 살고 싶었는지조차 깊이 생각해 본 적이 없다는 사실을.

우리는 '아직 때가 아니야', '나중에 생각해도 돼'라고 스스로를 달래며 죽음을 미루는 데 익숙하다. 젊음과 아름다움을 숭배하는 사회에서 죽음은 낮은 목소리로 조심스럽게 말해야 할 주제가 되어버렸다. 애도의 의식조차 점점 멀고 낯설어진다. 병원에서 삶을 마감하면, 알지도 못하는 누군가가 와서 시신을 옮기고 장례나 화장을 준비한다. 하지만 사랑하는 사람의 임종을 함께하고 손수 떠나보내는 의식은 여러 문화권에 걸쳐 오래도록 전해 내려온 관례다. 예를 들어 매장 전에 시신을 정성스럽게 씻기는 전통은 여러 문화권에서 여전히 이어지고 있다. 이런 행위는 고인을 기리는 동시에, 남겨진 이들이 상실감을 이겨내도록 돕는 절차이기도 하다. 그러나 지금은 이런 의례가 사라졌다. 죽음을 물리적으로 마주하며 슬픔을 나누던 전통은 없어진 지 오래다. 당장의 괴로움과 슬픔을 피하는 대가로, 우리의 몸과 마음 깊은 곳에는 부작용이 남는다.

남은 시간이 무한하다고 믿으면 주어진 시간의 가치를 헤아리지 못한다. 이를 보여주는 대표적인 예가 호스피스다. '호스피스'라고 하면 대부분 곧바로 죽음을 떠올린다. 실제로 호스피스는 삶의 마지막을 돌보는 과정이다. 요양원이나 병원, 환자의 집에서 치료 대신 편안함에 초점을 맞추는 조치를 한다. 호스피스 환자에게는 통증 완화가 중요한 목표이고, 호스피스 의료진은 이 분야의 전문가들이다. 그러나 호스피스의 본질은 단순한 통증 관리에 그치지 않는다. 남은 시간을 고통 없이 최대한 의미 있게 살아가도록 지원하는 게 그들의 최종 목표다. 그 과정에서 심리 상담도 하고 삶의 목표를 함께 세우기도 한다. 몸의 증상뿐 아니라 정서적이고 영적인 욕구까지 함께 돌보는 것이다.

그래서 호스피스 돌봄이 역설적으로 생명을 연장하기도 한다. 여전히 많은 사람들이 호스피스를 '죽음을 앞둔 마지막 순간, 모르핀 주사에 의지한 상태'로 상상하지만, 실제로는 그렇지 않다. 몇 해 전, 세계적인 의학 학술지 《뉴잉글랜드 의학 저널》에 흥미로운 연구 결과가 발표되었다. 진단 직후 곧바로 호스피스 돌봄을 시작한 말기 폐암 환자들은 그렇지 않은 환자보다 평균 석 달을 더 살았다(평균이라는 말은, 그보다 훨씬 오래 산 사람도 있었다는 뜻이다). 게다가 그들은 남은 시간 동안 더 나은 삶의 질을 누렸다.

흥미를 느끼고 연구를 자세히 살펴보니 진정한 의미의 자연 치유 사례는 없었다. 하지만 병의 진행이 늦춰지고 환자들의 삶의 질이 눈에 띄게 높아졌다는 사실은 분명한 단서였다. 죽음을 받아들이는 일에 뭔가 본질적인 힘이 있다는 신호 말이다. 어쩌면 죽음의 수용이 마음의 평화를 가져오고 불안을 덜어주었을지도 모른다. 또는 타인의 기준과 기대에서 벗어나 자유로워지게 했을지도 모른다. 불치병에서 살아남은 이들이 한결같이 말하는 것이 있다. "삶이 얼마나 짧고 소중한지 진심으로 깨닫는 순간, 인생이 달라져요." 이런 깨달음이야말로 변화를 일으키는 힘이다. 그리고 아마도 환자 개개인에게 맞춰진 호스피스의 특별한 돌봄이 개인적 변화에 큰 기여를 했으리라.

자세히 들여다보면 호스피스는 아주 훌륭한 돌봄 모델이다. 물론 모든 호스피스가 똑같은 것은 아니다. 의료진의 철학이나 숙련도에 따라 질적 차이가 크다. 하지만 호스피스는 의학의 여러 분야 중에서도 드물게, 병 자체가 아니라 '그 병을 가진 사람'을 돌본다. 단순히 증상을 완화하는 게 아니라, 그 사람의 몸과 마음, 그리고 영혼을 함께 살핀다는 뜻이다. 환자마다 다른 욕구와 목표, 남은 삶의 방향을 함께 고민하며 길을 찾는다.

이런 호스피스의 원칙이 의학 전반에 적용되면 어떨까. 질병을 없애는 데 집중하는 게 아니라, 환자 개인의 상황과 목표, 치료에서 포기할 수 없는 기준, 병과 죽음에 대한 두려움, 그리고 남은 시간에 이루고 싶은 바람까지 고려한다면 말이다. 그러면 우리는 '질병 중심'이 아닌 '사람 중심'의 의학 철학을 가지게 될 것이다. 병의 세부 사항에 매달려 큰 그림을 잃는 대신, 한 사람의 삶 전체를 바라보는 의학이 비로소 자리 잡지 않을까.

그러나 호스피스에는 역설이 있다. 호스피스 돌봄을 받기 위해서는 여생이 여섯 달 이하라는 의사의 진단이 필요하다. 여생이 얼마나 되는지는 의사도 정확히 알 수 없다. 다만 병의 일반적인 경과와 통계를 근거로 '평균적으로 6개월'이라고 말할 뿐이다. 일단 그렇게 선언하면 환자는 호스피스를 이용할 자격을 얻는다.

그럼에도 많은 사람이 호스피스를 선택하지 않는다. 자격이 있어도 그 문을 넘지 않는다. 호스피스가 남은 생을 더 길고 편안하게 만들어줄 수 있다 해도, 여생이 여섯 달밖에 남지 않았으며 이제 정말 죽음을 맞이하고 있다는 현실을 인정하지 못하기 때문이다.

이 얼마나 잔혹한 역설인가. 더 오래 살려면 먼저 죽음을 인정해야 한다. 죽음이란 모두에게 벅찬 현실이고 받아들이기 어려운 일이다.

호스피스는 가능한 한 일찍 시작할수록 삶의 질을 높이고 남은 생을 더 늘려준다. 하지만 2012년의 조사에 따르면, 호스피스를 선택한 사람의 절반 이상이 입소 당시 이미 남은 시간이 12일 이하였다고 한다. 어떤 이는 단 며칠밖에 남지 않은 상황이었다. 클레어는 나와 전화 통화를 하다가 이런 이야기를 꺼낸 적이 있다.

"친구 중에 호스피스 유가족 상담사가 있어요. 그 사람이 그러더군요. ‘클레어, 대부분의 사람은 끝까지 거길 안 가. 숨이 넘어가기 직전이어도 안 가. 정말 며칠밖에 남지 않았을 때에야 겨우 들어가지’라고요.”

죽음에 대해 이야기하고, 죽음이 일깨우는 삶의 의미를 이해하기 위해 의학계와 우리 사회가 해야 할 일이 아직 많다.

2004년, 스위스의 사회학자 베르나르 크레타Bernard Crettaz는 고향 뇌샤텔의 한 식당에서 비공식 모임을 열었다. 오랜 세월을 함께한 아내를 막 떠나보낸 그는, 서구 문화에 깊게 뿌리내린 ‘죽음에 대한 폭력적인 침묵’에 충격받았다. 그래서 죽음에 대해 자유롭게 이야기하는 자리를 마련하기로 했다. 특별한 주제나 형식은 없었다. 사랑하는 이를 잃은 사람, 죽음을 앞둔 사람, 혹은 죽음이 무엇인지 알고 싶은 사람이면 누구나 환영이었다. 그는 자신이 만든 ‘데스 카페death café’ 운동을 다룬 책에서 이렇게 썼다.

“나는 이 모임에서 비로소 진실에 깊이 맞닿는다고 느낀다. 죽음을 통해 우리는 잠시나마 진정한 자기 자신으로 다시 태어난다.”[1]

인생의 어느 지점에 있든, 죽음을 마주하는 것은 내가 누구이고 남은 시간을 어떻게 살고 싶은지 깨닫게 해주는 본질적인 과정이다. 심지어 자연 치유를 경험한 사람마저 죽음에서 완전히 자유로울 수 없다.

| 모든 이야기는 언젠가 끝난다 |

자연 치유가 '영원한 완치'를 뜻하는 것은 아니다. 우리는 이 단순한 사실을 자주 잊는다. 의학에서는 자연 치유를 자연 관해라 부르는데, 보통 악화되어야 할 병이 예상과 달리 멈추거나 완전히 낫는 현상을 말한다. 진행성 혹은 불치의 병이 갑자기 진행을 멈추고 후퇴하거나 정지할 때, 통계적 평균을 훌쩍 벗어나 예외적인 회복을 보일 때가 그렇다.

8장에서 언급한 라이트 씨를 떠올려 보자. 그는 신약에 대한 강한 믿음으로 병이 호전됐다가 그 믿음이 흔들리자 다시 병이 재발하는 '요요 같은 치유'를 겪었다. 결국 그는 병으로 세상을 떠났지만, 그의 이야기는 희망과 절망의 힘을 동시의 보여주는 상징과도 같은 사례로 남았다. 의학계는 여전히 그의 사례를 되짚으며 그 안에서 배울 점을 찾고 있다.

말기 루푸스에서 회복한 재닛 로즈 역시 자연 치유의 또 다른 사례다. 재닛은 아직도 심장에 남은 루푸스의 흔적을 느낄 때가 있지만, 그것을 '속도를 늦추고 스트레스를 줄이며 건강을 먼저 챙기라'는 몸의 신호로 받아들인다. 죽음의 문턱까지 갔다가 기적처럼 돌아온 재닛은 의료진이 감히 상상치 못했던 수준까지 회복했고, 재발의 징후마저 스스로를 돌보는 도구로 삼았다.

모두가 '영원한 치유'를 꿈꾸지만 아쉽게도 그런 것은 존재하지 않는다. 인류는 오랫동안 불멸을 찾아 헤맸다. 스페인의 정복자들은 '영원한 젊음의 샘'을 찾아 헤맸고, 중국의 황제는 '불로의 영약'을 찾아 바다로 배를 띄웠으며, 메소포타미아의 전설적인 왕 길가메시는 전우의 전사로 처음 죽음을 자각한 뒤 어떻게든 피하려고 노력했다. 오늘날에도 어떤 이들은 냉동 보존 상태로 잠들며, 미래의 과학이 되살려 주기를 바란다. 그러나 아무리 기술이 발전하더라도 모든 이야기에는 끝이 존재하는 법이다. 그리고 그 끝을 직시할 때 비로소 진짜 삶의 의미를 마주하게 된다.

불멸을 향한 탐구는 언제나 같은 결말로 끝난다. 중국 황제는 어의의 조언에 따라 수은으로 만든 환약을 복용했다. 수은 환약이 생명을 연장시킨다고 믿었지만 너무 많이 먹은 나머지 수은 중독으로 죽고 말았다. 문학 속에서도 불멸을 얻은 이들은 결국 정반대의 소망을 품는다. 끝이 있는 삶, 언젠가는 마무리되는 인생만이 진짜 의미를 가진다는 것이다. 불멸을 찾아 나선 이야기들은 언제나 이렇게 끝난다. 그들은 결코 원하는 것을 찾지 못하고, 오히려 소중한 생을 헛된 탐구에 허비해 버린다.

나 역시 불멸을 찾아 헤맨 건 아니었을까. 지난 세월 동안 나는 쉬지 않고 달렸다. 연구하고, 인터뷰하고, 비행기를 타고 사람들을 만나러 다녔다. 수많은 이메일과 기록 속에서 '진짜 자연 치유'의 단서를 찾으려 애썼다. 어쩌면 나도 죽음을 피할 방법이 있기를 바랐는지도 모른다. 자연 치유의 비밀을 밝혀내면 언젠가 나도 혜택을 받을 거라고 여겼던 것 같다. 마치 죽음이 찾아왔을 때 꺼내 쓸 수 있는 '죽음 면제 카드'처럼 말이다. 돌이켜보면 나의 탐구 역시 '영생의 묘약'을 찾는 또 다른 여정이었는지도 모른다.

하지만 17년 동안 이 일을 하며 깨달은 것이 있다. 그 시간 동안 나는 수많은 사람들의 이야기가 어떻게 흘러가고 변했는지 직접 지켜볼 수 있었다. 예를 들어 퍼트리샤 케인 박사는 지금도 섬유화의 징후가 전혀 없다. 그녀는 병 덕분에 자신과의 관계가 달라졌다고 말하며, 지금은 도움이 필요한 사람들을 위해 일한다. 매주 〈닥터스 데일리 처클Doc's Daily Chuckle〉이라는 뉴스레터를 발행하는데, 그 안에는 유머와 짧은 이야기, 따뜻한 인용문이 담겨 있다. 사람들에게 웃음과 위로를 주어 하루를 조금 더 밝게 만들어주기 위해서다. 케인 박사는 웃음이 약이 되고, 감사가 치유를 부르며, 누군가를 돕는 일이 삶에 의미를 부여한다고 믿는다. 그리고 그것이 자신을 다시 살아나게 만든다고 한다. 나도 뉴스레터를 구독 중인데, 읽을 때마다 피식 웃음이 난다. 최근 뉴스레터에는 이런 농담이 실려 있었다.

미키가 진료실 의자에 앉아 계속 중얼거렸다.
"아프면 좋겠다, 제발 아팠으면 좋겠다."
"왜 아프고 싶은 거예요?"
옆에 있던 환자가 묻자 미키가 대답했다.
"이렇게 몸 상태가 안 좋은데 건강하다면 그건 더 끔찍한 일이잖아요!"

파블로 켈리와 매트 아일랜드도 있다. 치유 불가능한 뇌종양인 교모세포종을 진단받았던 두 젊은이는 지금도 관해 상태를 유지하고 있다. 두 사람 모두 어린 자녀들을 키우며, 하루하루 감사와 희망 속에서 살아간다. 그러면서도 한편으로는 정확하게 인식하고 있다. 이 시간이 영원하지 않다는 것을. 그렇기에 오늘이 더욱 소중하다는 것을.

이렇게 많은 이들의 이야기를 들을 때마다 마음이 숙연해진다. 그들이 내게 보여준 진심 어린 나눔은 오래전 교통사고가 내게 가르쳐준 겸허함을 떠올리게 한다. 아무리 모든 일을 '제대로' 하더라도 병에 걸릴 수 있다는 사실을. 그리고 반대로 누구나 하는 '실수'를 저질러도 놀라운 회복을 경험할 수 있다는 역설을. 내가 만난 사람 중에는 자연 치유를 경험한 뒤 다시 병과 싸워야 했던 이들도 있었다. 우리는 아직 모르는 것이 너무 많고, 통제할 수 없는 일도 많다. 치유의 문 너머에는 삶이 있다. 그리고 그 삶에는 늘 같은 진실이 드리워져 있다. 언젠가는 끝이 온다는 것.

모든 이야기에는 끝이 있다. 이 책의 첫 장을 열었던 주인공, 클레어는 결국 자신이 바라던 대로 하와이로 이주해 은퇴했다. 부부는 호놀룰루 근처에 집을 샀고, 딸과 사위도 근처로 이사했다. 딸 부부는 음악가로, 도시 곳곳에서 연주 활동을 이어간다.

저녁이면 클레어와 남편은 집 앞 발코니에 앉아 아래층에서 들려오는 리허설 소리를 들으며 하루를 마무리한다.

말기 암 진단을 받은 뒤, 클레어는 가족과 함께 하와이에서 십 년 동안 건강하고 평온한 시간을 보냈다. 하지만 2018년 초, 정기검진에서 폐에 작은 병변이 발견되었다. 암 전이처럼 보였지만, 크기도 작고 더는 자라지 않아 의사들을 혼란스럽게 했다. 십 년이 지나 원래의 췌관선암이 폐로 전이된다는 건 매우 이례적인 일이다. 그러나 조직검사 결과, 췌관선암의 전이암이 맞다고 밝혀졌다.

충격적인 소식이었지만, 동시에 기이한 안도감도 들었다. 클레어가 보낸 편지에는 이렇게 적혀 있었다.

"전이암이라는 결과를 들었을 때 이상하게도 마음 한구석이 놓였어요. 의사들이 드디어 내가 정말 췌장암 환자였다는 걸 믿게 되었거든요. 그동안 제 진단이 잘못된 거라고, 병리 보고서를 잘못 해석한 거라고, 전혀 다른 병이었을 거라고 말하던 사람들이 이제야 입 다물고 인정했어요. 드디어 제 이야기가 사실로 받아들여졌다는 게 너무나도 큰 위안입니다. 의사들에게 무시당한다는 건 정말 쓰디쓴 경험이거든요. 때로는 암보다 의사와 싸우는 게 더 힘들게 느껴지기도 했어요."

클레어가 무리한 치료를 받지 않기로 결정했다는 건 놀라운 일이 아니다. 그녀는 이제 일흔셋이고, 다음 검사를 기다리고 있다. 이것이 인생의 마지막 여정일지도 모른다며 담담히 말한다.

"이번이 처음은 아니잖아요."

예전과 마찬가지로 진단과 예후, 그리고 가능한 치료법을 모두 고려한 끝에 내린 결정이다. 남은 시간을 몇 달 더 늘리기 위해 고통스러운 치료를 견디기보다는 조금이라도 편안한 하루를 보내는 쪽을 택한 것이다. 매우 개인적이고 고유한 선택이다. 누구나 자신의 상황, 질병, 치료 가능성을 모두 감안해 어떤 삶을 살지 스스로 판단해야 한다. 클레어에게는 생을 조금 연장하는 것이 큰 의미가 없었다. 특히 그 시간이 항암 부작용과 피로, 방사선 치료대에서의 긴 사투, 의료 대기실의 형광등 아래에서 흘러가는 나날이라면 말이다. 그녀는 담담히 말한다.

"누군가에게는 생을 연장한다는 선택이 옳을 수 있겠죠. 하지만 나는 아니에요."

얼마 전 클레어는 몸이 많이 약해졌다. 지쳐서 기운이 다 빠진 느낌이었다. 폐 상태를 더 정확히 확인하기 위한 수술을 받았지만 오히려 더 나빠졌다. 그렇지만 지금은 다시 괜찮아졌다고 한다. 늘 그렇듯 시행착오의 과정이다. 호흡을 돕는 약을 써 봤지만 효과가 없어서 끊었고, 그러자 오히려 몸이 나아졌다. 어떤 날은 힘들고, 또 어떤 날은 의외로 평온하다. 그녀는 여전히 4기 암 환자다. 죽음을 마주한다는 건 결코 쉬운 일이 아니다. 클레어는 편지로 이렇게 전했다.

"이제 죽음을 받아들이기 위해 심리치료를 받고 있어요."

그리고 10년 전에도 읽었던 『삶의 마지막 1년』을 다시 펼쳤다. 그 책이 자기의 '성서'란다. 클레어는 웃으며 말했다.

"힘든 건 죽음 그 자체가 아니에요. 그곳에 닿기까지의 과정이죠."

제인을 잃은 자동차 사고 이후, 나는 오랫동안 스스로에게 되물었다. 나는 정말로 죽음을 마주하고 있는가. 제인의 죽음, 그리고 나 자신의 죽음까지. 그때 나는 '죽음을 직면한다'는 말의 진짜 뜻을 잘 몰랐던 것 같다. 죽음을 마주하는 일은 끔찍하거나 우울한 게 아니다. 그건 누구나 각자의 방식으로 겪어야 하는, 삶의 한 과정일 뿐이다. 하지만 한 가지는 분명하다. 사고 이후, 나는 내 인생에서 처음으로 '진정성'이라는 것을 생각하게 되었다. 미레이가 말했듯, 자신이 누구인지, 무엇을 위해 살아왔는지를 오해하고 있었다는 걸 깨닫는 순간, 마치 눈에 썬 콩깍지가 벗겨진 것 같았다. 그때부터 나는 나 자신과 내 인생을 완전히 다르게 보기 시작했다. 타인의 기준에 맞춰 살 필요가 없다는 걸 처음으로 알게 되었다.

죽음을 마주한다는 건 죽음에 굴복한다는 뜻이 아니다. 삶의 유한함을 받아들이면서도 앞으로 나아갈 힘을 낼 수 있다. 죽음을 바라보면서도 삶을 선택할 수 있다.

치유 불가능한 전이흑색종 진단을 받았을 때, 미레이는 깊은 절망의 밤을 견뎌야 했다. 무엇을 해야 할지, 어떻게 살아야 할지 알 수 없었다. 마음 한편에서는 싸우고 싶지 않다는 생각도 들었다. 의사들이 곧 죽게 될 거라 했으니 그럴 거라고 받아들인 것이다.

"주방 식탁에 앉아 남자 친구에게 말했어요. 지금도 그 장면이 생생히 기억나요. '내가 선택할 일인 것 같아. 이건 내 몫이야. 하지만 엄청나게 힘들겠지. 솔직히 내가 해낼 수 있을지 모르겠어.' 그렇게 말했어요. 남자 친구가 많이 상처받았죠."

미레이는 죽음을 받아들이는 데에는 이상한 평안함이 있었다고 했다. 몇 달 안에 죽는다는 사실을 인정하고 그저 조용히 순응하는 일 말이다. 남자 친구가 화를 낸 건 그 감각을 모르기 때문이다.

"당연히 모르죠. 그건 죽음 가까이 가본 사람만 알아요. 낯설지 않은 느낌이에요. 이상할 만큼…… 고향에 다다른 것처럼 느껴지거든요."

그 후 이틀 동안, 미레이는 밤새 깨어 죽음을 마주했다. 그리고 마침내 결심했다. 죽음이 두렵지는 않았지만 그래도 '삶'을 선택하기로 했다.

영국의 파블로 역시 의사들을 당황하게 하는 '설명할 수 없는 자연 관해 상태’ 속에 살고 있다. 그의 뇌종양, 교모세포종은 언제든 다시 돌아올 수도, 혹은 영원히 사라질 수도 있다.

“이젠 죽음을 큰 문제로 생각하지 않아요.”

그는 영국에서 걸려 온 잡음 섞인 전화기 너머로 말했다.

“나는 오래전에 이미 죽었어야 할 사람이에요.”

그가 삶을 선택한 방식은 매일의 생활에 고스란히 드러난다. 그는 교모세포종 표준 치료를 받지 않기로 했다. 부작용 때문이었다. 교모세포종 치료의 가장 큰 부작용은 불임이다. 파블로는 언젠가 꼭 아이를 갖고 싶었다. 의료진의 제안은 미처 고민하지 못한 질문의 답을 명확히 내려주었다. 치료가 생명을 연장할 수도 있지만, 아이를 가질 수 없게 된다면? 결정은 오래 걸리지 않았다.

“산다면 진짜 ‘삶’을 살고 싶었어요. 아이를 갖고 싶었고요. 그게 안 된다면…… 살아 있는 게 무슨 의미가 있겠어요?”

파블로는 여전히 자연 관해 상태다. 그는 자신을 지켜준다고 믿는 엄격한 식단을 여전히 고수하고 있다. 주변 사람들과 다르게 살아가기란 쉽지 않지만, 그는 매일 스스로에게 다짐한다. 두려움에 휘둘리지 않겠다고. 철저한 식단은 죽음을 피하려는 게 아니라, 살아 있는 기쁨을 잃지 않기 위해서 지키는 것이다.

어느 6월, 그의 딸이 태어났다. 건강하고 사랑스러운 아이였다. 그는 편지에 이렇게 썼다.

“아이가 태어난 날, 저는 그저 울기만 했어요. 정말 눈이 붓도록 울었습니다.”

파블로의 이야기를 들으니 ‘데스 카페’ 운동의 창시자 베르나르 크레타의 말이 문득 떠올랐다. 마지막 인터뷰에서 그는 더 이상 데스 카페를 열지 않겠다고 밝혔다. 10년이 넘도록 꾸준히 행사를 신행했는데 왜 그런 결심을 했냐고 묻자 이렇게 답했다.

“나 또한 데스 카페를 그만두는 게 고통스럽고 큰 상실감이 듭니다. 하지만 오랜 세월 다른 사람들의 죽음 이야기를 들어주었잖아요. 이번에는 나 자신의 죽음에 대해 생각할 시간이 필요해요.”

어린 시절 종교를 통해 죽음과 죄에 대한 부정적인 메시지를 각인했던 그는 그 경험으로부터 치유되어야 했다. 그가 데스 카페 운동을 시작한 것도 그 때문이었다. 죽음을 금기시하던 시선에 대한 저항.

“나는 그리스 철학으로 돌아갔어요. 그리스인들은 이렇게 말했죠. ‘순간을 마지막처럼 살아라.’ 그게 전부예요. 나라는 존재의 최대치로 살아라, 그 말입니다.”[2]

나라는 존재의 최대치로 살아라. 얼마나 많은 사람이 그렇게 살고 있을까? 베르나르 크레타는 마지막 인터뷰로부터 2년 뒤, 여든의 나이로 세상을 떠났다. 데스 카페 운동에서 물러난 뒤 자신의 삶과 죽음을 온전히 마주하는 시간을 보낸 그는 마지막 인터뷰에서 이렇게 말했다.

“언제, 어디서, 어떻게 죽을지는 중요하지 않아요. 중요한 건

지금 이 순간 나 자신을 온전히 쏟아서 사는 거죠. 그때 비로소
'살아 있는' 겁니다."

자연 치유를 경험한 사람들 사이에도 이와 비슷한 '몰입과 헌
신의 강도'가 있다. 위대한 운동선수들과 비슷한 태도다. 불가
능하다고 여겼던 한계를 넘어선다는 점에서 말이다. 기록을 깨
는 운동선수들이 끝없는 훈련과 헌신으로 자신을 한계까지 밀
어붙이는 것처럼, 치유 불가능한 병에서 살아남은 사람들도 비
슷한 일을 해낸다.

12

배를 불태우고 나아가라

“이제 그만하고 싶다는 마음이 들었어요. 그건 부끄러운 일도 잘못도 아니었죠.
다만 내가 삶을 선택한다면…… 그건 정말 힘든 길이 되리란 걸 알고 있었어요.”

— 전이흑색종 환자 미레이 버넬

“의학의 기준으로 보면 난 15년 전에 이미 죽었어야 해요.”

— 특발폐섬유증 환자 퍼트리샤 케인

“진단은 받아들였어요. 하지만 예후는 받아들이지 않았죠.”

— 강직척추염 환자 주니퍼 스타인

“의학 너머에는 분명 뭔가가 있어요. 의사들은 나를 포기했죠.
그런데 보세요, 15년이 지난 지금도 난 여전히 여기 있잖아요.”

— 교모세포종 환자 매트 아일랜드

“기억하세요. 스스로 치유의 주도권을 잡지 않으면, 누군가가 대신 잡을 겁니다.
그리고 그 결과는 아마 당신 마음에 들지 않을 거예요.”

—신세포암 환자 제리 화이트

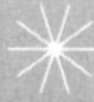

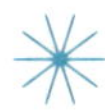

1519년, 스페인의 탐험가이자 정복자인 에르난 코르테스 Hernán Cortés가 멕시코 베라크루스 인근 해안에 도착했다. 아스테카왕국이 차지한 땅을 스페인 영토로 만들려는 출정이었다. 그가 이끌고 온 건 열한 척의 배, 열세 마리의 말, 그리고 500명의 병사뿐이었다. 당시 아스테카왕국은 멕시코만에서 태평양 연안에 이르기까지 넓은 영토를 점령한, 중앙아메리카 역사상 가장 크고 강력한 왕국이었다. 인구는 500만 명이 넘었고 병사들은 용맹하기로 유명했다. 코르테스의 군대는 그에 비하면 너무나 작고 초라했다.

게다가 그는 원래 거기 있어서는 안 되는 처지였다. 상관이 출항 취소를 명령했지만, 명령을 어기고 단독으로 여기까지 온 것이다. 이제 그가 가진 것이라고는 바다에 정박한 열한 척의 배뿐이었다. 배는 작전이 실패했을 때 도망칠 수 있는 유일한 구명줄이기도 했다. 그런데 상륙 후, 코르테스는 병사들에게 믿기 어려운 명령을 내린다.

"배를 불태워라."

언뜻 보면 무모하고 어리석은 명령처럼 들린다. 하지만 코르테스의 생각은 달랐다. 병사들에게 물러설 길이 없음을 인식시킨 것이다. 이제 그들에게는 오직 앞으로 나아가 싸우는 길밖에 남지 않았다. 도망칠 길이 사라진 순간, 오직 이기는 것만이 유일한 선택이 되는 것이다. 전해지는 이야기로는 코르테스가 이렇게 외쳤다고 한다.

"이 도시를 점령하든 아니면 죽든, 둘 중 하나다!"

나는 제국주의 정복자들에게 특별히 공감하지는 않는다. 그들은 다른 문화를 짓밟은 사람들이다. 하지만 훨씬 강한 적을 마주한 코르테스와 소수의 병사들 이야기는 마음에 남는다. 보통 이 이야기의 주인공은 코르테스지만, 나는 병사들을 떠올리곤 한다. 그들에겐 가족이 있었고 삶이 있었으며 저마다의 꿈이 있었다. 그런데 이제는 해안에서 유일한 구명줄인 배가 불타는 걸 지켜보고 있다. 바다 위 열한 척의 배가 하나둘씩 연기로 사라지고 마지막 희망이 눈앞에서 사라지는 순간, 그들은 어떤 마음이었을까. 이제 남은 길은 단 하나다. 절박한 심정으로 오로지 나아갈 뿐이다. 모든 걸 걸어야만 하는 돌이킬 수 없는 싸움이었다.

이 이야기가 오랫동안 회자되는 이유는 분명하다. 우리는 도망칠 길을 없애야만 돌파구가 열린다는 사실을 알고 있다. 그래서 '배를 불태운다'는 말은 결국 '임전무퇴'라는 뜻이 되었다. 물러설 곳을 없애라. 후퇴할 계획도, 안전한 탈출구도 두지 마라. 오직 앞으로 나아가는 길만 남겨라.

치유의 여정에서 '배를 불태운다'는 말을 떠올리면 톰이 생각난다. "톰, 혹시 식단을 어긴 적이 있습니까?"라고 묻자 그는 단호하게 말했다. "한 번도 없어요." 그는 당뇨병 맞춤형 식단을 짠 뒤로 단 한 번도 흔들리지 않았다. 요가로 몸을 한계까지 밀어붙인 주니퍼 스타인도 떠오른다. 그녀는 안 되는 요가 자세를 끝까지 취해 굳은 관절의 석회화를 하나씩 끊어냈다. 고통 속에서도 그것이 치유의 신호라는 걸 알고 있었다. 지금의 주니퍼는 누구보다 건강하고 활기 넘친다. 그리고 재닛 로즈. 그녀는 아이들을 놓아주는 법을 배웠다. 부모로서 너무나 가슴 아픈 선택이었지만, 그 결단이 자신과 아이들을 모두 자유롭게 했다. 미레이 버넬 역시 그렇다. "병과 싸울까, 아니면 받아들일까?" 주방 식탁에서 자문하던 미레이는 결국 삶을 택했다. 이들은 모두 자신만의 열쇠를 찾아냈고, 그걸 깨달은 순간 두 배로 몰입했다.

대부분의 사람은 의식적이든 무의식적이든 항상 '도망칠 길'을 남겨둔다. 새로운 계획을 세우고 결심해도, 마음 한 켠엔 '언제든 돌아갈 수 있는 길'이 있다. 항구에 남겨둔 한 척의 배처럼 말이다. 힘들고 불안할 때면 언제든 예전 습관과 생각, 익숙한 삶으로 돌아가려 한다. 배는 몸에 밴 습관일 수도 있고, 술이나 약물일 수도 있다. 또 가족이나 연인처럼 자신을 병들게 하는 관계일 수도 있다. 혹은 남들이 정해준 길을 따르는 삶일 수도 있다. 의사나 가족이 내 삶의 방향을 정하도록 내버려두는 것이다. 아니면 그냥 변화를 미루며 지금의 상태를 유지하는 것일지도 모른다. 큰 변화는 누구에게나 두렵고 버겁다.

하지만 불치병에서 살아남은 사람들은 '퇴로'를 남기지 않는다. 자신을 진짜로 회복시키는 변화를 발견하면 이전으로 돌아가는 다리를 완전히 끊어버린다. 클레어는 염증을 일으키는 음식을 깡그리 버리며 부엌 찬장을 깨끗이 비웠다. 재닛은 자신을 병들게 했던 삶과 완전히 결별했다. 괴로움만 남은 결혼 생활, 스트레스 많은 일, 경제적 어려움, 늘 아픈 엄마로만 대하던 자녀들과의 관계까지. 그녀는 모든 걸 두고 브라질로 떠났다. 추락하는 비행기에서 낙하산을 펼쳐 뛰어내리듯, 갑자기 삶 밖으로 뛰쳐나갔다. 그리고 회복 후 다시 옛 삶으로 돌아가려 하자 다시 아프기 시작했다. 완전한 치유를 위해선 완전히 다른 삶이 필요했던 것이다.

이 책에 등장한 사람들은 각자 자신만의 방식으로 치유의 길을 찾았다. 숲속을 헤치고 나아가는 탐험가들처럼, 각자 다른 길을 걸었지만 결국 같은 자리, 같은 평온함에 도착했다. 그리고 그 길에서 모두 똑같은 선택을 했다. 배를 불태운 것이다. 다시는 뒤돌아보지 않고 오직 앞으로 나아가기 위해.

| 스스로를 돌보는 습관 |

자연 치유 연구의 오랜 난제는, 사람들이 실제로 치료에 얼마나 적극적으로 참여했는지 제대로 측정할 수 없다는 점이다. 수많은 연구에서 특정 치료 프로그램 참여 여부를 묻지만, 어떻게 참여했고 얼마나 진지하게 임했는지는 다루지 않는다. 사람마다 태도가 다른데 말이다. 어떤 사람은 목숨이 걸린 일처럼 몰입하고, 어떤 사람은 그저 실험이 끝나면 받을 50달러 때문에 참여한다.

과학적 연구 방법은 실험의 일관성을 유지하고 서로 다른 연구 결과를 비교할 수 있도록 돕는다. 약물, 치료법, 생활습관 변화의 효과를 객관적으로 평가하기 위해서는 표준화된 틀이 꼭 필요하다. 그러나 모든 것이 수치로 측정되는 건 아니다.

과학은 본래 눈에 보이고 손으로 만질 수 있는 것만 연구하도록 설계되었다. 예를 들어 약물의 효과를 측정하는 연구라면, 참가자가 삼키는 알약 속 성분이 몇 그램인지 정확히 잴 수 있다. 명상 같은 실천을 연구할 때도 비슷한 방식을 적용한다. 참가자가 일주일에 몇 번 명상했는지, 한 번에 몇 분 동안 했는지를 기록하고, 명상을 하지 않은 대조군과 비교한다. 이러면 '여성 아무개가 일주일에 세 번, 20분씩 명상했다'라는 데이터를 얻을 수 있다. 그러나 정작 중요한 핵심은 빠진 게 아닐까. 아무개는 얼마나 깊이 집중했을까? 진심으로 임했을까, 아니면 그냥 시간이 지나기만을 기다렸을까? 명상이 실제로 스트레스를 진정시키고 몸을 이완시켰을까? 그녀에게 명상은 어떤 의미였을까?

이런 것들은 수치로 나타낼 수 없지만 치유의 본질을 결정짓는 핵심 변수다.

정교하게 설계된 수많은 과학적 연구에도 보이지 않는 변수가 있다. 눈에 보이지 않는 미묘한 요인, 내면에서 일어나는 수많은 차이점 말이다. 지금의 과학적 연구 방식은 좁은 틀 안에서만 작동하기 때문에 이런 부분이 여전히 다뤄지지 않는다. 예를 들어 "주니퍼 스타인은 매일 두 시간씩 요가를 했다"라는 결과는 발표할 수 있다. 그러나 이 문장에는 그녀가 얼마나 깊이 몰입했는지, 옆 사람보다 얼마나 더 절실하게 움직였는지는 담겨 있지 않다. "퍼트리샤 케인은 하루에 몇 시간씩 기도했다"도 마찬가지다. 시간은 알 수 있지만 기도가 그녀에게 어떤 의미였는지는 전혀 담지 못한다.

자연 치유 사례에서는 얼마나 깊이 참여하는지가 결정적인 요인일 때가 많다. 그런데 대부분의 연구는 이런 차이를 무시하거나, 애초에 측정할 방법이 없다. 같은 치료를 받아도 사람마다 반응이 다른 이유가 바로 여기에 있다. 항암 치료든, 식단이든, 명상이든 결과는 천차만별이다. 그 차이는 치료를 어떻게 받아들이고 어떻게 적용했느냐에 달렸는지도 모른다.

대학 입학 전, 누군가 이런 말을 해준 적이 있다.

"대학 시절을 어떻게 보내느냐에 따라 많은 게 달라진단다."

단순히 강의실에 앉아 있는다고 해서 인생이 바뀌는 건 아니다. 스스로 그 깊이와 의미를 만들어가야 한다. 마찬가지로 치유의 과정에서도 얼마나 깊이 몰입하는지에 따라 큰 차이가 난다.

의학계는 이제야 마음이 몸의 치유에 영향을 미친다는 사실을 인정하기 시작했다. 마지못해 인정하는 수준이긴 해도 반가운 변화다. 몇몇 의사들은 스트레스를 줄이는 명상이나 마음 챙김을 권하기도 한다. 투쟁-도피 반응이 질병 발생과 악화에 얼마나 큰 역할을 하는지를 깨달았기 때문이다. 하지만 여전히 많은 의사와 환자는 '쉽고 빠른 해결책'을 찾는다. 삶을 근본적으로 바꾸는 대신, 간단한 약이나 단기 치료만 원한다. 그러나 자연 치유가 보여주는 답은 분명히 다르다. 자신의 가치와 내면의 힘을 깊이 자각하는 것만으로도 신체적 변화를 이끌어낼 수 있다는 것이다. 마음이 병의 흐름을 바꿀 만큼 강력하다면, 마음의 커다란 변화가 몸의 변화, 어쩌면 완전한 회복까지 이끌어낼 수도 있지 않을까.

1980년대 후반, 스탠퍼드대학교의 데이비드 스피걸David Spiegel은 유방암 환자를 대상으로 한 연구[1]에서 놀라운 결과를 발표했다. 일주일에 두 번씩 그룹 치료를 받은 사람이 그렇지 않은 사람보다 평균 18개월을 더 살았다는 것이다. 이 연구는 큰 화제를 모았고, 지금까지도 자주 인용되는 대표적인 연구다.

하지만 다른 연구자들이 똑같은 실험을 반복했을 때는 같은 결과가 나오지 않았다. 그때 앨러스테어 커닝햄Alastair Cunningham이 직접 검증에 나섰다. 그는 행동의학과 건강심리학의 접점에 깊은 관심을 가진 심리학자였고, 토론토대학교 암 클리닉을 운영하며 환자들을 돌보고 있었다. 그러다 마흔일곱 살이 되던 해, 대장암 3기 진단을 받았다. 생존 확률은 30%였다.

커닝햄은 단순한 심리학자가 아니라 '마음'과 '몸'을 함께 다루는 의학 현장에서 직접 일한 사람이었다. 대부분의 심리학자는 의학과 거리를 두지만, 그는 암 환자를 돕는 의사들과 나란히 일했고, 게다가 스스로 암을 진단받은 환자이기도 했다. 이 연구는 그에게 단순한 학문적 관심이 아니라 인생 그 자체의 문제였다.

1998년, 커닝햄은 스피걸의 연구와는 정반대의 결과를 내놓았다.[2] 그룹 치료가 암의 진행 속도나 생존율에 통계적으로 유의미한 영향을 주지 않는다는 것이다.

그러나 그는 그 안에서 아주 흥미로운 사실을 발견했다. 연구에 참여한 사람 중 단 일곱 명의 여성만이 눈에 띄는 회복을 보였는데, 그중 두 명은 연구가 시작된 지 8년이 지나서도 여전히 살아 있었고, 관해 상태로 보였다. 아쉽게도 표본이 너무 적어 통계적으로 유의미하다고 인정받을 수는 없었다. 그래서 공식적인 결론은 여전히 "유의미한 효과 없음"으로 남았다. 하지만 커닝햄은 그녀들의 이야기를 다시 살펴보다가 중요한 사실을 깨달았다. 치료의 효과는 '치료를 받았느냐'보다 '얼마나 진정성 있게 참여했느냐'에 달려 있다는 것이었다.

살아남은 일곱 명에게는 공통점이 있었다. 그들은 다른 사람들과 같은 그룹 치료를 받으면서도, 그 밖의 다양한 치유 방법을 스스로 찾아 나섰다. 더 오래 산 이들은 연구가 요구한 범위를 넘어, 자기만의 방식으로 여러 노력을 병행했다. 그들은 치료를 단순히 '받는' 데 그치지 않고, 그 과정을 온전히 '자기 일'로 여기며 몰입했다. 명상을 깊게 하고, 요가를 꾸준히 연습하며, 일기를 쓰고, 매일 감사하는 마음을 되새겼다. 즉, 치료를 수동적으로 따르기보다 스스로 삶의 방향과 습관, 일상의 틀을 완전히 바꾸려는 의지를 보였다. 커닝햄은 이런 태도, 즉 스스로 일어나 변화를 만들려는 자기 주도성이 생존이나 회복과 관련이 있다고 보았다.

애초에 그는 이런 결과를 기대하지도, 일부러 찾으려 하지도 않았다. 하지만 결과를 무시할 수는 없었다. 더 오래 산 사람들, 관해에 이른 사람들은 모두 치료를 한 단계 더 깊이 끌고 간 사람들이었다. 그들은 의료진이 제시한 방법만 따르지 않았다. 자기 자신을 치유하는 일에 열심이었고, 그 열심이 생존의 차이를 만들어냈다. 이후 커닝햄은 '심리적 작업'와 생존 기간의 관계를 더 면밀히 알아보기 위해 전이암 환자를 대상으로 한 장기 추적 연구를 설계했다.[3]

그가 말한 심리적 작업은 매우 넓은 개념이었다. 이 책의 생존자들이 보여준 다양한 실천, 즉 자기성찰, 명상, 감사, 마음돌봄 등이 모두 그 안에 포함된다. 그는 특히 미레이 버넬이나 퍼트리샤 케인 같은 사람들이 보여준 정체성, 목표, 욕망을 재정의한 사람들에게 주목했다. 이번 연구에서 커닝햄은 스스로 치유나 마음 관리에 강한 의지를 보인 환자들, 즉 자기 치유에 관심이 높았던 사람들을 중심으로 살폈다. 그 결과, 자기 치유에 얼마나 적극적으로 참여했는지가 생존 기간과 뚜렷한 상관관계가 있음이 밝혀졌다. 그의 다음 질문은 이것이었다.

"그렇다면 환자들이 말하는 '자기 치유에의 참여'란, 도대체 어떤 의미일까?"

커닝햄이 2002년에 발표한 연구 〈삶을 위한 투쟁: 전이암 환자의 심리치료 기반 자기 돌봄 과정의 질적 분석Fighting for life: a qualitative analysis of the process of psychotherapy-assisted self-help in patients with metastatic cancer〉[6]은 암 환자들의 실제 삶 속에서 어떤 변화가 일어나는지 깊이 파고든, 매우 이례적인 연구였다. 그는 통계 너머에 있는 환자들의 마음과 일상에서 일어나는 변화를 함께 살피려 했다. 연구 규모는 크지 않았지만, 참가자 한 명을 관찰하고 분석하는 데 100시간 이상을 쏟을 정도로 질 높은 연구였다. 이 정도로 시간과 노력을 들인 연구는 매우 드물다.

커닝햄은 참가자 중 아홉 명을 '매우 적극적으로 참여한' 그룹으로 분류했다. 이들은 매일 규칙적으로, 때로는 몇 시간씩 명상과 심상 훈련, 인지 점검, 일기 쓰기, 이완 훈련 등에 몰두했다. 그렇게 꾸준히 자신과 마주한 아홉 명 중 여덟 명은 삶의 질을 높이 유지했으며, 처음 진단받았을 때 예상한 예후보다 최소 2년 이상 오래 살았다. 그리고 그중 두 명은 완전 관해에 이르렀고, 관해 상태는 연구가 발표된 후에도 수년간 지속되었다.

반대로 참여도가 매우 낮은 환자도 여덟 명 있었다. 이들은 자기 돌봄의 효과를 믿지 않거나, 낮은 자존감 때문에 시도조차 하지 않았다. "나는 이런 노력을 할 자격이 없어"라는 무력감이 그들의 발목을 잡은 것이다. 이 그룹에는 삶의 질이 높았던 사람이 단 한 명도 없었고, 오직 한 사람만이 진단 후 2년 이상 생존했다. 치료 시작 당시 의학적 조건은 두 그룹 간에 큰 차이가 없었지만 종착점은 사뭇 달랐다.

커닝햄은 자기 돌봄 치료에 적극적으로 참여한 사람이 그렇지 않은 사람들보다 거의 세 배나 오래 살았다고 결론지었다. 흥미로운 점은, 그가 말한 자기 돌봄 치료가 자연 치유를 경험한 사람들이 실제로 행했던 정신적·심리적·영적 변화 과정과 놀라울 만큼 닮았다는 것이다.

커닝햄은 이 연구를 통해, 생존 기간이 짧은 사람들과 긴 사람들 사이에서 '삶의 태도와 몰입의 질'이 얼마나 큰 차이를 만드는지를 보여주었다. 그는 이 연구 결과를 토대로, 생존을 단축하는 조건과 연장하는 조건을 구분해 정리했다.

생존을 단축하는 요인

- 낮은 자존감이나 고정된 세계관으로 인한 사고의 경직성
- 자기 돌봄에 대한 불신 또는 실천 능력의 부족
- 치유보다 눈앞의 즐거움이나 다른 활동에 더 끌림
- 삶의 의미를 스스로 찾기보다 외부의 인정이나 조건에서

만 찾는 경향

- 영적인 개념이나 믿음에 매우 부정적인 태도

생존을 연장하는 요인

- 강한 생존 의지
- 사고방식과 생활습관에서 실제로 나타나는 변화
- 명상, 심상 훈련, 이완법, 인지 점검 등의 꾸준한 실천
- 자신의 삶에서 의미를 찾으려는 적극적인 노력

살아남은 사람들은 단순히 운이 좋았던 걸까, 아니면 마음가짐이 근본적으로 달랐던 걸까? 도대체 무엇이 차이를 만들었을까?

이 의문을 풀기 위해 진행된 또 다른 연구[5]에서 커닝햄은 생존자들이 초기부터 심리적 자기 돌봄에 훨씬 더 깊이 참여했다는 사실을 발견했다. 또 요가가 암 회복에 미치는 영향을 살펴본 여러 연구에서도, 실제로 회복을 경험한 사람은 다른 이들보다 요가 수행에 더 깊은 의미를 두고 진심으로 몰입했다고 한다.

연구 결과를 종합하며 커닝햄은 정체성의 치유가 회복의 핵심 요인임을 확신하게 되었다. 자기가 누구이며 어떤 삶을 살고 싶은지 근본적으로 재정의하는 과정이 매우 중요하다는 것이다. 그러나 안타깝게도 여기까지 깊이 몰입하는 환자는 극소수에 불과했다. 그리고 과학 연구는 대부분 '평균'을 중심으로 결

과를 해석하므로 이렇게 예외적인 회복 사례는 평균값에 묻혀 사라져 버린다.

커닝햄은 어떻게든 이 한계를 넘어서려 했지만, 과학적 연구 방식이 가진 근본적 구조를 완전히 극복할 수 없었다. 환자가 얼마나 깊이 치유 활동에 몰입하는지가 결정적 차이를 만든다는 점은 분명했다. 그러나 몰입의 깊이를 정확히 반영하는 연구를 설계하기란 불가능에 가까웠다. 결국 그의 연구는 참가자의 솔직한 자기 보고에 의존할 수밖에 없었다. 아쉽지만 이런 연구는 언어와 인식의 한계에 따라 결과가 언제든 흔들릴 수 있다.

커닝햄은 이 문제를 다루기에 누구보다 적절한 사람이었다. 마지막으로 들은 소식에 따르면, 그는 이 주제를 더 깊이 탐구하기 위한 대규모 연구 자금을 신청했지만, 새로운 사고방식이 늘 그렇듯 쉽게 받아들여지지 않아 결국 지원을 받지는 못했다고 한다. 지금은 은퇴했으나 여전히 스스로 치료의 주도권을 잡고자 하는 사람들을 위한 소규모 그룹을 운영하고 있다. 무엇보다 중요한 점은, 그가 연구자이면서 암 환자로서 모든 것을 직접 경험했다는 것이다.

인생을 건 오랜 연구 끝에 커닝햄이 깨달은 내용은 분명했다. "치유의 길에 얼마나 깊이 몰입하느냐가 질병의 흐름을 바꾼다." 어찌 보면 너무 당연한 말이다. 스포츠에서는 노력의 양과 질이 메달 색을 바꾼다는 걸 누구나 안다. 하지만 건강에 관해서는 이 단순한 진리를 종종 잊는다.

치유의 주도권을 쥔다는 말이 병에 책임을 진다는 뜻은 아니다. 물론 더 많이 알면 더 잘 대처할 수 있기는 하다. 하지만 우리는 태어날 때 가족, 문화, 유전적 조건을 선택할 수 없다. 이런 이유로 의료계 주류에서는 여전히 '심신의학mind-body medicine'을 불편하게 바라본다. 이런 접근이 환자에게 '병이 생긴 건 당신 탓'이라는 죄책감을 줄 수 있다는 것이다. 이런 생각이 오히려 더 해롭다는 주장도 있다. 나는 이 의견에 완전히 동의하지는 않지만, 일리가 있다는 건 인정한다. 실제로 어떤 사람들은 건강과 치유를 '스스로 책임져야 한다'는 생각에 압박감을 느끼거나 스스로를 탓하며 괴로워하기도 한다. 그리고 솔직히 말하자면, 심신의학계 내부에서도 '책임'과 '죄책감'의 경계를 제대로 구분하지 못하는 경우가 종종 있다.

| 병에 걸린 건 당신 탓이 아니다 |

지금의 의료 시스템이 가진 장점 중 하나는, 병이 생기면 병원에 가서 치료를 받을 수 있고, 그 과정에서 비난받거나 눈치 보지 않아도 된다는 점이다. 감기는 그냥 감기일 뿐이고, 심장병은 그저 심장병일 뿐이다. 알코올중독이나 양극성장애(조울증)도 '의지 부족'이 아니라 질병 자체로 인정받는다. 이는 의학사에 있어서 중요한 진전이었다. 이와 관련해 《뉴잉글랜드 의학 저널》에 실린 마샤 앤젤Marcia Angell의 글[6]은 이 논점을 잘 정리하고 있다. 앤젤은 질병과 마음의 연관성을 탐구하는 데 일정한 가치가 있다고 인정하면서도, 그런 접근이 오히려 환자에게 죄책감을 줄 수 있다는 점을 우려했다. '병에 걸린 건 내 탓이야'라는 생각이 들게 만든다면 그것이야말로 더 큰 상처가 된다는 것이다.

앤젤은 질병이 심리적인 요인에서 비롯된다는 시각에 단호하게 반대한다. 그리고 자신의 의견을 뒷받침하는 역사적인 사례로 결핵을 들었다. 한때 결핵은 심리적 요인에서 비롯된다고 여겨졌지만 추후 결핵균 때문임이 밝혀졌으고, 지금은 리팜핀rifampin이라는 알약으로 치료가 가능하다. 매독이나 임질도 비슷하다. 과거에는 도덕적 타락의 결과로 간주되었으나 사실은 세균 감염에 의한 병이며, 항생제로 치료할 수 있다.

앤젤의 주장은 마음과 질병 사이에 관계가 없다는 게 아니라, 그런 논의가 자칫 환자에게 죄책감을 안길 수 있다는 것이다. "병이 낫지 않는다고 스스로를 비난해서는 안 된다"는 앤젤의 원칙은 분명 중요하다. 그러나 이는 우리의 내면적 믿음과 태도가 건강과 질병에 어떤 영향을 미치는지와는 별개의 문제다. 이 둘을 혼동해서는 안 된다. 병에 걸린 건 결코 당신의 잘못이 아니다. 동시에 치유의 과정에서 당신은 생각보다 훨씬 더 큰 힘을 가지고 있다.

존 사노John Sarno 박사의 이야기가 대표적인 예다. 2017년 93세의 나이로 세상을 떠난 사노 박사는 뉴욕대학교 의과대학 재활의학과 교수였으며, 매우 파격적인 만성 통증 치료법으로 논란의 중심에 선 인물이다. 그는 대부분의 만성 통증이 신체적인 문제가 아니라 심리적 요인에서 비롯된다고 믿었다. 환자를 탓하는 것이 아니라, 오히려 그걸 기회로 삼으라는 것이다. 기존 치료로 낫지 않던 환자들을 기꺼이 받아들인 그는 이렇게 말했다.

"제 환자의 80%는 결국 좋아집니다."[7]

《뉴욕타임스》에 실린 그의 부고에는 이런 대목이 있다.

"뉴욕대학교 의과대학 동료들은 점심시간마다 그의 치료법을 비웃고 뒷담화를 했다. 그러나 정작 자신들이 아플 때는 몰래 그를 찾아갔다."

나는 이 모순을 너무나도 잘 안다. 안타깝게도 의료계의 '정치'는 진정한 과학정신과 거리가 멀다. 많은 전문가들이 공개적으로는 보수적인 입장을 취하지만, 속으로는 더 자유롭게 이런 문제들을 이야기하고 싶어 한다.

사노 박사가 세상을 떠난 지금은 그의 말이 옳았다는 증거가 하나둘 밝혀지고 있다.[8] 최근 연구 결과 만성 통증의 배경에 감정적 요인이 존재한다는 사실이 속속 드러나기 시작했다. 사노 박사는 이런 연구가 정식으로 인정받기 훨씬 전부터 '이중맹검' 같은 과학적 검증 없이도 확신을 가지고 나아갔다. 무수한 비판과 냉소 속에서도 그는 환자의 통증을 '감정'과 '불안'의 관점에서 바라봤고, 그 결과 많은 환자가 놀라운 회복을 경험했다.

의사로서 나는 의료진이 환자의 말에 더 귀 기울여야 한다고 생각한다. 단순히 진료실의 문진만을 말하는 게 아니다. 우리는 환자 각자가 가지고 있는 몸과 병, 치유에 대한 직관을 들어야 한다. 수많은 사람들이 사노 박사에게 편지를 보냈다. "선생님의 치료법이 제 인생을 구했어요." 하지만 의학계의 반응은 늘 같았다. "연구로 증명된 바 없음." 이제야 비로소 그의 말을 뒷받침하는 연구들이 여기저기 등장하고 있다.

내게 진료받은 환자가 이런 말을 한 적이 있다. "저는 다른 사람들보다 상처가 오래가요. 잘 낫질 않더라고요." 그 말이 오랫동안 가슴에 남았다. 이제야 이유를 알 것 같다. 그건 본능적으로 감지한 진실이다. 우리 몸은 때로 회복할 수 있음에도 상처를 붙든 채 살아간다. 하지만 의학은 아직 그 미묘한 신호를 제대로 감지하지 못한다.

의료계가 발전하려면 반쪽짜리 진실이 아니라 온전한 진실을 바라봐야 한다. 지금의 의료계는 기존 의학과 심신의학이 첨예하게 대립하고 있다. 서로 각자의 입장만 주장하고, 상대의 강점을 인정하지 않는다. 환자가 죄책감을 느낄 수 있다는 이유로 진실을 외면하는 건 모두에게 손해다.

그럼 누가 이 상황을 바꿀 수 있을까? 바로 여러분이다.

수년간 나는 눈부신 기술 발전에 발맞추지 못하는 의료계의 현실을 목도했다. 이제 우리는 웨어러블 기기를 통해 손끝으로 건강 데이터를 측정하고, 몸속 면역세포를 조정해 암을 치료하는 시대에 살고 있다. 놀라운 진보는 새로운 치유의 가능성을 열어준다. 하지만 진짜 변화는 기술이 아니라 의료계의 대대적인 혁신에서 시작되어야 한다. 질병을 어떻게 바라보고 다루는지부터 다시 묻는 것이다. 그리고 이 혁신을 이끌 사람은 의사나 연구자가 아니라 우리 같은 평범한 사람들이다. 전문가의 해답만 기다리지 않고 스스로 움직이는 사람들이 진짜 변화를 만들고 의학의 향방까지 바꿔놓을 것이다.

누군가 당신에게 "병에 걸린 건 네 잘못이야"라는 죄책감을 심어준다면, 그냥 흘려보내라. 그리고 기억하자. 병은 때때로 우리에게 쉬어가라는 신호를 준다. 몸과 마음을 재정비하고 삶의 방향을 다시 돌아보는 시간 말이다. 아직 놓지 못한 무언가가 있을 수도 있다. 그럴 때는 억지로 바꾸려 하지 말고 시간을 가져도 된다. 자연 치유를 경험한 사람들은 모두 그런 시간을 통과했다. 회복에는 저마다의 속도가 있다. 이건 경쟁이 아니다. 정해진 일정도 없다. 이 여정은 기회이지 숙제가 아니다. 아직 준비되지 않았는가? 괜찮다. 항구에 묶어둔 배를 불태우는 건 조금 더 나중의 일일 수도 있다. 이건 다른 누구의 길이 아니라, 오직 당신만의 길이니까.

비난받거나, 죄책감을 느끼거나, 모든 게 내 탓 같을 때도 있다. 그럴 때마다 떠올리자. 궁극적으로 중요한 건 병이 아니다. 남들과 시시비비를 가리거나 특정 치료법을 고수할 필요도 없다. 사실 당신이 뭘 하든 하지 않든 그다지 중요하지 않다. 진짜로 중요한 건 의미 있는 삶을 사는 것, 자신의 존재 가치를 깨닫는 것, 그리고 인생에서 무엇을 원하고 어떤 목적으로 살아갈지 아는 것이다. 남은 삶이 길든 짧든 말이다.

서른여덟 살의 세라는 조증 상태로 매클레인 병원에 입원했다. 그녀는 평생 양극성장애로 힘들어했고, 최근에는 알코올중독이 반복되었다. 직장을 잃고 돈도 잃은 상태로 엄마 집에서 함께 살았다. 가족은 여러 번 돈을 대신 갚아주고, 증상이 심해질 때마다 병원에 데려가 입원시켰다. 세라는 다양한 약을 복용했지만 효과가 없었다. 세라의 일란성 쌍둥이 자매인 테레사는 내게 가족 면담을 요청했다. 테레사 역시 10대 때 양극성장애를 진단받았고, 오랫동안 고통받았다. 그래서 세라가 어떤 상황에 있는지 누구보다 잘 알았으며 도와주고 싶어 했다. 면담 날, 테레사가 진료실로 들어왔을 때 나는 놀라움을 감출 수 없었다. 일란성 쌍둥이라기엔 두 사람의 모습이 너무 달랐다. 세라는 오랜 병으로 인한 신체적 손상 때문에 힘들어하고 있었다. 양극성장애는 마음의 병으로 끝나지 않는다. 비만, 심장질환, 갑상선 문제 등 몸에도 흔적을 남긴다. 조증과 울증이 반복될 때마다 스트레스 호르몬이 세포와 조직을 공격한다. 실제로 세라는 나이보다 훨씬 늙어 보였다. 오랜 세월의 조증과 우울, 불안이 그녀의 몸에 상처를 아로새긴 것이다.

테레사는 자신의 이야기를 들려주었다. 두 사람은 20대까지는 거의 비슷한 길을 걸었다고 한다. 둘 다 같은 정신과 의사에게 진료받았는데, 의사는 약을 처방했다가 안 맞으면 새로운 약을 시도하곤 했다. 슬프게도 아무리 약을 바꿔도 증상은 잡히지 않았다. 그러다 테레사는 다른 방법을 쓰는 게 더 낫다는 걸 깨달았다. 술을 끊고, 음식을 조심하고, 밤늦게 나가지 않고 푹 자는 것. 그 단순한 변화가 훨씬 큰 효과를 냈다. 스물여덟 살이 되던 해, 그녀는 결심했다.

"이제 그만해야겠다고 생각했어요. 끝없이 약을 바꾸고, 상담을 받고, 또 재발하는 사이클에서 벗어나기로요. 제 인생을 직접 선택하기로 했죠."

테레사는 가공식품을 완전히 끊고 불교 명상에 몰입했다. 물론 명상이 심각한 정신질환을 단숨에 고치는 마법은 아니다. 하지만 테레사에게는 삶의 중심축이자 회복의 출발점이 되었다. 그녀는 진심으로 몰두했고 꾸준히 실천했다. 몰입과 헌신은 결국 그녀의 뇌를, 그리고 몸 전체를 바꿔놓았다.

첫 2년은 쉽지 않았다. 포기하고 싶을 만큼 힘들 때도 있었다. 하지만 명상은 새로운 문을 열어주었다. 문 너머에는 만족스러운 직업, 건강한 관계, 그리고 자신을 아끼는 삶이 있었다. 이제 테레사는 어떤 일이 생겨도 무너지지 않는다. 지난 8년 동안 약을 끊은 채 건강하고 행복하게 지내고 있다. "너도 할 수 있어." 테레사가 세라에게 말했다. "그냥 결심만 하면 돼." 두 사람은 나란히 앉아 있었지만, 전혀 다른 세상에서 온 사람들처럼 보였다. 태어난 시간은 1분 차이, 그러나 건강 상태는 몇십 년이나 차이가 났다.

두 사람은 유전이 운명을 결정하지 않는다는 사실을 보여준다. 일란성 쌍둥이는 DNA의 99%를 공유하지만, 두 사람의 건강은 유전보다는 개인적 선택과 삶의 방식이 만든 결과였다. 서류상으로만 본다면, 의사라 해도 둘이 자매라는 걸 믿지 못할 것이다. 테레사는 '배를 불태운 사람'이었다. 세라는 아직 그 결심을 하지 못했다. 그 차이가 둘의 인생을 갈라놓았다.

익숙한 습관이나 생각, 행동 방식에 기대는 건 잘못이 아니다. 인간은 누구나 그렇게 산다. 앞서 이야기했듯, 뇌의 기본 모드 네트워크는 삶을 효율적으로 만들어준다. 가끔 우리의 의도와는 정반대로 작용해 발목을 잡는 게 문제일 뿐이다. 건강을 회복하려고 진심으로 노력하는 사람조차 무의식적으로 '도망칠 길'을 하나쯤 남겨둔다. 힘들고 스트레스가 쌓일 때, 다시 예전의 삶으로 돌아갈 수 있는 안전한 출구를 마련해 두는 것이다. 마음이 여유로울 땐 그게 큰 문제가 되지 않는다. 하지만 상황이 어려워지고 싸움이 버거워지면 자기도 모르게 탈출구로 피신하게 된다. 몸은 원래의 균형, 익숙한 상태로 돌아가려는 성향이 있기 때문이다.

병마를 떨치고 원하는 삶을 살고 싶다면 아직 불태우지 못한 배가 어디 있는지 찾아서 과감하게 없애야 한다. '배'는 다양한 모습으로 존재한다. 습관, 음식이나 특정 물질, 심지어 사람일 수도 있다. 술이나 담배 같은 대표적인 중독 물질은 물론이고, 뇌의 보상 회로를 자극해 도파민을 분비하게 만드는 모든 행위가 여기에 포함된다. 음식, 일상의 습관, 행동, 관계는 모두 우리가 매달릴 수 있는 배다. 이런 배는 눈에 잘 띄지 않는다. 게다가 '그럴듯한 이유'의 형태로 숨어 있기도 하다.

"이건 나한테 안 맞아."

"지금은 때가 아니야."

"이걸 해봤자 달라질 게 없잖아."

이런 말들은 모두 변화를 미루기 위한 변명이다. 관계도 예외가 아니다. 가까운 친구나 가족, 연인조차 우리를 붙잡는 배가 될 수 있다. 변화를 시작하면 누군가가 상처받을까 봐, 관계가 흔들릴까 봐 나아가지 못하는 사람도 있다. 물론 변화가 시작되면 주변 사람들도 힘들어할 수밖에 없다. 하지만 다른 사람의 기대와 감정 때문에 두려워하지 말기 바란다. 이런 마음 또한 당신을 과거에 묶어두는 또 하나의 배다.

변명거리를 찾는 건 아주 쉽다. 거의 자동적으로 떠오른다. 변화가 필요하다는 걸 알면서도, 변화를 막는 이유가 저절로 떠오를 것이다. 이때가 바로 당신의 '배'를 알아차릴 기회다. 변화를 떠올릴 때 누군가가 분노하거나 실망할까 봐 두려운가? 혹은 알 수 없는 미래가 불안해지는가? 익숙한 루틴이 사라진 삶을 상상하면 억울하거나 두려운가? 이런 감정이 떠오른다면, 바로 그게 당신이 불태워야 할 배다.

큰 변화에는 희생이 따른다. 나 역시 내가 옳다고 믿는 삶을 살기 위해 고향을 등지며 집과 공동체, 가족을 잃었다. 거기 살던 유년의 나와도 이별해야 했다. 하지만 후회하지 않는다. 훨씬 많은 걸 얻었기 때문이다. 코르테스의 병사들은 배를 불태우며 함대를 잃었지만 제국을 얻었다. 무엇을 잃을지가 아니라 무엇을 얻을지에 집중해야 한다. 그래야 배를 불태울 용기가 솟는다.

| 치유의 불꽃을 당기는 결정적 순간 |

극적인 변화를 결심하고 끝까지 이어가는 동기는 제각각이다. 클레어는 처음엔 두려움이 전부였다고 고백했다. 진단 초기, 일찍 죽을지도 모른다는 공포에 시달리던 클레어는 우연히 인터넷에서 염분 섭취가 췌장암과 관련이 있다는 연구를 보았다. "난 짭짤한 걸 무척 좋아했어요. 그런데 그걸 보고 나서는 놀랄 만큼 빨리 식단에서 소금을 뺐죠." 하지만 두려움이라는 연료는 오래가지 못한다.

두려움은 클레어를 출발선에 세웠지만, 빠르게 타올랐다가 금세 꺼지는 불길에 불과했다. 오랜 시간 싸워야 할 때는 잠깐의 불로 버틸 수 없다. 클레어는 결국 죽음을 마주하고, 남은 시간 동안 어떤 삶을 살고 싶은지 스스로 묻는 과정에서 두려움을 덜어냈다. 지속 가능한 동기를 발견한 것도 그 덕분이다. 그녀는 스스로에게 물었다. "암이 내게 뭘 가르치려는 걸까?" "암이 전하는 메시지는 뭘까?" "이 상황이 내게 준 기회는 없을까?" 질문에 귀 기울이며 몸의 신호를 따라가는 과정에서 클레어는 원하는 삶을 향해 나아갈 힘을 얻었다.

주니퍼는 이렇게 말했다. "진단은 받아들였어요. 하지만 예후는 받아들이지 않았죠." 그녀는 병과 함께 살아가야 한다는 사실은 인정했지만, 병이 삶을 규정하도록 내버려두지는 않았다. 주니퍼는 자신이 원하는 삶을 구체적으로 그렸다. 휠체어에 앉은 젊은 신혼부부가 아니라, 움직이고 일하고 사랑할 수 있는 몸을 가진 사람. 고통에 시달리며 하루하루를 버티는 사람이 아니라, 삶의 중심에 서서 자신의 역할을 다하는 사람 말이다. 힘들고 고통스러운 요가 수련의 순간마다 주니퍼는 오로지 한 가지 생각으로 버텼다. 진심으로 원하는 삶을 사는 모습이었다.

미레이는 이렇게 말했다. "뭘 바꿔야 하는지는 금방 알았어요. 마음을 먹는 게 힘들어서 그렇지." 몸은 분명히 "이게 필요해, 이렇게 해야 치유될 수 있어"라고 신호를 보냈지만, 마음은 그 말을 듣지 않았다. 도파민과 세로토닌이 만들어내는 익숙한 자극과 보상에 길들여졌기 때문이다. "마치 협상 같았어요." 그녀는 웃으며 말했다. "몸은 치유를 원했지만, 마음은 그걸 지키기 위한 절제와 노력을 거부했죠."

스트레스를 받으면 사람은 본능적으로 예전의 방식으로 돌아가려 한다. 이건 과학적으로도 입증된 사실이다. 압박이 커질수록 뇌는 우리를 속인다. 예전의 익숙한 행동을 다시 하라고, 그게 맞는다고 설득한다. "이번 한 번만." 그 말을 믿고 우리는 또다시 되돌아간다. 이건 중독에서 가장 잘 드러난다. 중독에 빠지면 즉각적인 쾌락과 위안을 주는 신경 회로가 우리의 선택을 지배한다. 술이나 약물만 그런 게 아니다. 음식, 습관, 일상, 생각의 패턴조차 중독이 될 수 있다. 부정적이거나 제한적인 사고방식 역시 일종의 중독처럼 작동한다. 뇌가 새로운 회로를 만들고 더 건강한 방향으로 바뀌는 걸 방해하는 것이다. 이런 생각 패턴을 바꾸는 건 중독을 이겨내는 것만큼이나 어렵다. 우리의 뇌와 몸은 변화를 거부하며 현상 유지에 온 힘을 기울이기 때문이다.

이렇게 강력한 상대인 '나 자신'과 싸우면서 어떻게 변화를 만들고 유지할 수 있을까? 방법은 사람마다 다르다. 누군가는 의식적인 선언으로 변화를 시작하고, 또 다른 누군가는 단숨에 인생을 뒤바꾼다. 예를 들어 재닛은 모든 걸 정리하고 브라질로 떠났고, 파블로는 식단을 바꾼 뒤 단 한 번도 예전으로 돌아가지 않았다. 클레어처럼 조금씩 자신에게 필요한 걸 배우며 나쁜 습관을 천천히 없애는 사람도 있다. 어떤 방식으로든 '영혼의 빈자리', 즉 마음의 공허함을 채우고 나면 더 이상 예전의 삶으로 돌아가지 않게 된다.

막다른 상황에 몰리면 누구나 예전의 습관이나 생각, 행동으로 돌아가고 싶어진다. 그 순간에는 제대로 된 결정을 내리기가 매우 어렵다. 그러니 미리 다음의 답을 준비해 두자. 뇌의 기본 모드 네트워크가 "이번 한 번만이야"라고 속삭일 때 넘어가지 않도록 말이다.

- 무엇이 나의 트리거인가? 어떤 상황에서 가장 쉽게 무너지는가? 그 상황을 피하거나 잘 준비할 방법은 없을까?

- 내가 진짜 원하는 삶은 어떤 모습인가? 잠깐의 즐거움을 포기하더라도 꼭 이루고 싶은 목표는? 그 목표를 이루기 위해 꼭 필요한 건 무엇이고, 방해가 되는 건 무엇인가?

- 누구에게 도움을 청할 수 있을까? 나를 흔드는 대신 지지해 줄 사람, 내가 연락할 수 있는 사람은 누구인가?

- 약속을 지켰을 때 줄 보상은? 즉각적이고 의미 있는 것으로 정한다. 사랑하는 사람과 대화하기, 좋아하는 노래 듣기, 잠깐의 휴식 등 나를 기분 좋게 해주는 일이라면 충분하다.

- 내가 가진 가치는 무엇인가? 내가 세상에 전하는 선한 영향력은 무엇이며 나는 얼마나 소중한 존재인가?

- 왜 이 변화를 시작했는가? 처음의 이유를 기억하자. 건강한 몸과, 진짜 원하는 삶의 모습을 떠올린다.

우리의 뇌는 익숙한 길로 되돌아가도록 설계되었다. 오래된 신경회로가 우리를 낡은 습관과 생각으로 이끌어 치유와 성장을 막는다. 새로운 길을 내는 건 쉽지 않다. 이미 사람들이 많이 다녀간 길을 외면하고 무성한 풀 사이에서 신작로 공사에 착수해야 한다. 생각도 마찬가지다. 생각은 뇌에서 전기 신호로 흐른다. 물줄기가 땅에 깊은 홈을 만들며 흐르는 것처럼, 생각도 저항이 적은 방향, 즉 익숙한 길로 흐른다. 시간이 지날수록 생각의 물줄기는 더 깊어지고, 방향을 틀기 어려워진다. 하지만 희망은 있다. 기본 모드 네트워크는 언제든 새롭게 바뀔 수 있다. 오래된 생각의 강줄기에 얼마든지 새로운 물꼬를 틀 수 있다.

새로운 신경 회로를 만든다는 건, 말 그대로 믿음의 도약이다. 다행히 우리의 뇌는 고정되어 있지 않다. 조금만 노력하면 쾌감과 보상을 건강한 습관과 연결하는 새로운 회로를 만들 수 있다. 물론 쉽지는 않다. 예전의 익숙한 길, 익숙한 보상 회로를 스스로 불태워야 하기 때문이다. 영화 〈인디애나 존스와 최후의 성전〉의 마지막 장면을 떠올려보자. 인디애나 존스는 수많은 함정을 통과해 마침내 높은 낭떠러지 끝에 선다. 눈앞에는 아무것도 없는 허공뿐이다. 그는 믿음을 갖고 한 발 내디딘다. 그 순간 보이지 않던 다리가 발아래 나타난다. 늘 거기 있었지만 눈에 보이지 않았던 것이다. 뇌도 똑같다. 새로운 회로를 만드는 건 미지의 공간으로 손을 뻗는 것과 같다. 그러다 연결이 되면, 완전히 새로운 다리가 놓인다. 인디애나 존스가 다리를 건넌 후 모래를 뿌려 길을 표시했듯, 우리의 뇌도 한 번 만든 연결을 강화하고 빠르게 다닐 수 있게 만든다. 그 과정에서 치유와 안정감을 주는 신경화학물질이 분비되어 몸과 마음이 점점 더 편안해진다.

새로운 신경 회로를 만드는 데 필요한 시간은 45일, 딱 한 달 반이다. 평생에 비하면 아주 짧지만, 막상 그 시간을 보내는 동안은 끝없는 여정으로 여겨진다. 따라서 45일간은 스스로를 파블로프의 개처럼 다뤄야 한다. 조건 반사 훈련을 시키는 것이다. 건강한 방향으로 한 걸음 내디딜 때마다 즉각적인 보상을 주자. 부정적인 생각을 알아차렸을 때, 해로운 음식을 참았을 때, 스스로 칭찬하고 상을 주는 것이다. 무엇이 나에게 진짜 보상이 되는지 직접 찾아보자.

그리고 잊지 말자. 당신은 지금 완전히 새로운 지도를 만들고 있다. 처음 하는 일이니, 당연히 짜증 나고 답답할 수밖에 없다. 하지만 분명 앞으로 나아가고 있다. 이제 해안선은 저 멀리 사라졌고, 항구에는 더 이상 배가 남아 있지 않다. 돌아갈 길은 없다. 오직 앞으로 나아갈 뿐이다. 딱 45일이면 된다. 한 달 반이 지나면 완전히 새로운 인생이 펼쳐질 것이다.

나는 지난 15년 동안 정말 놀라운 회복 사례들과 마주했다. 지금까지 살펴봤듯, 회복의 과정은 사람마다 달랐다. 클레어같이 회복한 사람은 세상에 클레어뿐이고, 미레이 같은 회복 또한 오직 미레이에게만 일어났다. 같은 이야기를 가진 사람은 단한 명도 없다. 그러나 우리는 개인적인 이야기에서 보편적 진리를 발견할 수 있다. 나는 그 보편적 진리가 앞으로 의학이 나아가야 할 방향이어야 한다고 생각한다. 의학이 한 단계 더 도약하려면 자연 치유가 전하는 핵심 교훈을 행동으로 옮겨야 한다. 아주 단순하고 명확하다. 식습관을 고치고, 면역체계를 회복시키며, 스트레스 반응을 다스리고, 정체성을 치유하라. 이 네 가지 지침은 내가 살펴본 거의 모든 회복 사례에서 놀라울 만큼 일관되게 나타난 핵심축이었다. 그리고 이 네 가지 지침이 새로운 의학 혁명의 토대가 될 수 있다고 믿는다. 변화는 화려한 곳에서 거룩하게 시작되지 않는다. 이 책에 등장한 사람들처럼, 우리도 각자의 삶 안에서 혁명을 단행할 수 있다. 단, 그러기 위해서는 항구에 묶어둔 배를 불태워야 한다.

대학에 입학하던 날, 나는 고향을 완전히 떠났다. 그전까지 나는 늘 가족이 바라는 삶과 내가 진짜로 원하는 삶 사이에서 외줄타기했다. 가족은 두려움과 벌로 다스려지는 좁은 세상을 믿었고, 나는 그 안에서 더는 숨 쉴 수 없었다. 그래서 떠났다. 결코 쉬운 선택이 아니었다. 다시는 돌아갈 수 없다는 걸 알았기 때문이다. 등을 돌리는 순간, 그들에게 나는 존재하지 않는 사람, 다시 말해 '추방된 사람'이 될 터였다.

내 인생에서 가장 고통스러운 선택이었지만 돌이켜보면 가장 큰 선물이기도 했다. 결정을 내린 순간 자유로워졌다. 돌아갈 길이 완전히 사라졌기 때문이다. 배를 떠난 건 나였지만 배에 불을 붙인 건 그들이었다. 목숨을 위협하는 병에 걸리면 스스로 배를 태우기로 결심하는 사람이 늘어난다. 때로는 우리가 선택하기도 전에 삶이 먼저, 혹은 병이 먼저 배를 불태워버리기도 한다. 그러면 남은 길은 하나뿐이다. 잿더미와 함께 주저앉을 것인가, 아니면 불길을 넘이 앞으로 나아갈 것인가.

우리 모두에게 주어진 시간이 얼마나 될지는 아무도 모른다. 불멸의 치료법 같은 건 없고, 자연 치유조차 영원하지 않다. 이 책에 등장하는 생존자들은 그 사실을 받아들이면서 앞으로 나아가는 길을 찾아냈다. 언젠가 반드시 끝이 온다는 걸 인정하되, 그때까지는 진실하고 충만한 삶을 살기로 결심한 것이다. 그들은 몸과 마음이 살아나는 방향으로 변화를 만들고, 거기에 온 힘을 쏟았다. 삶을 완전히 바꿔야 한다면 그렇게 했고, 자신을 옭아매던 관계를 놓아야 한다면 그대로 놓았다. 그리고 거울 앞에서 스스로에게 물었다.

"지금까지 내 삶이 어떤 이야기라고 믿어왔지? 그 이야기는 어디서부터 잘못된 걸까?"

그들 중 누구도 이 여정을 가볍게 시작하지 않았다. 누구도 죽음을 피하려 하지 않았다. 그들은 주어진 시간 동안 진정한 삶을 되찾겠다는 사명으로 나아갔다. 그리고 그 과정에서 치유되었다. 몸을 돌보는 방식을 바꾸었고, 스트레스에 반응하는 태도도 달라졌다. 세상과 자신에 대해 품고 있던 해로운 믿음과 왜곡된 생각도 내려놓았다. 마침내 '나는 누구인가'라는 내면의 이야기를 새로 써 내려가며 진정한 자유와 변화를 얻었다. 미레이는 자신의 회복 과정을 이렇게 표현했다.

"가장 먼저 싸워야 했던 건 몸이 아니라 마음과 정신이었어요. 몸은 그다음에 저절로 따라왔죠."

치유의 완성

당신도 질병의 아웃라이어가 될 수 있다

"가장자리에 서면 중심에선 보이지 않던 것들이 보인다.
아무도 상상하지 못한 큰 꿈을 가장 먼저 보는 건 가장자리에 선 사람들이다."

— 커트 보니것Kurt Vonnegut

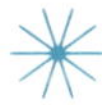

| 그리스 해안, 기원전 300~350년 |

잠시 시간을 거슬러 고대 그리스로 떠나자. 지중해의 햇살이 내리쬐는 작은 시골 마을, 벽돌집에 살고 있다고 상상해 보자. 낮이면 나무 덧문을 닫아야 할 만큼 햇빛이 강렬한 곳이다. 안뜰에서는 아이들이 양이나 염소의 뼈를 반질반질하게 닦아 만든 조각으로 공기놀이를 한다. 가족은 안뜰의 우물에서 물을 길어 쓰고, 흙으로 만든 화덕에 꿀과 무화과를 넣은 반죽을 굽는다.

당신은 농부 아니면 어부다. 해가 지면 잠들고, 해가 뜨면 일어나는 단순하고 고된 삶이다. 병이 나거나 다치면 마을 의원이 약초나 기도를 처방해 준다. 병이 깊어지면 치유의 신 아스클레피오스에게 금이나 은 같은 제물을 바쳐야 한다. 그건 대개 감당하기 어려운 희생이다. 그리고 정말 중한 병이라면, 먼 해안의 신전으로 순례를 떠난다. 바로 아스클레피온이다.

아스클레피온은 고대 그리스의 치유 중심지였다. 이곳에서는 몸과 마음, 그리고 영혼의 회복이 함께 이루어진다. 신전에 도착하면 가장 먼저 '아바톤abaton'이라 불리는 숙소로 안내되어 다른 환자들과 함께 하룻밤을 보낸다. 다음 날 아침, 제사장 겸 의사가 당신의 꿈 이야기를 듣고 해석을 거쳐 처방을 내린다.

첫 단계는 '카타르시스katharsis', 즉 정화 과정이다. 깨끗하고 영양이 풍부한 음식으로 식단을 바꾸고 온천욕으로 몸과 마음을 씻어낸다. 감정을 다스리기 위해 예술 치료를 받기도 한다. 노래나 그림, 조각으로 마음속 응어리를 풀어내는 과정이다. 제사장 겸 의사는 긍정적인 마음을 유지하도록 맞춤형 기도문이나 주문을 만들어주기도 한다. 보다 중대한 치료나 수술 역시 이곳에서 행한다. 양귀비로 만든 마취제를 사용해 몽롱하게 만든 뒤 숙련된 외과의가 수술을 집도한다. 치료가 끝나면 환자의 이름과 병명, 치료 과정이 대리석 판에 새겨진다. 이 기록은 수천 년이 흐른 뒤, 더 나은 치유의 길을 찾던 먼 미래의 사람들에게 발견될 예정이다.

참 놀라운 일이다. 고대 그리스 치유 의식은 오늘날 자연 치유자들이 겪은 과정과 매우 흡사하다. 갑작스럽고 철저한 식단 변화, 내면을 깊이 돌아보는 성찰, 일상의 스트레스와 분주함에서 벗어나 몸과 마음이 회복되는 공동체에 머무는 일, 그리고 꿈, 기도, 명상 같은 내면 활동을 통해 치유가 육체 너머에서 시작된다는 사실을 알고 있었다는 점까지 닮았다.

이제 와서 새삼 고대의 방식으로 돌아가자는 이야기는 아니다. 그때는 인체와 병에 대해 지금만큼 알지 못했다. 사람들은 병이 나았으면 하는 마음으로 신성한 샘에 동전을 던졌다. 나도 분수대에 동전을 던지며 소원을 빌 수는 있지만, 그게 소원을 이루어줄 거라 믿지는 않는다. 다만 우리가 '발전'이라는 이름으

로 빠르게 달려오면서 소중한 무언가를 잃어버린 건 아닌지 질
문해 볼 필요는 있다. 과거로 손을 뻗어 오래된 지혜를 되새기
고 지금의 과학 기술과 융합하면 의학은 어떤 모습이 될까?

나는 확신한다. 미래의 의학은 잃어버린 과거의 조각을 되찾
을 것이다. 그리고 지금보다 훨씬 깊고 넓은 치유의 가능성이
열릴 것이다.

| 하와이 호놀룰루, 2049년 |

"좋은 아침이에요, 클레어. 웰니스 클리닉에 오신 걸 환영합
니다. 오늘 기분은 어떠세요?"

클레어가 예약된 진료실로 들어서자, 시각 센서가 그녀의 얼
굴을 인식하고 순식간에 모든 의료 기록을 불러온다. 이 데이터
는 손목에 찬 헬스 트래커, 스마트폰, 웨어러블 기기, 앱, 그리
고 디지털 진료 기록 등 다양한 곳에서 수집된 것이다. AI는 오
랜 친구처럼 다정하게 인사하는 동시에 인간의 신경계보다 수
백만 배 빠른 속도로 데이터를 분석하는 중이다. AI는 클레어
본인이나 주치의보다 그녀의 몸과 건강 이력에 대해 더 잘 알고
있다. 예를 들어 클레어와 이름이 같은 이모할머니가 암으로 세
상을 떠났다는 유전적 이력까지 기억한다. 하지만 지금 시대에
는 암 같은 질병이 훨씬 드물다. 의료 시스템이 전면 개편된 이

후, 한때 '생활습관병'이라 불리던 암, 당뇨병, 심장질환 발병률
이 빠르게 감소했다. 너무 급격히 줄어들어 통계가 따라잡지 못
할 정도였다.

클레어가 자리에 앉자, AI의 차분한 목소리가 들린다. "가운
으로 갈아입으세요." 그 사이 AI는 자신만의 알고리즘을 작동
한다. 클레어의 웨어러블 기기와 앱에서 실시간으로 데이터를
모아, 건강상의 취약점과 더 활기찬 삶을 위한 기회를 찾아내는
것이다. 인간이라면 평생 걸렸을 연관성 탐색을 AI는 단 몇 초
만에 완료한다. AI는 클레어의 생활습관, 최근 바뀐 행동, 그리
고 바꾸려는 시도까지 알고 있다. 잠시 후 AI가 제시하는 권고
안은 수십만 개의 데이터를 분석한 결과다. 클레어의 건강을 개
선하기 위한 최적의 조합으로, 새로 발표된 최신 의학 논문과도
실시간 연동된다. 논문이 공개되는 즉시 AI는 내용을 스캔하고,
관련 환자의 데이터에 즉시 반영한다. 2049년의 의학은 데이터
의 정밀함과 인간적 배려를 조화롭게 이루어낸다. AI는 수천만
개의 점을 잇고, 사람은 그 안에서 진짜 '건강한 삶'을 배운다.

AI는 클레어의 과거 기록까지 모두 알고 있다. 이전 권고가
얼마나 효과 있었는지, 클레어가 얼마나 잘 따랐는지, 혹은 중
간에 포기했는지까지 파악한다. 그래서 새로 제안하는 계획은
언제나 이전보다 현실적이고, 클레어의 성향에 맞도록 세밀하
게 조정된다. AI는 절대 평가하거나 비난하지 않는다. 그저 관
찰하고 분석하고 도와줄 뿐이다. 사실 클레어가 클리닉에 들어

서기 전부터 이미 모든 데이터가 시스템에 탑재되어 있었다. 수 주 동안 그녀의 웨어러블 기기와 앱에서 수집된 정보가 실시간 으로 업데이트되었기 때문이다. 클레어는 굳이 자신의 상태를 설명할 필요가 없다. 이미 모든 것이 기록되어 있다. AI의 역할 은 단순하다. 편견 없이 완벽하게 관찰하고, 오직 한 사람의 건 강과 삶을 더 풍요롭게 만드는 것.

그렇다면 의사는 어디 있을까? AI가 의사를 완전히 대체한 걸까? 그렇지 않다.

2049년의 AI는 오히려 의사를 진짜 '의사'로 돌아가게 했다. 의사를 뜻하는 '피지션physician'이라는 단어는 라틴어 'physica(자 연)'와 옛 프랑스어 'fisicien(치유의 기술)'에서 유래한 말이다. 어원 에 따르면 의사는 자연의 원리를 이해하고 치유하는 사람이다. 그리고 2049년에 이르러 드디어 의사는 치유 전문가로 존재하 게 된다. 물론 클레어는 집에서도 진료를 받을 수 있다. 스크린 을 켜고 포털에 접속하면, AI가 영양 상태와 스트레스 지수, 그 리고 얼마나 이완 상태에 머물렀는지까지 즉시 알려준다. 하지 만 오늘은 원격 점검이 아니라 직접 마주 앉아 상담하는 날이 다. 오늘 클레어에게 필요한 건 데이터나 통계가 아니라, 오랜 시간 그녀를 지켜본 건강 코치이자 친구 같은 의사다. AI는 정 보를 주지만, 사람의 온기와 공감은 인간만이 줄 수 있다.

클레어는 자신과 이름이 같은 이모할머니에 대해 잘 알지 못 한다. 다만 어머니가 무척 가깝게 지내셨기에 이야기를 전해 들었을 뿐이다. 이모할머니는 믿음직스럽고 따뜻한 존재였다. 항상 자기중심을 잃지 않았고, 솔직하고 꾸밈없는 말로 사람들을 사로잡았다. 이모할머니는 췌관선암에서 회복한 과정을 담은 짧은 책자를 남겼다. 처음에는 블로그 글을 엮어 온라인에 직접 올린 전자책이었지만, 점차 입소문을 타며 많은 이들이 찾는 '숨은 명서'가 되었다. 이모할머니는 꾸밈없고 솔직한 문체로 죽음을 앞둔 사람이 어떤 마음으로 어떤 선택을 하며 하루하루를 버티는지 담담히 써 내려갔다. 그런데 놀라운 일이 벌어졌다. 죽지 않은 것이다! 암이 사라졌다. 그것도 10년이 넘는 긴 세월 동안. 의사들은 믿을 수 없다는 반응이었다. 설명할 길이 없자, 이번에는 진단 자체를 부정했다. 하지만 이모할머니는 알고 있었다. 그 병이 진짜였다는 걸, 그리고 자신이 정말로 회복되었다는 걸. 그리고 10여 년 뒤, 암이 다시 돌아왔을 때 비로소 세상은 그녀의 이야기를 인정했다. 의료계도 더는 외면할 수 없었다.

비단 이모할머니만의 이야기가 아니었다. 세계 곳곳에서 같은 목소리가 들려왔다. 의사에게 "당신은 그냥 예외적인 사례일 뿐"이라는 말을 들었지만 그게 우연이 아님을 주장하는 사람들 말이다. 그들은 자신의 경험을 나누고 싶어했다. 실패와 시행착오, 그리고 기적 같은 회복 이야기가 다른 이에게 조금이라도 도움이 되길 바랐다. 그리고 그 바람이 세상을 바꾸기 시작했다.

이모할머니가 개척한 오솔길은 이제 많은 사람들이 걷는 큰 길이 되었다. 이모할머니의 발자취를 따라 회복한 사람도 점차 늘었다. 지금은 넓고 환한 길이지만 2000년대 초, 이모할머니가 처음 그 길을 나설 때만 해도 의심과 냉소뿐이었다. 누구의 도움도 받지 못한 채, 오로지 홀로 길을 뚫었다. 하지만 점점 더 많은 사람들이 새로운 치유법을 요구하기 시작했고, 의학은 마침내 조금씩, 그러나 분명하게 달라졌다.

기술도 함께 진화했다. 이제는 나노봇을 혈관에 주입해 자라는 암세포를 찾아 없애고, 손상된 혈관을 복원하며, 노화된 세포를 제거하거나 약해진 갑상샘과 심장을 회복시킬 수 있다. 그리고 이런 기술은 점점 더 많은 사람이 쓸 수 있을 만큼 보편화되고 있다. 혈압, 산소 포화도, 스트레스 지수 등을 실시간으로 측정하는 웨어러블 기기도 이제 누구나 살 수 있을 정도로 저렴해졌다. 이모할머니 시대의 컴퓨터나 앱처럼, 기술은 비약적으로 발전했고 가격은 빠르게 낮아졌다. 한 번 만들어진 알고리즘은 따로 드는 비용 없이 수십억 번 복제되기 때문에 더 이상 소수의 전유물이 아니다.

이런 기기는 무겁지도, 눈에 띄지도 않는다. 그저 자연스럽게 클레어의 일상에 녹아들어, 그녀가 인식하지 못하는 순간에도 몸의 상태를 감지한다. 지금이 이완 상태(부교감신경 모드)인지, 혹은 긴장 상태(투쟁-도피 반응)인지, 얼마나 오래 그런 상태가 이어지는지 파악한다. 또 어떤 상황에서 편안함을 느끼고, 어떤 일에 스트레스를 받는지도 안다. 심지어 AI는 클레어가 느끼는 스트레스를 '위협'이 아니라 '도전'으로 받아들이도록 유도한다. 모닝커피를 마시며 스마트폰 앱을 터치하면 일정표가 펼쳐진다. 그날의 일과는 색깔로 구분되어 있다. 점심에 친구와 동네를 산책하는 일정은 '이완 모드'로 전환할 기회로, 늘 의견이 충돌하는 동료와의 회의는 '도전 스트레스'를 연습할 시간으로 표시된다.

일주일 내내 AI는 스마트폰으로 식단과 장볼 목록을 전송한다. 퇴근할 때 마트에 들르면 미리 포장된 물품이 준비되어 있다. 하루 동안 클레어의 손목 밴드는 물을 마시라거나 잠깐의 휴식 시간을 잊지 말라고 진동으로 알린다. 클레어는 두통이 잦은 편이라 충분한 수분 섭취와 스트레스 관리가 필요하기 때문이다. 이제 이런 기술은 조용히, 그러나 강력하게 클레어의 하루를 지탱하고 있다.

의사가 문을 열고 들어오자 반가움에 몸이 먼저 반응한다. 친한 친구나 가족을 만난 것처럼 자연스럽게 옥시토신이 퍼지는 기분이다. 클레어는 의사와의 만남이 늘 기다려진다. 두세 달에 한 번 정도 만나지만, 시간제한이 있는 것처럼 느껴진 적은 한 번도 없었다. 어릴 적 다녔던 병원은 차갑고 바쁜 공간이었다. 간호사가 키와 몸무게를 재고 체크리스트를 읽어 내려가는 동안 시간이 다 갔다. 의사는 늘 급하게 들어와 컴퓨터 화면부터 보고, 정작 환자인 클레어는 곁눈질하지도 않았다.

하지만 지금의 의사는 다르다. 클레어가 아이를 낳을 때 곁을 지켜준 사람이자, 인생의 여러 고비마다 함께해 준 든든한 동반자다. 이제 의과대학에서는 '소통의 기술'이 필수 과목으로 자리 잡았다. 지금의 의사는 그런 교육을 거친 사람이다. 사람의 마음을 다루는 법을 배운, 진짜 '치유 전문가'.

클레어는 최근의 고민을 털어놓는다.

"요즘 일이 너무 많아요. 계약 하나가 생각보다 잘 안 풀려서 그런지 몸이 자꾸 반응하네요. 소화도 잘 안 되고, 체온이 들쭉날쭉하고, 잠도 잘 안 와요."

가족력과 나이를 생각하면 자가면역질환의 위험이 높은 시기다. 클레어는 혹시 이게 전조는 아닐지 걱정이다.

"그럴 수도 있겠네요."

의사가 부드럽게 말했다.

"스트레스는 자가면역질환의 중요한 도화선이에요. 하지만 알아차린 지금은 스위치를 끌 수 있죠."

AI는 이미 그녀의 상태를 파악하고 있다. 최근 코르티솔과 아드레날린 수치가 높고, 숙면을 취하지 못했다는 데이터가 있었다. 의사는 카운터 위의 태블릿을 가볍게 밀어 올려 결과를 확인한다. 사실 진료 대부분은 화면을 보지 않고 진행됐다. 의사의 관심은 데이터보다 클레어에게 있다.

화면에 최근 진행한 텔로미어 검사 결과가 떴다. 볼 안쪽을 면봉으로 문지르는 간단한 검사였는데, 클레어의 텔로미어 길이는 잘 유지되고 있었다. 세포 노화 지표가 좋다는 뜻이다. 생물학적 나이를 보여주는 '피트니스 연령'도 양호했다. 하지만 의사는 사려 깊게 덧붙였다.

"스트레스 패턴이 반복되면 신체 리듬이 무너질 수 있어요. 지금 바로잡지 않으면 원치 않는 삶을 살게 될 거예요. 몸은 늘 마음이 감당하지 못하는 걸 가장 먼저 드러내니까요."

그 말에 클레어는 잠시 고개를 숙였다. 이미 알고 있었다. 지금이 바로 방향을 틀어야 할 때라는 걸.

남은 진료 시간 동안 클레어와 의사는 AI가 정리한 데이터를 함께 들여다보며 구체적인 실천 계획을 세운다. 먼저 남편에게 요즘 직장에서 겪는 어려움을 솔직히 털어놓기로 했다. 상황을 이해해야 정서적 지지를 받을 수 있기 때문이다. 식단은 예전에도 큰 효과를 보았던 항염증식으로 바꾸기로 했다. 그리고 아침마다 수영이나 요가, 혹은 동네를 가볍게 산책하는 시간을 가지기로 했다. AI 분석에 따르면 이런 활동이 클레어의 코르티솔 수치를 즉각적으로 낮추고 스트레스가 심한 날에도 몸의 균형을 유지하는 데 큰 도움이 되었다. 의사는 터치스크린을 몇 번 눌러 AI 시스템을 세밀하게 조정했다. 앞으로는 클레어의 스트레스 지표와 염증 수치를 지속적으로 모니터링해 문제가 커지기 전에 미리 바로잡을 수 있도록 설정한 것이다.

수십 년 전까지만 해도 사람들은 의학이 험한 절벽 위의 난간처럼 사람을 지켜주기를 희망했다. 당시의 의료는 절벽 아래 대기하는 '구급차'에 가까웠다. 사람이 떨어질 때까지 기다리다가 누군가 떨어져 다치면 그제야 병원으로 실어 나르는 구조였다. 생명을 구하기는 했지만, 고통과 질병의 근본적 원인은 치유하지 못했다. 이제는 달라졌다. 기술, 희망, 그리고 치유의 길을 개척한 이들의 경험이 의학을 완전히 새로운 단계로 끌어올렸다. 지금의 의료 시스템은 절벽 위의 난간이 되어 사람이 떨어지지 않도록 안전하게 보호해 준다. 클레어의 주치의와 의료 체계가 그녀의 삶을 오랫동안 지켜주는 든든한 울타리가 된 것이다.

2049년의 의료는 몸과 마음이 완전히 통합된 시스템으로 진화했다. 보이지는 않지만, 현실과 AI가 자연스럽게 연결되어 있다. 이제 알고리즘은 인간보다 인간 자신을 더 깊이 이해한다. 우리가 자각하지 못한 감정의 이유나 불안의 근원을 포착하고, 어떤 관계가 우리를 지치게 하며 어떤 시간이 우리를 회복시키는지도 알려준다. 덕분에 사람들은 남의 기대나 '이래야 한다'는 압박, 혹은 타인을 만족시키려는 습관에서 점점 자유로워지고 있다. AI는 언제나 부드럽게 일깨워준다. 몸과 마음, 그리고 내면의 평화를 돌보는 책임은 전적으로 자기 자신에게 달렸다는 사실을.

이제 의사들은 수많은 질병과 치료법에 대한 방대한 연구 자료를 쫓느라 지치지 않는다. 그건 AI의 몫이다. AI는 의사의 '두뇌'가 되어 복잡한 분석과 계산을 처리하고, 의사는 그 시간을 오롯이 환자에게만 집중한다. 의대의 평가 기준도 달라졌다. 얼마나 많은 지식을 외웠는지가 아니라, 사람의 마음을 이해하고 진심으로 경청할 줄 아는지가 중요해졌다. 이제 의사는 환자의 몸에 대한 최고 권위자가 아니다. 그 역할은 환자 자신, 즉 클레어에게 있다. 의사는 그 여정을 함께 걸으며 조언하고 이끄는 믿음직스러운 코치다. 그리고 그 관계 안에는 따뜻한 신뢰, 서로를 존중하는 잔잔한 애정이 깃들어 있다. 클레어는 의사와 마주할 때마다 '있는 그대로의 나'를 이해받는다고 느낀다. 진료실을 나설 때면 마음이 한결 가벼워지고, 마치 오랜 세월 사람을 깊이 들여다보며 진짜 치유란 무엇인지 깨달은 현자와 대화한 듯한 여운이 남는다.

의사의 관심과 돌봄이 환자에게 미치는 영향이 세포 수준, 나아가 양자 수준의 변화로 이어짐이 밝혀지면서 패러다임이 완전히 뒤바뀌었다. 의사는 더 이상 지식을 저장하는 존재가 아니다. 그 역할은 AI가 맡는다. 의사의 진짜 업무는 소통하고 이해하며 내담자의 삶 전체를 조감하는 것이다. 그리고 내담자의 경험과 감정, 환경에 걸맞은 맞춤형 치유법을 함께 찾아가는 것이다. AI는 의사를 대체하지 않았다. 오히려 의사를 본래의 자리로 되돌려놓았다. 이제 의사는 환자의 이야기를 온전히 듣고 깊이 교감하며 새로운 방법을 함께 모색한다. 때로는 친구처럼, 때로는 코치처럼 곁을 지킨다. 이것이 오늘날 의학이 말하는 '치유법'이다. 치유는 네 가지 축으로 구성된다. 첫째, 식습관 회복하기, 둘째, 스트레스 반응 바로잡기, 셋째, 면역체계 강화하기, 그리고 마지막으로 자아 치유하기다. 그중 네 번째 축이야말로 치유의 핵심이다. 이제 의사는 약보다 삶의 변화와 경험을 처방한다. 새로운 음식, 새로운 일상, 그리고 스스로를 다시 세우는 새로운 삶의 방향을 제시한다. 그것이야말로 진짜 회복을 이끄는 약이기 때문이다.

무엇보다 중요한 건 우리가 AI의 유능함과 한계를 명확히 안다는 점이다. 세상 모든 AI를 다 합친다 해도 진짜 치유를 일으키는 단 하나의 힘, '사랑'은 대신할 수 없다.

AI는 방대한 데이터를 분석하고 정리해 신체 및 정신 건강을 증진하는 데 탁월한 능력을 발휘한다. 경험 많은 전문가조차 알아채지 못한 질병의 원인이나 스트레스의 근원을 정확히 찾아낼 수도 있다. 하지만 내담자를 사랑할 수는 없다. 기술은 우리에게 편리함과 혁신적인 치료법을 안겨주지만, 세상에는 오직 사랑만이 닿을 수 있는 영역이 있다. 그곳에는 판단 없는 연민, 있는 그대로를 긍정하는 존중, 그리고 마음과 마음이 이어지는 깊은 교감이 있다. 사랑이 열어주는 더 깊고 높은 차원은, 어쩌면 진정한 치유의 세계와 같은 곳일지도 모른다. 그리고 아직 완전히 밝혀내지 못한 어떤 조건들이 맞아떨어지는 결정적 순간, 물질세계는 사랑의 법칙 앞에 고개를 숙인다. 때로는 병이 그 자리에서 녹아내리듯 사라지기도 한다.

새로운 삶의 방향을 찾은 클레어는 가뿐한 마음으로 클리닉을 나섰다. 아마도 당분간은 절벽 아래로 떨어지는 일이 없으리라.

내 진료실 벽에는 두 개의 문서가 걸려 있다. 처음 내원한 환자들은 종종 그걸 눈여겨본다. 그게 바로 내 의도다. 문서는 각각 '독립선언서'와 '노예 해방 선언문'이다.

"모든 인간은 평등하게 태어났으며, 창조주로부터 생명과 자유, 그리고 행복을 추구할 권리를 부여받았다."

이 문서를 걸어둔 이유는 하나다. 나 자신에게, 그리고 환자들에게 매번 상기시키기 위해서다. 때로 우리에게 진정으로 필요한 것은 약이나 상담이 아니다. 우리를 짓누르는 사슬을 끊어내고 자유롭고 진실한 '나'로 살아갈 힘을 되찾는 것이다. 가끔 나는 환자들에게 이렇게 농담하곤 한다.

"보스턴 차 사건(1773년, 영국의 차조례에 반대하여 보스턴의 급진파가 보스턴 항구에 정박 중이던 동인도회사의 배 두 척을 습격하고 차 상자를 바닷속에 던진 사건으로 미국 독립 전쟁의 도화선이 되었다-옮긴이) 때 정신과 의사들이 있었다면 어땠을까요? 아마 항우울제 처방전을 써주고 집으로 돌려보냈을 겁니다. 하지만 그들에게 필요한 건 약이 아니었죠. 자유, 존엄, 그리고 자신답게 살 수 있는 세상이었어요."

독립선언서는 하나의 '이야기'이다. 사실 모든 혁명은 이야기에서 시작된다. 이야기는 이전까지 불가능했던 세상을 상상하게 만들고, 상상이 현실이 되도록 용기를 불어넣는다.

이제 우리에게도 새로운 혁명이 필요하다. 자연 치유, 회복, 그리고 병 이후의 삶에 관한 이야기, 누군가 어떻게 그 길을 걸어왔는지에 대한 이야기 혁명 말이다.

이 책에 등장한 생존자들은 자기가 겪은 일을 기꺼이 세상에 알리고 싶었다고 입을 모아 말했다. 개인적이고 고통스러운 기억을 되짚는 건 결코 쉬운 일이 아니다. 죽음과 마주하며 내면을 탐구한 그들의 여정은 겸허하면서도 두려운 과정이었다. 그럼에도 그들은 말하고 싶다고 했다. 한때 병 앞에서 길을 잃고 사무치게 외로웠던 동병상련의 마음으로.

클레어도 그랬다. 췌관선암 진단 후 그녀는 같은 병, 같은 병기에서 살아난 사람들의 이야기를 찾아 헤맸다. 그러나 어디에서도 그런 이야기를 찾아볼 수 없었다. 그래서 결심했다. 다음에 누군가 같은 상황에 놓였을 때, 그 사람이 찾게 될 생존 이야기가 자신의 것이 되게 하자고. 클레어에게 회복은 개인의 기적만이 아니었다. 같은 처지의 환자들에게 가능성의 문을 열어주는 일이었다.

이 책에 나온 사람들은 모두 자신을 단 하나의 연구 대상으로 삼았다. 바로 여기에 새로운 의학과 과학의 씨앗이 있다. 익명의 대규모 연구 결과에만 의존하던 방식을 넘어, 각 개인의 실제 삶에서 나온 데이터를 보는 시대로 옮겨가야 한다는 것이다. 개인적인 것이야말로 가장 보편적인 것이다. 치유는 한 사람만의 일이 아니다. 우리가 사랑하는 사람들, 그리고 인류 전체의 건강과 연결된 큰 서사의 일부다. 고통과 회복, 생사를 넘어 인류의 이야기는 계속된다. 그리고 우리가 남긴 흔적은 거대한 서사 속에서 앞으로의 방향을 결정짓는 하나의 빛이 될 것이다.

우리에게는 의학 안에서의 희망이 필요하다. 다행히 희망은 이미 곁에 있다. 불치병을 이겨낸 사람들의 이야기 속에, 병의 증상에만 몰두하지 않고 근본부터 바꾸려 노력하는 의사와 간호사, 외과의들의 헌신 속에 있다. 의료 체계가 병을 확대 재생산하고 각기 다른 사람을 평균값으로 뭉뚱그리려 할 때도, 그들은 여전히 희망의 의학을 실천하고 있다. 희망은 과학 논문에도 숨어 있다. 통계의 평균값에 가려져 있을 뿐, 분명 거기 존재한다. 우리는 그래프 끝자락에 찍힌 작은 점들, 멀리 떨어진 '아웃라이어'를 찾아야 한다. 이 수치는 단순한 예외가 아니라, 앞으로 나아가야 할 방향을 비추는 빛이다. 그들은 실제로 존재하고, 생각보다 훨씬 많다. 그리고 당신도 그중 하나가 될 수 있다. 가능성을 믿고, 의료진에게 그 길을 함께 가자고 요구하라.

변화는 저절로 일어나지 않는다. 마땅히 일어나야 할 때 일어나는 것도 아니다. 변화는 사람들이 목소리를 낼 때, 더 이상 침묵하지 않겠다고 결심할 때, 자신의 이야기를 퍼뜨릴 때 시작된다. 이제 우리는 각자의 목소리를 모아 혁명의 소리를 내야 한다. 새로운 의학이 존재한다는 걸 고통 속에 길 잃은 사람들에게 전하자. 그리고 그 변화를 만들어갈 수 있는 의사와 간호사에게, 아직 건강을 잃지 않은 사랑하는 이들에게도 전하자. 이 책의 모든 이야기는 결국 하나의 바람으로 응축된다. 우리의 목소리가, 회복의 이야기들이 눈덩이처럼 불어나 세상이 감히 외면할 수 없게 되기를.

지금 여기서
이미 시작된 치유

2003년 이 연구를 시작하며 홀로 남은 듯한 외로움을 느꼈다. 그러나 시간이 흐르면서 점점 더 많은 연구자가 이 길에 합류하기 시작했다. 이제는 사회 전체가 '삶의 질'이라는 개념을 보다 열린 시선으로 바라보고 있으며, 건강에 대한 인식 또한 서서히 바뀌고 있다. 변화의 물결 속에서 함께 노력해 온 이들의 연구를 소개하는 것은 그 자체로 의미 있는 일이라 생각한다.

켈리 터너Kelly Turner의 『왜 불치병은 호전되는가』는 암 환자들의 자연 치유를 집중적으로 탐구한 책이다. 리사 랭킨Lissa Rankin의 『치유 혁명』은 자연 치유라는 주제를 확장해 몸과 마음, 그리고 삶 전체를 통합적으로 돌보는 방법을 제시한다. 두 연구 모두 자기 돌봄과 회복의 새로운 차원을 여는 귀중한 시도다.

2014년, 미국 국립암연구소는 '예외적 반응자 프로그램Exceptional Responder Initiative'을 발표하고, 100명 이상의 환자로부터 조직 샘플을 수집해 분석을 시작했다. 이어 2018년, 하버드 의대 생물정보학과장 아이작 새뮤얼 코헤인Isaac Samuel Kohane 박사는 '예외적 반응자 네트워크Exceptional Responder Network'를 구축해 치료에 놀라운 반응을 보인 환자들을 기록하고 연구하는 최초의 국가 단위 등록 시스템을 만들었다. 이 프로젝트는 사례 속 공통된 패턴을 통해 치료가 성공한 이유를 찾아내려는 시도다.

이 책의 연구는 2003년에 시작되었다. 장기적인 추적을 통해 여러 환자의 삶을 오랜 세월 따라가며 관찰해 왔다. 자연 치유를 이해하려면 시간의 흐름과 축적이 필요하므로, 긴 시간은 매우 중요한 의미를 지닌다. 나는 이 연구가 앞으로 자연 치유의 원리를 과학적으로 탐구하고 그 가르침을 실제 치료에 활용하는, 새로운 의학의 시대를 여는 출발점이 되길 바란다.

보다 깊고 자세한 개인 맞춤형 치유 여정이 필요하다면 공식 웹사이트(www.drjeffreyrediger.com)를 방문하기 바란다. 건강과 행복으로 한 걸음 더 나아갈 수 있도록 돕는 연습과 질문이 준비되어 있다.

무엇보다도, 자신의 인생을 속속들이 나누어준 모든 분께 깊은 감사를 드린다. 의료 기록과 놀라운 치유의 이야기를 기꺼이 보여주고, 오랜 세월에 걸쳐 나로 하여금 그 과정을 함께할 수 있게 해준 분들 덕분에 나는 완전히 새로운 사람이 되었다. 더 나은 의사이자, 더 깊이 인간을 이해하는 사람이 된 것은 모두 그분들 덕분이다.

또한 매사추세츠 매클레인 병원과 굿 사마리탄 메디컬센터 환자들에게도 깊은 감사를 전한다. 그들은 삶에서 가장 극한에 치달은 순간에, 가장 내밀한 이야기를 선뜻 들려주었다. 그 경험을 통해 나는 인간이 진정으로 어떻게 살아가는지를 배웠고, 몸과 마음이 얼마나 밀접하게 얽혀 있는지 절감했다.

긴 여정을 함께해준 아이디어 아키텍츠Idea Architects 팀에 진심으로 감사한다. 특히 알리사 니커보커Alyssa Knickerbocker는 탁월한 지성과 능력으로 프로젝트 전반을 진두지휘했다. 그녀는 출산과 불면의 밤, 나의 끝없는 수정 요청 속에서도 한결같이 평정심을 유지했다. 그녀야말로 진정한 전문가다. 또한 더그 에이브럼스Doug Abrams와 엘런 스티플러Ellen Stiefler의 현명한 조언과 든든한 지원에도 깊이 감사드린다. 부 프린스Boo Prince는 통찰력 있고 훌륭한 코칭을 해주었고, 타이 러브Ty Love, 라라 러브Lara Love, 저넬 줄리언Janelle Julian 등 많은 이들이 인내심과 세심함, 그리고 지혜로 이 과정을 함께해 주었다.

플랫아이언북스의 모든 팀원에게도 진심으로 감사드린다. 그중에서도 밥 밀러Bob Miller와 세라 머피Sarah Murphy에게는 말로 다할 수 없는 빚을 졌다. 그들의 인품과 통찰은 내게 지울 수 없는 흔적을 남겼다. 플랫아이언북스의 여러 동료 역시 끝없는 헌신과 친절로 이 책을 완성시켰다. 이렇게 탁월한 사람들과 함께 일할 수 있었다니 큰 영광이다.

질 볼트 테일러의 지지와 지혜가 없었다면 책이 지금의 모습으로 완성될 수 없었을 것이다. 그녀는 소중한 친구이자, 자신의 신념을 끝까지 지키는 법과 글쓰기 및 강연의 세계를 헤쳐나가는 길을 알려준 현명한 조언자였다. 처음 만났을 때 그녀는 특유의 즉흥적인 천재성으로 이렇게 말했다. "22년 동안 당신 같은 사람을 기다렸어요. 그동안 단 한 명의 의사도 내게 물은 적이 없거든요. 어떻게 뇌졸중에서 완전히 회복할 수 있었는지를요." 이 책이 다루고자 하는 주제의 본질을 정확히 짚어낸 말이었다.

매클레인 병원, 하버드대학교, 그리고 굿 사마리탄 메디컬센터에서 함께 일한 동료와 친구들에게도 깊은 감사를 전한다. 오랜 세월 동안 이 여정의 동반자이자 든든한 버팀목이 되어주었다. 특히 매클레인 병원의 리더십팀은 이 프로젝트의 오르막과 내리막을 함께 견뎠다. 수많은 세부 업무를 세심하게 챙겨준 메리앤 베츠MaryAnn Betts와 수 맥피Sue McPhee에게도 진심으로 감사드린다. 굿 사마리탄 메디컬센터의 리더십팀에도 감사드린다. 글을 쓰고 강연을 위해 병원을 비워야 했던 긴 시간 동안 그들의 이해와 인내가 큰 힘이 되었다.

또한 종양내과 의사 카림 말렉Karim Malek, 신경영상의학과 전문의 코셜 메타Kaushal Mehta, 입원환자 담당의 크리스 카타볼로스Chris Katavolos 박사에게 중요한 통찰을 배웠다. 그리고 물리학자 안드레아스 메르신, 헨리 스탭, 마이클 로한 박사에게도 깊이 감사드린다. 책의 모든 오류와 실수는 전적으로 내 책임이다.

누구나 인생의 스승에게 큰 빚을 지고 있다. 나 또한 예외가 아니다. 모든 이름을 다 언급할 수는 없지만, 그중 몇 분께는 꼭 감사의 마음을 전하고 싶다. 휘턴 칼리지의 리처드 버트먼Richard Butman, 케니 도드Kenny Dodd, 제리 루트Jerry Root 교수님, 그리고 프린스턴 신학대학원의 고故 제임스 로더James Loder, 디오게네스 앨런Diogenes Allen 교수님, 마지막으로 하버드대학교의 고故 레스 헤이븐스Les Havens, 존 맥John Mack, 엘런 랭어 교수님께 깊은 감사를 드린다. 이분들의 인문학적 통찰과 비전은 내 지적 여정뿐 아니라 삶 전체에도 큰 영향을 주었다.

오랜 세월 동안 인내심으로 내 연구를 지켜봐 준 이삼 네메와 캐시 네메Kathy Nemeh 부부에게 진심으로 감사드린다. 그들의 헌신은 '타인의 행복을 위해 바치는 삶'이 무엇인지를 보여주는 본보기였다.

　이 책이 세상에 나오기까지 많은 것을 희생한 가족들에게도 고마움을 전하고 싶다. 특히 우리 아이들 랜던, 브린, 시메온은 이 세상에서 가장 빛나는 존재들이다. 그리고 형제이자 친구인 데이비드에게도 특별한 감사를 전한다. 우리는 서로 다른 세계에 살고, 서로 다른 사람들과 미디어 속에서 각기 다른 관점을 고수하고 있다. 그러나 데이비드는 언제나 내게 이렇게 일깨워준다. "결국 사람들은 모두 같은 것을 원하고 같은 것을 필요로 해." 세상은 정치와 미디어의 소음만큼 극단적으로 나뉘어 있지 않다는 걸 그 덕분에 배웠다.

　동료이자 가장 친한 친구인 레이철 도널즈Rachael Donalds에게 깊은 감사를 전하고 싶다. 레이철은 내 삶에 셀 수 없이 많은 영감을 준다. 그녀가 설립한 바이오세이Biosay(www.biosay.com)는 개인에게 건강과 웰빙을 주도적으로 관리할 수 있는 도구를 제공하고자 하는 비전에서 탄생했다. 그 비전은 이 책의 여러 아이디어에 영향을 주었다. 앞으로는 새로운 의학 기술보다 건강에 대한 새로운 접근과 협력적인 태도, 그리고 새로운 마음가짐에 따라 건강과 활력이 달라질 것이다. 나 또한 이 사명을 믿고 직접 투자자로 참여했다.

　마지막으로 데이비드 도널즈David Donalds와 네리 도널즈Neri Donalds 부부에게 진심으로 감사드린다. 언제나 현명한 조언자이자 든든한 버팀목으로서 내가 다양한 세계와 사상을 현명하게 오갈 수 있도록 도와주었다. 특히 네리에게는 특별한 감사를 전하고 싶다. 그녀는 계약부터 개인적·전문적 업무까지 내 삶의 수많은 세부 사항을 꼼꼼하고 완벽하게 관리해 주었다. 그녀의 세심한 주의력과 탁월한 능력 덕분에 업무를 원활하게 이어갈 수 있었다. 솔직히 말해 네리가 없었다면 나는 분명 길을 잃었을 것이다.

들어가며 사형선고를 비껴간 사람들, 완치의 블랙박스를 열다

1   Caryl Hirschberg and Brendan O'Regan, *Spontaneous Remission: An Annotated Bibliography*, Institute of Noetic Sciences, 1993.

1장 통계적 기적이 시작되는 곳

1   그런 이유로, 이 책에는 몇 가지 질병이 여러 번 반복해서 등장한다. 브라질과 다른 지역에서 수년 동안 연구를 이어가며 이러한 원칙을 지켜왔다. 연구 대상이 된 질병은 알려진 것 중 가장 불치에 가까운 것들이었고, 따라서 회의적 탐구를 수행하기 매우 적합한 사례였다.

2   William B. Coley, "Contribution to the Knowledge of Sarcoma", *Annals of Surgery* 14, no. 3 (1891): 199-220, www.ncbi.nlm.nih.gov/pmc/articles/PMC1428624/?page=1.

3   Carol Torgan, "Immune System Shaped by Environment More Than Genes", National Institutes of Health, February 2, 2015, https://stagetestdomain3.nih.gov/news-events/nih-research-matters/immune-system-shaped-environment-more-genes

4   S. M. Rappaport, "Implications of the Exposome for Exposure Science", *Journal of Exposure Science and Environmental Epidemiology* 21, (2011): 5-9.

2장 암세포를 사냥하는 타고난 킬러

1   다음의 시에서 영감을 얻음. *Iowa Health Bulletin* in 1912: "The Fence or the Ambulance", by Joseph Malins.

2 Robert Langreth, "Six Miracle Cancer Survivors," *Forbes*, March 2009.

3 "White Blood Cells Can Sprout 'Legs' and Move Like Millipedes", Science Daily, May 4, 2009, https://www.sciencedaily.com/releases/2009/05/090504094424.htm.

4 Charles W. Schmidt, "Questions Persist: Environmental Factors in Autoimmune Disease", *Environmental Health Perspectives*, June 2011.

5 Marc Ian Barasch, "Remarkable Recoveries: Research and Practice from a Patient's Perspective", *Hematology/Oncology Clinics of North America* 22, no. 4(2008): 755-766, www.academia.edu/20207816/Oncology_Hematology_Article.

6 위의 문헌, 756.

7 M. K. Bowers and C. Weinstock, "A Case of Healing in Malignancy", *American Academy of Psychoanalysis Journal* 6, no. 3 (1978): 393-402. 또한 다음에서도 확인할 수 있다. spontaneous remission database at the Institute of Noetic Sciences, https://noetic.org/wp-content/uploads/2020/10/SRB-App2.pdf, Appendix 2, 541-542.

8 정신건강에 대한 지크문트 프로이트의 정의는 한 세기 전으로 거슬러 올라간다. 그는 정신적으로 건강하다는 것은 깊은 수준에서 사랑을 주고받을 수 있는 능력과, 오랜 기간 생산적이고 의미 있게 일할 수 있는 능력, 즉 사랑과 노동 양쪽의 역량을 모두 지니는 것이라고 보았다. 따라서 대니얼의 회복이 이 두 영역에서의 큰 변화와 성장으로 나타난 것은 전혀 놀라운 일이 아니다.

9 최근 과학자들은 긍정적 감정이 면역체계에 미치는 영향에 주목하고 있다. 예를 들어 제니퍼 스텔라Jennifer Stellar, 대커 켈트너Dacher Keltner 연구팀은 건강한 사람들을 대상으로 한 두 건의 연구에서 긍정적 감정이 염증성 사이토카인 수치 감소와 관련되어 있음을 보고했다(J. E. Stellar, N. JohnHenderson, C. L. Anderson, A. M. Gordon, G. D. McNeil, and D. Keltner, "Positive Affect and Markers of Inflammation: Discrete Positive Emotions Predict Lower Levels of Inflammatory Cytokines", *Emotion* 15,

no. 2 (2015): 129-133, www.ncbi.nlm.nih.gov/pubmed/25603133). 다른 연구들에 따르면 사이토카인 수치가 지속적으로 높게 유지될 경우 건강이 저하되고 관상동맥질환, 제2형 당뇨병, 자가면역질환 등 다양한 질병과 관련이 있는 것으로 나타난다.

10 Jessica M. Yano, Kristie Yu, Gregory P. Donaldson, et al., "Indigenous Bacteria from the Gut Microbiota Regulate Host Serotonin Biosynthesis", *Cell* 161, no. 2 (2015): 264-276, www.ncbi.nlm.nih.gov/pmc/articles/PMC4393509.

11 James McIntosh, "What Is Serotonin and What Does It Do?", Medical News Today, February 2, 2018, www.medicalnewstoday.com/kc/serotonin-facts-232248.

12 Paul Enck, "Spore-Forming Bacteria Regulate Serotonin Biosynthesis in the Gut", Gut Microbiota for Health, June 22, 2015, www.gutmicrobiotaforhealth.com/en/spore-forming-bacteria-regulate-serotonin-biosynthesis-in-the-gut.

13 Mary Longmore, Ian B. Wilkinson, Andrew Baldwin, Elizabeth Wallin, *Oxford Handbook of Clinical Medicine*, Oxford University Press, 2014, p. 417.

14 이런 관점은 세균을 질병의 '원인'이 아니라 '공동 인자cofactor'로 본다. 우리 몸 안팎에는 언제나 수백만 마리의 세균이 존재하지만, 이들이 실제 침입자가 되는 것은 면역체계의 핵심 기능이 무너졌을 때뿐이다.

15 이는 앞서 살펴본 대니얼의 사례와 유사하다. 대니얼은 증조할머니의 변함없고 무조건적인 사랑을 깊이 경험했고, 그 사랑은 이후에도 지속적인 내적 원동력으로 남았다. 이러한 역동은 자연 치유 사례에서 반복적으로 나타난다.

16 H. Foster, "Lifestyle Changes and the 'Spontaneous' Regression of Cancer: An Initial Computer Analysis", *International Journal of Biosocial Medicine* 10, no. 1 (1988): 17-33.

3장 질병은 식탁에서부터

1 Emily Boller, *Starved to Obesity: My Journey Out of Food Addiction and How You Can Escape It Too!* Post Hill Press, 2019.

2 제2형 당뇨병은 엄밀히 말해 불치병으로 분류되지는 않지만, 일반적으로는 회복 불가능한 질환으로 취급된다. 우드의 주치의 역시 이 병을 되돌릴 수 있다고 보지 않았으며, 추후 회복했을 때 큰 충격을 받았다.

3 *Global Report on Diabetes*(Geneva, Switzerland: World Health Organization, 2016), https://apps.who.int/iris/bitstream/handle/10665/204871/9789241565257_eng.pdf;jsessionid=0F963002F4841769C455B12790BD8BDA?sequence=1.

4 위의 문헌. 전 세계 당뇨병 유병률은 1980년 이후 거의 두 배로 증가했다. 성인 인구 기준으로 4.7%에서 8.5%로 상승했으며, 최근에는 증가 속도가 더욱 빨라지고 있다. 이 추세는 성인뿐 아니라 소아에게까지 확산되고 있다. 이러한 유병률 증가는 개인과 가족의 삶의 질과 경제적 부담에 그치지 않고, 국가 경제에도 점점 더 큰 영향을 미치고 있다. 비만율 상승이 이러한 당뇨병 증가와 밀접한 관련이 있는 것으로 추정된다.

5 D. W. Nyamai, W. Arika, P. E. Ogola, E. N. M. Njagi, and M. P. Ngugi, "Medicinally Important Phytochemicals: An Untapped Research Avenue", *Research and Reviews: Journal of Pharmacognosy and Phytochemistry* 4, no.1 (2016): 35-49, www.rroij.com/open-access/medicinally-important-phytochemicals-an-untapped-research-avenue-.php?aid=67696

6 Claire Haser, *Living with Pancreatic Cancer*, www.livingwithpancreaticcancer.com.

7 B. Chassaing et al., "Dietary Emulsifiers Impact the Mouse Gut Microbiota Promoting Colitis and Metabolic Syndrome", *Nature*, March 2015.

8 T. Colin Campbell, "Nutrition, Politics, and the Destruction of Scientific

Integrity", T. Colin Campbell Center for Nutrition Studies, August 16, 2016.

9   콜린 캠벨·토머스 캠벨, 유자화·홍원표 옮김, 『무엇을 먹을 것인가』, 열린 과학, 2020.

10 Campbell Appleton, "Effect of High and Low Dietary Protein on the Dosing and Postdosing Periods of Aflatoxin B1-Induced Hepatic Preneoplastic Lesion Development in the Rat", *Cancer Research* 43, no. 5 (1983): 2150-2154.

11 Banoo Parpia, Cornell-China-Oxford Project videocast, Cornell University, www.cornell.edu/video/playlist/the-china-project-studying-the-link-between-diet-and-disease.

12 200년 전인 19세기 초만 해도 설탕은 주로 부유층만이 소비할 수 있었고, 당시 평균적인 미국인의 연간 설탕 섭취량은 약 2파운드(약 1kg)에 불과했다. 이는 전체 열량 섭취의 1% 미만이었다. 그러나 지난 두 세기에 걸쳐 그 수치는 꾸준히 증가하여, 현재는 1인당 연간 약 152파운드(약 57kg)의 설탕(및 옥수수 시럽)을 소비하고 있다. 각국은 서구식 식단을 받아들이면서 이 같은 추세를 따르는 경향을 보이며, 특히 서구식 식단이 가장 널리 퍼진 대도시에서 두드러진다. 설탕 소비 수준이 워낙 높으므로, '균형 잡힌 섭취'를 논의하는 것 자체가 의미가 없을 정도로 현재의 '정상' 기준이 이미 심각하게 왜곡되어 있다. "How Much Sugar Do You Eat? You May Be Surprised!", New Hampshire Department of Health and Human Services, tricojif.org/wp-content/uploads/2015/02/how-much-sugar-do-you-eat.pdf.

13 Lily Sanborn, "Sugar Cravings: Evolution, Addiction, or Both?", *Frontiers: Washington University Review of Health*, April 20, 2015.

14 "2019: The Year for Nutrition", *Lancet* 393, no. 10168 (2019): 200, www.thelancet.com/journals/lancet/article/PIIS0140-6736(19)30080-7/fulltext?utm_c ampaign=tleat19&utm_source=HubPage.

15 친구의 초대로 그리스의 어떤 섬에서 지낸 적이 있는데, 거기서 음식과

공동체가 지닌 힘을 직접 느낄 수 있었다. 수세기 동안 이어진 그들의 전통처럼, 사람들은 저녁이 되면 야외에 모여 오랜 시간 함께 어울리며 대화를 나누고, 채소와 생선, 와인으로 이루어진 영양가 높은 지중해식 식사를 즐겼다. 그러나 아테네 같은 대도시에서는 서구식 패스트푸드가 '쿨한 것'으로 여겨지며 인기를 얻은 탓에 공중보건이 심각한 위기에 처했다. 심장병, 당뇨병, 암, 비만 등 각종 질환의 발생률이 단순히 증가하는 수준이 아니라 급격히 폭증하고 있다. 우리는 더 나은 선택을 할 수 있고 반드시 그래야 한다. 이는 미국뿐 아니라 전 세계적 리더십의 문제이기도 하다. 진심으로 사람들에게 도움이 되고 해를 끼치지 않을 때, 비로소 세계를 이끌 신뢰를 얻는다.

4장 내 몸을 갉아먹는 연결 고리를 끊어라

1 John A. Dodson, Andrew Petrone, David R. Gagnon, et al., "Incidence and Determinants of Traumatic Intracranial Bleeding Among Older Veterans Receiving Warfarin for Atrial Fibrillation", *JAMA Cardiology* 1, no. 1 (2016): 65-72.

2 "The Top 10 Causes of Death", World Health Organization, May 24, 2018, www.who.int/mediacentre/factsheets/fs310/en/.

3 B. A. Glenn, C. M. Crespi, H. P. Rodriguez, N. J. Nonzee, S. M. Phillips, et al., "Behavioral and Mental Health Risk Factor Profiles Among Diverse Primary Care Patients", *Preventative Medicine* S0091-7435(17)30495-4, December 22, 2017, doi:10.1016/j.ypmed.2017.12.009. B. Bortolato, T. N. Hyphantis, S. Valpione, G. Perini, M. Maes, et al., "Depression in Cancer: The Many Biobehavioral Pathways Driving Tumor Progression", *Cancer Treatment Reviews* 52, January 2017, 58-70, doi:10.1016/j.ctrv.2016.11.004.

4 Noha Ahmed Nasef, Sunali Mehta, and Lynnette R. Ferguson, "Susceptibility to Chronic Inflammation: An Update", *Archives of Toxicology* 91, no. 3 (2017): 1131-114.

5 위의 문헌, 1131.

6 혈중 지방 수치가 높으면 콜레스테롤이 동맥벽에 달라붙어 죽상동맥
경화를 유발한다는 것은 흔히 퍼진 오해다. 실제로는 내피세포에 손
상이 없으면 플라크(죽상반)가 형성될 수 없다. Robert P. Hoffman,
"Hyperglycemic Endothelial Dysfunction: Does It Happen and Does
It Matter?", *Journal of Thoracic Disease* 7, no. 10 (2015): 1693-1695. 또
한 다음 참고. E. P. Weiss, H. Arif, D. T. Villareal, E. Marzetti, and J.
O. Holloszy, "Endothelial Function After High-Sugar-Food Ingestion
Improves with Endurance Exercise Performed on the Previous Day",
American Journal of Clinical Nutrition 88, no. 1 (2008): 51-57.

7 Nasef, Mehta, and Ferguson, "Susceptibility to Chronic Inflammation."
Terrence Deak, Anastacia Kudinova, Dennis F. Lovelock, Brandon
E. Gibb, and Michael B. Hennessy, "Neuroimmune Mechanisms
of Stress Across Species", *Dialogues in Clinical Neuroscience* 19, no. 1
(2017). Ruth A. Hackett and Andrew Steptoe, "Type 2 Diabetes
Mellitus and Psychological Stress—A Modifiable Risk Factor", *Nature
Reviews: Endocrinology* 13, no. 9 (2017): 547-560. Petra H. Wirtz and
Roland von Känel, "Psychological Stress, Inflammation, and Coronary
Heart Disease, Current Cardiology Reports", *Psychological Aspects of
Cardiovascular Diseases* 19, November 2017, 111.

8 "Autoimmune Disease List", American Autoimmune Related Diseases
Association, www.aarda.org/diseaselist/.

9 F. G. Hage, "C-reactive protein and hypertension", *J Hum Hypertens* 28,
no. 7, (2014): 410-5.

10 Amit Kumar Shrivatava, Harsh Vardhan Singh, Arun Raizada, Sanjeev,
Kumar Singh, "C-reactive protein, inflammation and coronary heart
disease", *The Egyptian Heart Journal Review* 67, no. 2 (2015): 89-97.

11 J. Watson, A. Round, W. Hamilton, "Raised inflammatory markers",
BMJ 344, no. 454 (2012).

12   A. Nerurkar, A. Bitton, R. B. Davis, R. S. Phillips, and G. Yeh, "When Physicians Counsel About Stress: Results of a National Study", *JAMA Internal Medicine* 173, no. 1 (2013): 76-77.

13   Petra H. Wirtz and Roland von Känel, "Psychological Stress, Inflammation, and Coronary Heart Disease, Current Cardiology Reports", *Psychological Aspects of Cardiovascular Diseases* 19, November 2017.

14   Ljudmila Stojanovich, "Stress and Autoimmunity", *Autoimmunity Reviews* 9, no. 5 (2010): A271-A276.

15   L. Stoianovich, D. Marisavlievich, "Stress as a trigger of autoimmune disease", *Autoimmune Review* 7, no 3 (2008).

16   "How Stress Influences Disease: Study Reveals Inflammation as the Culprit", Science Daily, April 2, 2012, www.sciencedaily.com/releases/2012/04/120402162546.htm.

17   Nicole D. Powell, Erica K. Sloan, Michael T. Bailey, Jesusa M. G. Arevalo, Gregory E. Miller, et al., "Social Stress Up-Regulates Inflammatory Gene Expression in the Leukocyte Transcriptome via β-Adrenergic Induction of Myelopoiesis", *Proceedings of the National Academy of Sciences* 110, no. 41 (2013): 16574-16579.

18   M. Østensen, L. Fuhrer, R. Mathieu, M. Seitz, and P. M. Villiger, "A Prospective Study of Pregnant Patients with Rheumatoid Arthritis and Ankylosing Spondylitis Using Validated Clinical Instruments", *Annals of the Rheumatic Diseases* 63, no. 10 (2004): 1212-1217.

19   Jose U. Scher, Andrew Sczesnak, Randy S. Longman, Nikki Segata, Carles Ubeda, et al., "Expansion of Intestinal *Prevotella copri* Correlates with Enhanced Susceptibility to Arthritis", *eLife*, November 2013.

20   S. Dimitrov, E. Hulteng, and S. Hong, "Inflammation and Exercise: Inhibition of Monocytic Intracellular TNF Production by Acute

Exercise via β2-Adrenergic Activation", *Brain, Behavior, and Immunity* 61, March 2017, 60-68, www.ncbi.nlm.nih.gov/pubmed/28011264.

5장 몸을 '치유 모드'로 리셋하라

1 Theodore M. Brown and Elizabeth Fee, "Walter Bradford Cannon: Pioneer Physiologist of Human Emotions", *American Journal of Public Health*, October 2002.

2 Walter B. Cannon, *The Way of an Investigator* (New York: W. W. Norton, 1945).

3 H. Benson, J. A. Herd, W. H. Morse, and R. T. Kelleher, "Behavioral Induction of Arterial Hypertension and Its Reversal", *American Journal of Psychology* 271, no. 1 (1969): 30-34.

4 앤 해링턴, 조윤경 옮김, 『마음은 몸으로 말을 한다』, 살림, 2009.

5 Rachael Donalds, *"Digital" Determinants of Health*, TEDx New Bedford, February 23, 2018. https://youtu.be/89CjV6tqIAM.

6 Sian Yong Tan and Yvonne Tatsumura, "Alexander Fleming: Discoverer of Penicillin", *Singapore Medical Journal*, July 2015.

7 E. S. Epel, J. Daubenmier, J. T. Moskowitz, S. Folkman, and E. Blackburn, "Can Meditation Slow Rate of Cellular Aging? Cognitive Stress, Mindfulness, and Telomeres", *Annals of the New York Academy of Sciences* 1172, August 2009, 34-53.

8 E. S. Epel, E. H. Blackburn, J. Lin, F. S. Dhabhar, N. E. Adler, et al., "Accelerated Telomere Shortening in Response to Life Stress", *Proceedings of the National Academy of Sciences of the United States of America* 101, no. 49 (2004): 17312-17315.

6장 뇌는 당신이 믿는 대로 구성된다

1 "The Inflammatory Reflex: A New Understanding of Immunology", SetPoint Medical, https://setpointmedical.com/science/inflammatory-reflex/.

2 Barbara L. Fredrickson, Michael A. Cohn, Kimberly A. Coffey, Jolynn Pek, and Sandra M. Finkel, "Open Hearts Build Lives: Positive Emotions, Induced Through Loving-Kindness Meditation, Build Consequential Personal Resources", *Journal of Personality and Social Psychology* 95, no. 5 (2008): 1045-1062, www.ncbi.nlm.nih.gov/pmc/articles/PMC3156028/.

3 Barbara Fredrickson, *Love 2.0: Finding Happiness and Health in Moments of Connection* (New York: Hudson Street Press, 2013).

4 Bethany Kok and Barbara Fredrickson, "Upward Spirals of the Heart: Autonomic Flexibility, as Indexed by Vagal Tone, Reciprocally and Prospectively Predicts Positive Emotions and Social Connectedness", *Biological Psychology* 85, no. 3 (2010): 432-436.

5 Nicole K. Valtorta, Mona Kanaan, Simon Gilbody, Sara Ronzi, and Barbara Hanratty, "Loneliness and Social Isolation as Risk Factors for Coronary Heart Disease and Stroke", *Heart* 102, no. 13 (2016): 1009-1016, https://heart.bmj.com/content/102/13/1009.

6 Julianne Holt-Lunstad, Timothy B. Smith, Mark Baker, Tyler Harris, and David Stephenson, "Loneliness and Social Isolation as Risk Factors for Mortality: A Meta-Analytic Review", *Perspectives on Psychological Science* 10, no. 2 (2015): 227-237. 또한 다음 참고. "Loneliness Has Same Risk as Smoking for Heart Disease", Harvard Health Publishing, June 2016, www.health.harvard.edu/staying-healthy/loneliness-has-same-risk-as-smoking-for-heart-disease.

7 Jane E. Brody, "The Surprising Effects of Loneliness on Health", *New*

York Times, December 11, 2017, www.nytimes.com/2017/12/11/well/mind/how-loneliness-affects-our-health.html. N. J. Donovan, O. I. Okereke, P. Vannini, R. E. Amariglio, D. M. Rentz, et al., "Association of Higher Cortical Amyloid Burden with Loneliness in Cognitively Normal Older Adults", *JAMA Psychiatry* 73, no.12 (2016): 1230-1237. doi:10.1001/jamapsychiatry.2016.2657.

8 Tim Adams, "John Cacioppo: Loneliness is like an iceberg-it goes deeper than we can see", *Guardian*, February 28, 2016, www.theguardian.com/science/2016/feb/28/loneliness-is-like-an-iceberg-john-cacioppo-social-neuroscience-interview.

9 Karin Brulliard, "A Woman's Dog Died, and Doctors Say It Literally Broke Her Heart", *Washington Post*, October 19, 2017, www.washingtonpost.com/news/animalia/wp/2017/10/19/a-womans-dog-died-and-doctors-say-her-heart-literally-broke/.

10 Abhishek Maiti and Abhijeet Dhoble, "Takotsubo Cardiomyopathy", *New England Journal of Medicine* 377, October 2017, e24, www.nejm.org/doi/10.1056/NEJMicm1615835.

11 Neeta Mehta, "Mind-Body Dualism: A Critique from a Health Perspective", *Mens Sana Monographs* 9, no.1 (2011): 202-209, www.ncbi.nlm.nih.gov/pmc/articles/PMC3115289/.

7장 생각은 어떻게 치유의 스위치를 켜는가

1 J. Levin, "Prevalence and Religious Predictors of Healing Prayer Use in the USA: Findings from the Baylor Religion Survey", *Journal of Religion & Health* 55, no.4 (2016): 1136-1158, www.ncbi.nlm.nih.gov/pubmed/27075199.

2 Everett L. Worthington Jr. and Michael Scherer, "Forgiveness Is an Emotion-Focused Coping Strategy That Can Reduce Health Risks

and Promote Health Resilience: Theory, Review, and Hypotheses", *Psychology and Health* 19, no. 3 (2004): 385-405, www.tandfonline.com/doi/abs/10.1080/0887044042000196674.

3 개인정보 보호를 위해 해당 인물의 이름은 변경되었다.

8장 가짜 약이 진짜 병을 고치는 원리

1 Robert Langreth, "Six Miracle Cancer Survivors", *Forbes*, March 2009, www.forbes.com/2009/02/11/cancer-cure-experimental-lifestyle-health_0212cancer.html#140bd28d6277.

2 S. M. Vaziri-Bozorg, A. R. Ghasemi-Esfe, O. Khalilzadeh, H. Sotoudeh, H. Rokni-Yazdi, et al., "Antidepressant Effects of Magnetic Resonance Imaging-Based Stimulation on Major Depressive Disorder: A Double-Blind Randomized Clinical Trial", *Brain Imaging Behavior* 6, no. 1 (2012): 70-76, www.ncbi.nlm.nih.gov/pubmed/22069111.

3 William J. Cromie, "Depressed get a lift from MRI", *The Harvard Gazette*, January 22, 2004. https://news.harvard.edu/gazette /story/2004/01/depressed-get-a-lift-from-mri/.

4 양자역학의 창시자 중 한 사람인 에르빈 슈뢰딩거Erwin Schrödinger는 고양이에 관한 유명한 이야기를 통해 양자역학이 실제로는 참이면서도 얼마나 비상식적인지를 보여주려 했다. 관측되기 전의 고양이는 죽어 있으면서 동시에 살아 있는 상태이며, 관찰자가 바라보는 순간 비로소 죽었거나 살아 있는 것으로 결정된다. 고양이가 죽은 상태로 관찰되면 그에 따른 경직의 과거가, 살아 있는 상태로 관찰되면 배고픔 같은 다른 과거가 형성된다. 즉, 관찰이 과거를 만들어낸다. (정신과 의사로서 가장 먼저 떠오른 생각은, 이것이 환자들에게 "좋은 어린 시절을 되찾기엔 결코 늦지 않다"는 뜻이 될 수도 있겠다는 것이었다!)

9장 '착한 사람'이라는 가면이 병을 만든다

1   Faruk Tas, "Metastatic Behavior in Melanoma: Timing, Pattern, Survival, and Influencing Factors", *Journal of Oncology*, Volume 2012, Article ID 647684, http://dx.doi.org/10.1155/2012/647684.

2   K. A. Katz, E. Jonasch, F. S. Hodi, et al., "Melanoma of unknown primary: experience at Massachusetts general hospital and Dana-Farber Cancer Institute", *Melanoma Research*, vol. 15, no. 1, (2005): pp. 77-82.

3   G. Vijuk and A. S. Coates, "Survival of patients with visceral metastatic melanoma from an occult primary lesion: a retrospective matched cohort study", *Annals of Oncology*, vol. 9, no. 4, (1998): 419-422.

4   더 자세한 설명은 마이클 폴란의 『마음을 바꾸는 방법』(마이클 폴란, 김지원 옮김, 소우주, 2021)에 잘 정리되어 있다.

5   "Dr. Vincent Felitti: Reflections on the Adverse Childhood Experiences (ACE) Study", 유튜브 영상, 32:33, National Congress of American Indians 게시, June 23, 2016, www.youtube.com/watch?v=-ns8ko9-ljU/.

10장 환자라는 낙인에서 벗어나는 순간

1   Harry McGurk and John MacDonald, "Hearing Lips and Seeing Voices", *Nature* 264, no. 5588 (1976): 746-748, www.nature.com/articles/264746a0.

2   A. J. Crum and E. J. Langer, "Mind-Set Matters: Exercise and the Placebo Effect", *Psychological Science* 18, no. 2 (2007): 165-171.

3   Becca R. Levy and Ellen Langer, "Aging Free From Negative Stereotypes: Successful Memory in China and Among the American Deaf", *Journal of Personality and Social Psychology* 66, no. 6 (1994): 989-97.

4   F. Pagnini, C. Cavalera, E. Volpato, B Comazzi, F. Vailati Riboni, C.

Valota, K. Bercovitz, E. Molinari, P. Banfi, D. Phillips, E. Langer, "Ageing as a mindset: a study protocol to rejuvenate older adults with a counterclockwise psychological intervention", *BMJ Open* 9, no. 7 (2019): e030411. www.ncbi.nlm.nih.gov/pubmed/31289097.

5 E. Smith, M. Desai, M. Slade, B. Levy, "Positive Aging Views in the General Population Predict Better Long-Term Cognition for Elders in Eight Countries", *Journal of Aging and Health*, July 24, 2018. https://doi.org/10.1177/0898264318784183.

6 Giovanni Pico della Miranola, *Oration on the Dignity of Man*, 1496.

7 J. E. Logan, E. N. Rampersaud, G. A. Sonn, K. Chamie, A. S. Belldegrun, et al., "Systemic Therapy for Metastatic Renal Cell Carcinoma: A Review and Update", *Reviews in Urology* 14, nos. 3-4 (2012): 65-78.

11장 죽음의 문턱에서 만난 역설적 회복

1 Bernard Crettaz, *Cafés Mortels: Sortir la Mort du Silence*(Geneva, Switzerland: Labor et Fides, 2010).

2 Sophie Elmhirst, "Take Me to the Death Cafe", *Prospect*, January 22, 2015, www.prospectmagazine.co.uk/magazine/take-me-to-the-death-cafe.

12장 배를 불태우고 나아가라

1 D. Spiegel D, J. R. Bloom, H. C. Kraemer, and E. Gottheil, "Effect of Psychosocial Treatment on Survival of Patients with Metastatic Breast Cancer", *Lancet* 2, no. 8668 (1989): 888-891, www.ncbi.nlm.nih.gov/pubmed/2571815.

2 A. J. Cunningham, C. V. Edmonds, C. Phillips, et al., "A Randomized

Controlled Trial of the Effects on Survival of Group Psychological Therapy for Women with Metastatic Breast Cancer", *Psycho-Oncology* 7, no. 6 (1998): 508-517.

3 A. J. Cunningham, C. V. Edmonds, C. Phillips, K. I. Soots, D. Hedley, and G. A. Lockwood, "A Prospective, Longitudinal Study of the Relationship of Psychological Work to Duration of Survival in Patients with Metastatic Cancer", *Psycho-Oncology* 9, no. 4 (2000): 323-339, www.ncbi.nlm.nih.gov/pubmed/10960930.

4 A. J. Cunningham, C. Phillips, J. Stephen, C. Edmonds, "Fighting for life: a qualitative analysis of the process of psychotherapy assisted self-help in patients with metastatic cancer", *Integrative Cancer Therapies* 1, no. 2 (2002): 146-61.

5 A. J. Cunningham and K. Watson, "How Psychological Therapy May Prolong Survival in Cancer Patients",*Integrative Cancer Therapies* 3, no. 3 (2005): 214-229.

6 Marcia Angell, "Disease as a Reflection of the Psyche", *New England Journal of Medicine* 312, June 1985, 1570-1572, www.nejm.org/doi/full/10.1056/NEJM198506133122411.

7 Julia Belluz, "America's most famous back pain doctor said pain is in your head. Thousands think he's right." *Vox*, July 23, 2018. www.vox.com/science-and-health/2017/10/2/16338094/dr-john-sarno-healing-back-pain.

8 A. J. Burger, M. A. Lumley, J. N. Carty, D. V. Latsch, E. R. Thakur, M. E. Hyde-Nolan, A. M. Hijazi, H. Schubiner, "The effects of a novel psychological attribution and emotional awareness and expression therapy for chronic musculoskeletal pain: A preliminary, uncontrolled trial." *Journal of Psychosomatic Research* 81 (February 2016): 1-8. www.ncbi.nlm.nih.gov/pubmed/26800632.

김지원

한양대학교를 졸업하고 번역가로 활동하고 있다. 가족을 암으로 떠나보낸 후, 질병을 단순한 치료의 대상이 아닌 삶 전체의 맥락에서 이해하고자 의학과 면역, 식품 영양 등 건강 분야 도서를 깊이 탐구해 왔다. 과학적 근거에 기반한 치유와 회복의 가능성에 주목하며, 환자와 가족에게 실질적인 도움이 될 수 있는 해외의 의학 및 건강 도서를 중심으로 번역 작업을 이어가고 있다.

하버드 치유 혁명

초판 1쇄 인쇄 2026년 3월 13일
초판 1쇄 발행 2026년 3월 24일

지은이 제프리 레디거
옮긴이 김지원
발행인 강선영·조민정
펴낸곳 (주)앵글북스
디자인 강수진

주소 서울시 종로구 사직로8길 34 경희궁의 아침 3단지 오피스텔 407호
문의전화 02-6261-2015 **팩스** 02-6367-2020
메일 contact.anglebooks@gmail.com

ISBN 979-11-94451-34-1 03510

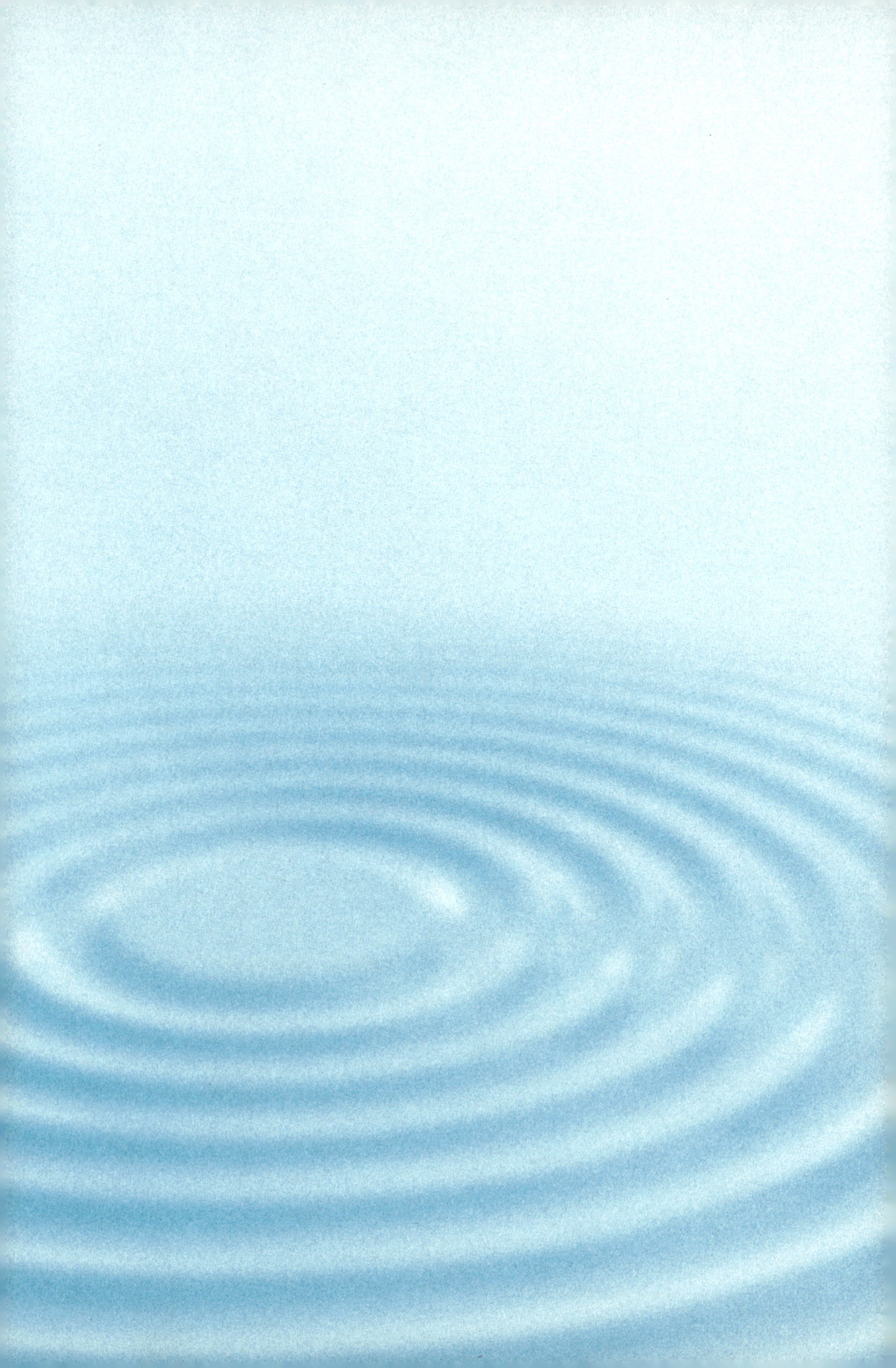